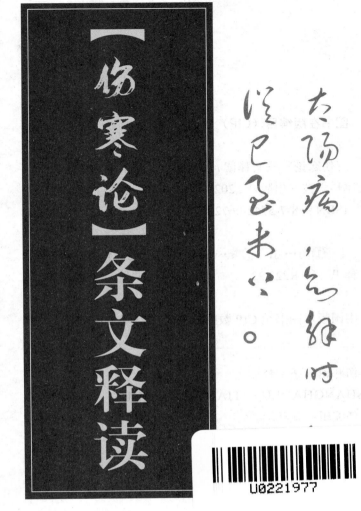

【伤寒论】条文释读

太阳病，名雍时，随已复来心。

阳明病，名雍时，随中玉戌心。

廖辉 谢平安◎主编

天津出版传媒集团

天津科学技术出版社

图书在版编目（CIP）数据

《伤寒论》条文释读 / 廖辉 , 谢平安主编 . -- 天津：
天津科学技术出版社 , 2023.11

ISBN 978-7-5742-0672-4

Ⅰ . ①伤… Ⅱ . ①廖… ②谢… Ⅲ . ①《伤寒论》—
注释 Ⅳ . ① R222.22

中国版本图书馆 CIP 数据核字 (2022) 第 209568 号

《伤寒论》条文释读
<SHANGHANLUN>TIANWEN SHIDU
责任编辑：张跃
责任印制：兰毅

出　　版：天津出版传媒集团
　　　　　天津科学技术出版社

地　　址：天津市西康路 35 号
邮　　编：300051
电　　话：（022）23332373
网　　址：www.tjkjcbs.com.cn
发　　行：新华书店经销
印　　刷：天津印艺通制版印刷股份有限公司

开本 787×1092　1/16　印张 18.75　字数 260 400
2023 年 11 月第 1 版第 1 次印刷
定价：98.00 元

前言

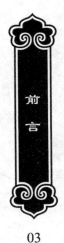

　　历代中医大家皆把《伤寒杂病论》奉为临证圭臬，毕生研读不倦。但谈书毕竟是张仲景着于东汉之际，由于时代的变迁，后代各家释解伤寒各逞己意，见仁见智，遂有今日"千家伤寒"之面。

　　笔者认为，研究仲景经法，要探究其学术渊源。近年来各种对于仲景学说的成果，越来越多的学者已意识到，《伤寒杂病论》是仲景在继承了《黄帝内经》《神农本草经》《汤液经法》的基础上着成的，其理论与辨证用药与《黄帝内经》是一脉相承。并非独出一派。有感于当今之中医现状，乃依传承家法阐释此仲景大论，以正本清源，重振中医，故笔者将多年研究《伤寒论》的见解，收录整理供广大读者学习参考。

　　条文虽重要，理论更可珍。无理论贯穿，纵有条文，也是散沙。故本书首列上篇，讲解卫气营血、三焦等基本概念、理论，以及怎么学好《伤寒论》。下篇为对伤寒论条文的具体讲解，以六经为主线，探究人体气血津液变化，层层进展，横解竖说，独具特色，以阐明仲景真义。使学者掌握六经辨证实质，提高临床诊治水平，而研读之，始能有更大收益！

　　本书乃平日学习讨论实录，历时一载有余，经师生整理成稿。是廖辉老师数十年之功的积累沉淀。虽经多次审读，仍谬误难免，敬请同行指正！

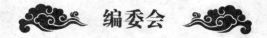
编委会

主　编：廖　辉　谢平安

副主编：李佳汝　张艳敏

编　者：刘清娥　贾铁状　鞠　颖

　　　　李文征　吴　畏

目　录

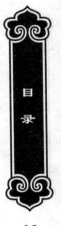

总论 ·· 01

第一讲　为什么说学习中医要先重点学好《伤寒论》和
《金匮要略》 ······························· 03

第二讲　如何学好《伤寒论》和《金匮要略》·········· 05

第三讲　三个基本概念 ···························· 07

分论 ·· 13

第一讲　《伤寒论》原序 ·························· 15

第二讲　辨脉法 ································· 18

第三讲　平脉法 ································· 29

第四讲　伤寒例 ································· 42

第五讲　辨痓湿暍脉症 ···························· 58

第六讲　辨太阳病脉证并治上 ······················· 63

第七讲　辨太阳病脉证并治中第六 ··················· 80

第八讲　辨太阳病脉证并治下第七 ··················· 129

第九讲　辩阳明病脉证并治 ························· 170

第十讲　辨少阳病脉证并治 ························· 208

第十一讲　太阴病脉症并治 ·················· 214

第十二讲　辨少阴病脉证并治 ·················· 220

第十三讲　厥阴病脉证并治 ·················· 253

第十四讲　辨霍乱病脉证并治 ·················· 279

第十五讲　辨阴阳易差后劳复病脉证并治 ··············· 288

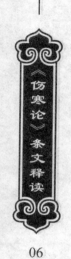

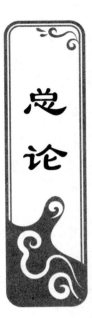

总论

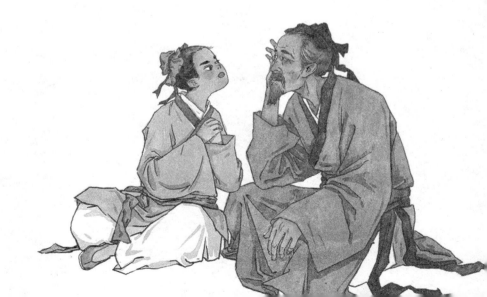

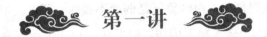

第一讲

为什么说学习中医要先重点学好
《伤寒论》和《金匮要略》

在全面系统学习《伤寒论》和《金匮要略》之前，我们先说说为什么学习中医要先重点学好《伤寒论》和《金匮要略》这个问题。《伤寒论》和《金匮要略》作为中医本科生的基础课大家早已熟知，但我们对其内涵和精髓真正掌握了多少呢？或许有人会说：学习中医的途径很多，各种中医的书籍也很多，凭什么说要学好中医就要先重点学好《伤寒论》和《金匮要略》呢？也许还会有人说：《伤寒杂病论》成书至今已上千年，且历经战乱，散佚不全，上千年的书，对现在还有临床指导价值吗？种种的疑问。但从我个人学习中医的历程说确实受益匪浅。

《伤寒杂病论》是医圣张仲景勤求苦训，博采众方，撰用《素问》《九卷》《八十一难》《阴阳大论》《胎胪药录》并平脉辨证而写成的。成书之后历经战乱及后世传抄原书已失，因为医术神奇，故一直流传于世，最后在宋代经林亿等人整理校正，成为中医四部经典中的二部，即《伤寒论》和《金匮要略》。

《伤寒论》和《金匮要略》成书至今，对它研究注解的书籍，我粗略算了一下不下千余种，仅从这一点就可以看出中医大家对这两本书的推崇和研究可见一斑。而且这两本书里也确实深藏着神奇的医术，只要掌握了其中的秘密，就掌握了中医的秘术，就找到了学习中医的钥匙。就拿《伤寒论》中最简单的桂枝汤来说吧，《伤寒论译释》里面记载了一则医案，说有一个商人，患了自汗症长达半年，到处找医生治，那些医生都是给他服用类似于龙骨、牡蛎之类止涩收敛药，希望能止住他的汗，药吃了很多，可是病却毫无寸进。后来请了东台虎阜的名医王子政给他治疗，王子政通过询问，知道病人时出现发热恶风症状，而且流的汗是冷的，精神也觉得疲倦，而脉象又是弱而不振的，所以就根据《伤寒论》里面的二条条文："病人藏无他病，时发热，自汗出而不愈者，此卫气不和也，先其时发汗则愈，宜桂枝汤主之。"和"病常自汗出者，荣气和，荣气和者，外不谐，以卫气不共荣气谐和故尔，以荣行脉中，卫行脉外，复发其汗，荣卫和则愈，宜桂枝汤。"给病人开了桂枝汤，不加增减，结果服五贴就好了。桂枝汤中的五味药，都是最便宜最简单的药，却治好一个病人长达半年的自汗证。另《经方实验录》里还记载了一个医案，说虞舜臣先生和余鸿孙先生共同治一个病人，那是一个患脑疽病老妇。她的脑疽已向周围蔓延，直径似乎超过 30 公分。揭开她所盖的膏药，只见病处热气蒸蒸，且头项已经不能转动。两人会诊开始三天，不见效果。到第四天诊病时，因天色已晚，见病者伏被中不肯出来，就询其原因，一旁的家人回答：每天到这个时候老妇就恶寒、发热、汗出。虞舜臣先生闻此便悟出这是"啬啬恶寒、翕翕发热"的桂枝汤证，所以就用桂枝五分，芍药一钱，加姜、枣、草轻剂予老妇服用。次日，老妇病势大减。以后逐日增加药量，一直到桂枝三钱，芍药五钱，其它三味药量也相应增加。数日后老妇的病竟告痊愈。简简单单的桂枝汤，就治愈的外科重症脑疽病。

笔者也曾用栀子枳实汤简单的三味药治愈了家嫂心烦，想食食不下，大便不通，就是俗话说的"口饥腹不饥"之症；也曾用桂枝加龙骨牡蛎汤治愈堂侄多年的遗尿症。类似的例子还有很多。

大量的医案出现在研究《伤寒论》和《金匮要略》的书中，这些都足以证明这两本书中藏有中医神奇之术，只要研究学透这两本书的精髓，临证就能"虽未能尽愈诸病，庶可以见病知源。"这也正是学习中医要先重点学好《伤寒论》和《金匮要略》这个问题的关键所在。

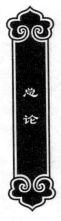

第二讲

如何学好《伤寒论》和《金匮要略》

前边我们讲了为什么学习中医要先重点学好《伤寒论》和《金匮要略》这个问题，今天我们就来聊聊如何学好《伤寒论》和《金匮要略》。

当我们打开《伤寒论》和《金匮要略》之后，古文基础和中医底子较好的同学可能好一些，可那些古文基础较差和中医底子较薄的同学就会一头雾水，也许连通读都难，理解就更不知所云了！特别是那些用五运六气来解释《伤寒论》和《金匮要略》的注解书，更是会让你看得晕头转向。其实这是很正常的，我开始学习的时候也是这样，只不过是后来书读得多了点，慢慢地也就入门了。

那么，既然《伤寒论》和《金匮要略》这么难学，我们又该怎样才能学好呢？怎样才能挖掘出书中藏着的神奇医术呢？

首先，我们要确立一个学习目标——就是学习《伤寒论》和《金匮要略》要知其然，还要知其所以然。因为这两本书年代久远，读起来多会觉得艰涩难懂，加之不少医家在注解时又经常是模棱两可，生搬硬套，这就更让人看得一头雾水。所以，我认为我们在确立了学习目标之后，接下来就是学习方法了。

我认为要想学好《伤寒论》和《金匮要略》，就要从它的辨证体系、方证体系和用药法度着手，重在悟"仲景之法"，不在临"仲景之方"！因此在接下来的《伤寒论》和《金匮要略》的学习中，要尽我们最大努力，既究其然，又要究其所以然。旨在把书中的神奇医术变成我们自己临床从医中能信手拈来的东西。其次，就是在对《伤寒论》和《金匮要略》

原文充分理解和掌握之基础上，对其整体的辨证体系、方证体系和用药法度进行归纳总结，进而推演出其中的精要、规律和方法用以指导临床。

中医学是以中医药理论与实践经验为主体，研究人类生命活动中医学中健康与疾病转化规律及其预防、诊断、治疗、康复和保健的综合性科学。从上述对中医学的定义中我们不难得知，要想把中医学这门综合性学科学好，就必须将现代医学知识，特别是人体解剖学、生理学、病理学和有关中药研究的药理学也要很好掌握，才能有助于我们还《伤寒杂病论》至平至易之原，才能加深我们对《伤寒论》和《金匮要略》的学习和理解。

据此提出以下三个要点：

要理解书中提到的一些重要的基本概念；

要运用中医思维弄懂人体的正常生理、病理以及疾病的变化规律；

要掌握经方中药物的药性药理以及如何结合病证进行合理运用。

对于这些要点，在接下来的学习中，我们会结合原文一一讨论。

在本讲的最后，要跟大家说明一下，我们这次学习将《伤寒论》和《金匮要略》这两部经典分别进行讨论，重点是放在对条文的理解和临床运用以及笔者个人的一些临证运用感悟上。教科书的内容就相对少一些，但不是说教科书的内容不重要，只是因那些内容很多书都有，也比较统一，所以这里就不更多赘述了。

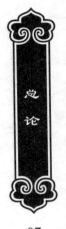

第三讲

三个基本概念

第一个概念：关于"六经"的认识

《伤寒杂病论》中最重要的概念莫过于对"六经"的理解。我们知道，《伤寒杂病论》从成书至今已近二千年，注解的书籍有上千种，可谓精彩纷呈，各有千秋，而且很多都是自成一派，其中也不乏医学大家。

我们知道《伤寒论》是以六经辨证为主线来写作的。那六经到底是什么呢？有人说六经就是疾病的 6 个阶段；也有人说六经就是指经络。通过对医家和多种注解版本的学习和归纳，加之几十年的临证体会，我们认为"六经"就是辨证论治的方法体系，即"六经辨证"。"六经辨证"是张仲景建立的以辨证论治为核心的临床诊疗理论体系的一个载体，用以揭示人在感邪（生病）时人体阴阳气血变化的全过程。再确切点说就是反映人体阳气盛衰的过程。人的寿夭决定因素取决于人体的阳气，如同宇宙万物的生存赖以太阳一样，正所谓《素问·生气通天论》所云："阳气者，若天与日，失其所，则折寿而不彰。"

《伤寒论》中的六经即：太阳、阳明、少阳、太阴、少阴、厥阴；与其相对应的是太阳病、阳明病、少阳病（三阳病）和太阴病、少阴病、厥阴病（三阴病）的六经病。如果人体阳气旺盛，虽有外邪入侵，正气可奋起反抗，此时多为三阳病；若人体阳气虚弱，阴阳失去平衡，即便无外邪入侵，自身也会出现疾病，若再加之外邪侵袭，则病情则会更加复杂，此时多为三阴病。由此可见，阳气是阴阳辨证的关键，是人类生存的根本，所以说"六经"就是根据人体"阳气"盛衰变化这一主线所建立的"六经辨证"体系。

第二个概念：关于"营、卫"的认识

什么是营？什么是营气？什么是卫？什么是卫气？

我认为"营"即"荣"，就是营养（荣养），是维持人体生命活动的基本物质，也就是血液；"气"是功能；"营气"（荣气）就是血液运行之功能，我称其为"血运"。为什么说"营"是血，"营气"是血的功能呢？"营气"一词《内经》全书共见16次，其中《素问·痹论》中云："营（气）者，水谷之精气也。和调于五脏，洒陈于六腑，乃能入于脉也。故能循脉上下，贯五脏，络六腑也。"《灵枢·邪客》中又云："营气者，泌其津液，注之于脉，化以为血，以荣四末，内注五脏六腑，以应刻数焉。"《内经》中的这两句话，既高度概括了血的生成和功能，同时也印证了对"营"就是血，"营气"就是血的功能认识的肯定。

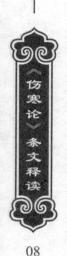

那么，什么是卫？什么是卫气呢？顾名思义我认为"卫"的意思就是护卫，指的就是人体的津液、水液（包括淋巴液），它运行于人体血管（血管壁、结缔组织之中）之外，护卫着人的血管；"卫气"，指的就是人体水液运行的功能。所以，我称其为"水运"。为什么说"卫"是人体之津液？"卫气"是津液的功能呢？"卫气"一词在《内径》全书中共见72次，其中《素问·痹论》中说："卫（气）者，水谷之悍气也。其气慓疾滑利，不能入于脉也。故循皮肤之中，分肉之间，熏于盲膜，散于胸腹。"《灵枢·本藏》中又云："卫气者，所以温分肉，充皮肤，肥腠理，司开合者也。"《内经》中的这两句话高度概括了"卫气"之功能和"卫气"与"营气"之区别。

那么，"营"和"卫"又是怎样的关系呢？我们知道，人的血液（营血）布满全身各脏腑组织器官，分为动脉、静脉和毛细血管；其组织液和淋巴液（津液）存在于人体血管外。血浆从毛细血管渗出变成组织液，组织液进入毛细淋巴管变成淋巴液，淋巴液回流进入血液又变成血浆。从而组织液、淋巴液（卫）和血浆（营）之间通过血管压力的变化进行着物质交换，以维持人体正常生理活动。事实上这也正是我们中医常说的"汗血同源""津血同源"以及"营行脉中，卫行脉外""营""卫"之间的关系和功能。

第三个概念：关于"三焦"的认识

"三焦"即上焦、中焦和下焦之合称。近两千年来，历代医家对三焦的认识聚讼纷纭，虽见仁见智，但仍难窥庐山真貌。今天我们就三焦之名、位、形及功能等问题衷中参西，妄呈臆见，冀以一得之愚，存乎取舍之间。

"三焦"作为六腑之一，虽最早见于《内经》，但对其概念并没有明确之定义，且其用易彰，其形难明。《灵枢·营卫生会》中云："上焦出于胃上口，并咽以下，贯膈而布胸中……中焦亦并胃中，出上焦之后……下焦者，别回肠，注于膀胱……"《难经·三十一难》亦曰："上焦者，在心下，下膈，在胃上口……中焦者，在胃中脘，不上不下……下焦者，在脐下，当膀胱上口……"、关于三焦位居胸腹腔的论述还有很多，但总体并无太大分歧，总之，三焦一腑，位于胸腹之腔，并且在其他五腑的外，这就是历代医家对三焦部位的界定。

明确了三焦的部位，那三焦的具体形态又是怎样的呢？五脏五腑都有其相对应的脏腑器官，唯独三焦没有，它确像《难经·三十八难》中所说的"有名无形"吗？《灵枢·本输》中云："三焦者，中渎之腑。"（"渎"，《说文解字·水部》云："渎，沟也。"）《灵枢·根结》亦云："渎者皮肉宛膲而弱也。"（《灵枢》以"膲"释"渎"）可知"膲"乃为中间有孔穴（沟渎）的"不实之肉"。张志聪在《侣山堂类辩·辨包络》中曰："包络……其起于胸中，出属心包络，下膈。历络三焦。是包络在膈上，三焦在膈下，皆属有形之脏腑也。"《血证论》中云："三焦，古作瞧，即人体上下内外相连之油膜也。"《医学衷中参西录》中亦云："三焦即膜，发源于命门，下焦为包肾络肠之膜，中焦为包脾连胃之膜，上焦为心下隔膜及心肺一系相连之膜。"现代学者张镜人先生说："三焦在形态上属于中空的器官，是没有疑问的了，这样一个'传化物而不藏'的中空器官，应该是由膜状组织联结成的。"刘建安先生也说："胸腹膜是位于躯壳之内，胃肠之外，上连于肺，下复于膀胱，联络于各个脏器之间之'大囊'。"姚荷生、

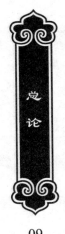

姚梅龄等在《三焦膜病辨治》中认为："三焦应该是一个有形的脏器，它的实质应该是人体内遍布胸腔、腹腔的一大网膜。"王志红在《"三焦"概念的再认识——与新世纪规划教材〈中医基础理论〉商榷》中认为三焦乃机体内客观存在的气机运动与水液运行的空间和通道，是机体内客观存在的空隙，包括脏腑间隙、组织间隙、细胞间隙乃至分子间隙所构成的空间和通道。

从三焦之用来看：三焦作为六腑之一，其功用必应符合腑的特性，《素问·五藏别论》云："夫胃大肠小肠三焦膀胱，此五者天气之所生也，其气象天，故泻而不藏，此受五藏浊气，名曰传化之腑。"《灵枢·营卫生会》云："上焦如雾，中焦如沤，下焦如渎"是为其功用之体现，故其用有三。

1. 元气之通道

《难经·三十八难》云："所以腑有六者，谓三焦也，有原气之别使，主持诸气。"正如《中藏经》所云："三焦者，人之三元之气也，号曰中清之府，总领五脏六腑，营卫，经络，内外左右上下之气也。三焦通，则内外左右上下皆通也。其于周身灌体，和调内外，荣左养右，导上宣下，莫大过于此也。"元气作为人体生命活动的原动力，出乎肾，通过三焦运行于身，上达于肺，与肺吸入的天之清气相合，在肺的宣发肃降功能下，布散全身下达于丹田，实现人体内气的升降出入运动，并促进津、血的运行以及脏腑功能的正常活动。

2. 水谷之通道

《素问·经脉别论》云："饮入于胃，游溢精气，上输于脾，脾气散精，上归于肺，通调水道，下输膀胱，水精四布，五精并行。"此即水饮入胃后，脾为胃行其津液至肺，在水之上源肺的宣发肃降之下，通过三焦这一水道将水液布散至全身并下达膀胱，在命门之火蒸腾汽化的作用之下通过三焦将其清者上奉以起滋养濡润之功，由此可见在水液周流的过程中三焦这一水道起了重要的枢转作用。《难经·三十一难》云："三焦者，水谷之道路，气之所终始也。"可见三焦除了为水液之通道外，亦是水谷之通道。水谷与水液虽有不同但并无绝对的划分，故可统称为水谷。

3. 相火之通道

《三因方》中云："左为肾脏，其腑膀胱，右为命门，其府三焦。"此即指出肾之左右不同，左之肾脏内寄元阴，其对应之腑为膀胱。右之命门内蓄相火，其腑三焦。肾为先天之本，内寄元阴元阳，为水火之宅，故其腑有二，亦即五藏对应六府之因。《灵枢·本藏》中亦有"肾合三焦膀胱，三焦膀胱者毫毛腠理其应也"论述。此说虽将肾之阴阳分而论之，但阴阳实不可分，相火之内存有元阴，元阴之中亦有命门之火，因主体客体之不同故也。三焦合于命门，可为其运行相火以温煦全身。

综上所述依己臆见：三焦是位于胸腹之腔并紧紧附着包裹于其它脏器外面的，且内连脏腑、外布皮里跟血管一样，遍布人体全身各处的由"不实之肉"所构成、中间有"沟渎"的一种网纱状类脂肪性的膜腠组织。

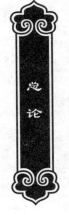

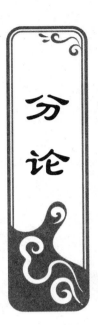

分论

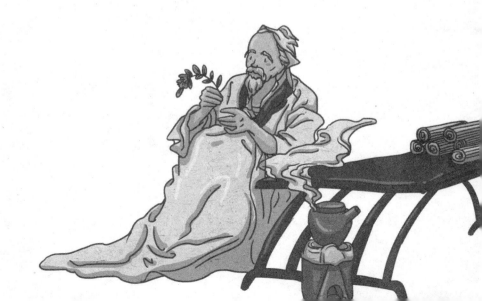

❧ 第一讲 ❧

《伤寒论》原序

　　一部著作的序言反映了作者的写作方法和写作的目的,学习《伤寒论》的原序可以让我知道仲景的写这部巨著的真正目的和我们学习《伤寒论》的方法。

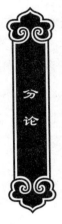

　　论曰:余每览越人入虢之诊,望齐侯之色,未尝不慨然叹其才秀也。(今天我们学习伤寒论,学习仲景之学,亦叹仲景之才秀也。)怪当今居世之士,曾不留神医药,精究方术,(在任何时代都存在相似的情况不仅在仲景的年代,各个时代都有这种情况,现今社会同样存在不揪医论,而好鬼神之说,或衷心于秘方玄术,重术而轻道不可长久。)上以疗君亲之疾,下以救贫贱之厄,中以保身长全,以养其生。(这就是我们学中医这门仁术的初心。)但竟逐荣势,企踵权豪,孜孜汲汲,惟名利是务;(为名利而学,心则不静,心不静就无法感受天地万物的变化规律,更不能感受患者身体的气化状态,心静的情况下看病与心浮气躁的情况下看病的疗效肯定不一样。)崇饰其末,忽弃其本,华其外而悴其内,皮之不存,毛将安附焉?(不要去追求虚无华丽的外表,事物的本质才是我们所追求的,本质很平淡无奇,"大道至简"。)卒然遭邪风之气,婴非常之疾,患及祸至,而方震栗,降志屈节,钦望巫祝,告穷归天,束手受败。赍百年之寿命,持至贵之重器,委付凡医,恣其所措。(待到得了疑难之症后方觉害怕,或是求助于巫术、祷告于鬼神,或是就此认命,将自己贵重的生命托付给庸医。）咄嗟呜呼！厥身已毙，神明消灭，变为异物，幽潜重泉，徒为啼泣。痛夫！举世昏迷，莫能觉悟，不惜其命。若是轻生，彼何荣势之云哉？而进不能爱人知人，退不能爱身知己，遇灾值祸，身居厄地，蒙蒙昧昧，蠢若游魂。哀乎！趋世之士，驰竞浮华，不固根本，忘躯徇物，危若冰谷，至于是也。（若不能保命全身，对人对己均为无用，世间之人只是追求富华的外表，却不保全生命的根本，当身死神灭时只能无助地哭泣，如果是这样何不追求保命的医理。）

余宗族素多，向余二百。建安纪年以来，犹未十稔，其死亡者，三分有二，伤寒十居其七。感往昔之沦丧，伤横夭之莫救，乃勤求古训，博采众方，撰用《素问》《九卷》《八十一难》《阴阳大论》《胎胪药录》，并平脉辨证，为《伤寒杂病论》合十六卷，虽未能尽愈诸病，庶可以见病知源，若能寻余所集，思过半矣。（从这一段话中，表明了仲景当时写这部《伤寒论》的一个原因，原因是仲景家族在东汉末年，战乱不断。家族之中有 2/3 的人死于伤寒。从这当中我们可以看出伤寒可能是一种传染性的疾病。《道德经》上有云"大兵之年必有大疫"。所以也是这个原因，仲景在古人的基础上，写出了一部《伤寒论》。所以有些学者认为《伤寒论》是一部防治疫病的巨著。但是这段的最后一句"可以见病知源，思过半矣"。可以看出张仲景的意思，不单纯是治疗疫病。而是可以通过仲景的方法可以知道一切疾病的缘由从而治疗疾病。一部很薄的伤寒论，怎么就能够让我们认识到疾病的缘由呢？我们就拿疫病作为例子。有人说中医的发展史就是中国人与传染病斗争的历史，但是我们观看中医历史。只出了一部治疗疫病专著的《瘟疫论》并提出"戾气"。没有出现第 2 部关于疫病的专著，对于疫病的记载都是散落于各种医着之中，这是为什么呢？有人说明清时候的温病学派也是治疗疫病的。我们如果深入研究温病学派，我们会发现，温病学派虽然说的温邪致病，但是治疗上也不是针对我们今天所说的"病原体"，如叶天士在《湿热轮》中说的那样："大凡看法，卫之后方言气，营之后方言血。在卫汗之可也，到气才可清气。入营犹可透热转气，如犀角、元参、羚羊等物。入血就恐耗血动血，直须凉血散血，如生地、丹皮、阿胶、赤芍等物。"我们可以发现叶天士所用的犀角、玄参、羚羊角、生地、丹皮、阿胶、赤芍均不是我们常说的驱邪之药，而关注的是染病之后人体的变化。这就提供给我们的另一种中医治疗疾病的方法，那就是不用过多去注重外邪即"病原体"的性质，而是通过调整感染外邪后人体的状态从而达到治愈疾病的目的，这可能是中医治疗疫病的独到之处。）

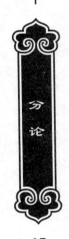

夫天布五行，以运万类，人禀五常，以有五脏，经络腑俞，阴阳会通，玄冥幽微，变化难极，自非才高识妙，岂能探其理致哉！（人与天地的变化规律是一致的，这与五运六气的内容有关，人体气化规律的把握是非常困难的，这就需要我们"才高识妙"才能探索得到。）上古有神农、黄帝、岐伯、伯高、雷公、少俞、少师、仲文，中世有长桑、扁鹊，汉有公乘阳庆及仓公，下此以往，未之闻也。（古有先贤通晓医理精微。）观今之医，不念思求经旨，以演其所知，各承家技，终始顺旧，省疾问病，务在口给；相对斯须，便处汤药，按寸不及尺，握手不及足，人迎趺阳，三部不参；动数发息，不满五十，短期未知决诊，九候曾无仿佛；明堂阙庭，尽不见察，所谓窥管而已。夫欲视死别生，实为难矣。（仲景所说与现今是一样的，当今的医者，重秘方巧术而不求其医理大道，看病草草了事，十分草率，如果是这样怎么才能"视死别生"？）

孔子云：生而知之者上，学则亚之，多闻博识，知之次也。余宿尚方术，请事斯语。（这句话其实是讲仲景的治学方法：这个世界上存在着三种人，第一种人是生而知之的人，就是一出生下来就通晓各类技能，不否认这样的人存在，但是这样的人是非常的少；第二种人是通过和先贤学习获得知识的人，第三种就是通过自己的多听多看去获得知识的人。我们大多数人获得知识的方法就是第二种和第三种。所以我们要想学习好伤寒论甚至中医经典的方法就是跟着先贤的思维去学习，多读经典多临床。）

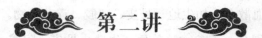
辨脉法

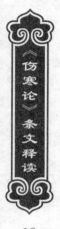

为什么伤寒论最前面开篇讲的脉法？脉法相当于给我们探索人体的一个抓手，怎么才能知道人体的气化规律，脉法是其中最有效的方法。其实中医的脉法跟西医的检查是一样的都是一种方法，但是就像刚才说的那样，脉法是人体气血之先见，是探查人体气化状态的方法，而不是去验证对应的西医解剖部位的疾病，因为中医用药从来都不是看哪个部位来用药的。

问曰：脉有阴阳者，何谓也？答曰：凡脉大、浮、数、动、滑，此名阳也；脉沉、涩、弱、弦、微，此名阴也。凡阴病见阳脉者生，阳病见阴脉者死。（本条将诸脉分作阴阳两类，作为辨脉之总纲，并以此来判断疾病之预后。其中大、微讲的是形态，浮、沉讲的是位置，数、弱讲的是脉率，动、弦讲的是脉势，滑、涩讲的是流利度。后面的阴病、阳病讲的是阴阳的状态，阴病见阳脉，反映正气转复，抗邪有力，故病将趋愈而谓之"生"；阳病见阴脉，则反映正气衰退，邪气为盛，故病趋恶化而谓之"死"。）

问曰：脉有阳结阴结者，何以别之？答曰：其脉浮而数，能食，不大便者，此为实，名曰阳结也，（脉浮而数，为两阳相搏之象，反映阳气偏盛，阴气不足。阳气盛则消谷能食，阳热结则大便不通。这种阳热内盛，腑气凝结的实证，即为"阳结"。）期十七日当剧（七为阳数）。其脉沉而迟，不能食，身体重，大便反硬，名曰阴结也，（脉沉而迟，为两阴相搏之象，反映阴气偏盛，阳气不足。阴不能消谷，故不能食；阴寒内结，无阳以煦，津液不能下达，故大便结硬；阳虚阴盛，故身体沉重。这种阴气内盛，脏气凝结之证，即是"阴结"。）期十四日当剧（四位阴数）。（文中之病剧日数，则可不过于拘泥。）

问曰：病有洒淅恶寒，而复发热者何？（通过洒淅恶寒，而复发热为例子引出阴阳脉。）答曰：阴脉不足，阳往从之；阳脉不足，阴往乘之。（阴阳脉的相对不足，人体阴阳气化状态的变化。）曰：何谓阳不足？答曰：假令寸口脉微，名曰阳不足，阴气上入阳中，则洒淅恶寒也。（寸部为阳，若脉微则主阳气不足，而阴气则乘其虚而干犯，于是则见洒淅恶寒之证；）曰：何谓阴不足？答曰：假令尺脉弱，名曰阴不足，阳气下陷入阴中，则发热也。（尺部为阴，若脉弱则主阴气不足，而阳气从其虚而临其阴，则见发热之证。）（当然本段是先举个例子把原理告诉大家，但是不能局限于洒淅恶寒，而复发热，还是要体会阴阳不足的状态。）（注意：阴气犯阳为从下而上，故名之曰"乘"；阳气犯阴则以上临下，故名之曰"从"）

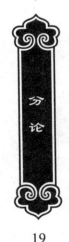

阳脉浮，阴脉弱者，则血虚，血虚则筋急也。（阴阳团揉在一起就引出了气血的概念，阴脉弱，阴不制阳，则阳浮，阴血不足不能濡养肝则出现筋急。）其脉沉者，荣气微也。其脉浮，而汗出如流珠者，卫气衰也。（这里的其脉是指阴阳柔和后的脉，总体为沉，可能出现的荣气微，营属阴行于脉中，卫属阳行于脉外。卫虚则不能固表摄营，故汗出如流珠而不断；营虚则不能濡养筋脉，故筋脉拘急而难伸。）荣气微者，加烧针，则血留不行，更发热而烦躁也。（如医不知筋脉拘急为营血之虚，反认为寒邪所伤而误用烧针，火热益阳而损阴，则致营阴更虚而生内热，遂致血液凝滞而不行，造成更发热而烦躁的变症。）

脉蔼蔼，如车盖者，名曰阳结也。脉累累，如循长竿者，名曰阴结也。（从这里开始把脉具体化了形象化来说脉象，从上下文可以看出仲景写的很有逻辑，先是脉分阴阳、再分10种脉，再说阴阳脉反映人体气血营卫之状态，现在说具体的脉象是什么样子的。）

脉瞥瞥，如羹上肥者，阳气微也。（形容卫阳不足，脉如肉汤上所漂油脂的空浮之状。"瞥瞥"，空浮的样子。）脉萦萦，如蜘蛛丝者，阳气衰也。（阳气虚衰，不足以鼓动脉气，脉微弱如同旋绕的蜘蛛丝一样，难以寻按之状。"萦萦"，纤细的样子。）脉绵绵，如泻漆之绝者，亡其血也。（形容亡血之脉，前大后细，状如倾倒油漆时，漆将终了的样子，是阴血被伤，

19

脉道不充所致。）

脉来缓，时一止复来者，名曰结。脉来数，时一止复来者，名曰促。脉阳盛则促，阴盛则结，此皆病脉。（阴阳之气不得相续所致。缓以候阴，若阴气胜而阳气不能相续，则脉来缓而时一止，是谓结脉；数以候阳，若阳气胜而阴气不能相续，则脉来数而时一止，是谓促脉。故曰"阳盛则促，阴盛则结"。）

阴阳相搏，名曰动。阳动则汗出，阴动则发热。（动脉乃阴阳相搏之脉象。动脉见于寸部者，为阳动而搏阴，阴被阳扰，不得内守，则见汗出；动脉见于尺部者，为阴动而搏阳，阳气被阴邪所郁，则见发热。）

形冷，恶寒者，此三焦伤也。（三焦统领人体之元阳，阴阳较争，伤及三焦，阳气不通而微，故形冷恶寒。）

若数脉见于关上，上下无头尾，如豆大，厥厥动摇者，名曰动也。（《脉经》云：阳出阴入，以关为界。关为阴阳之中也，若数脉见于关上，上下无头尾，如豆大，厥厥动摇者，是阴阳之气相搏也，故名曰动。）

阳脉浮大而濡，阴脉浮大而濡，阴脉与阳脉同等者，名曰缓也。（成无己云："阳脉寸口也，阴脉尺中也。上下同等，无有偏盛者，是阴阳之气和缓也，非若迟缓之有邪也。阴阳偏胜者为结、为促，阴阳相搏者为动，阴阳气和者为缓。"由此可见，此处之"缓"，是以形状言，而非以至数言。还有一种说法：缓脉是阴阳对等的状态，阴脉阳脉相抟，较争之后，阴阳均产生了消耗，都衰少，都浮大而濡，没有劲的感觉。）

脉浮而紧者，名曰弦也。弦者，状如弓弦，按之不移也。脉紧者，如转索无常也。（本条论弦脉之形态，以及与紧脉之鉴别。弦脉与紧脉似同而实异。弦脉形如弓弦，按之不移；紧脉则形如转索，来往有力而不固定。整个脉的状态是阳气越来越弱，这种弦，按之不移，一片死相的感觉。脉紧，转索无常，正气已经不能维持正常的脉率，已经无常了。）

脉弦而大，弦则为减（减的意思是阳气减），大则为芤（芤的意思是阴气弱）。减则为寒（阳虚则寒），芤则为虚（阴弱则虚）。寒虚相搏，此名为革（寒虚相搏说明阴在乘阳位，更加严重，人体的生生之气越来越

《伤寒论》条文释读

弱）。妇人则半产、漏下，男子则亡血、失精。（在人体的表现中也是非常严重的，妇人半产、漏下，男子亡血、失精均是阳气不固，阴随阳脱）故李濒湖曰："革脉形如按鼓皮，芤弦相合脉寒虚。"

问曰：病脉，欲知愈未愈者，何以别之？（一个人生病了，通过脉象，怎么才能知道好了，还是没好，怎么去判断？）

答曰：寸口、关上、尺中三处，大小、浮沉、迟数同等，虽有寒热不解者，此脉阴阳为和平，虽剧当愈。（判断一个人病是不是好了，主要关键是在于看他的脉中三部，脉象表现是不是一致？就说明他虽然还有症状但也快好了。其原因在于阴阳和化，就痊愈了。）

师曰：立夏得洪（一作浮）大脉，是其本位。其人病身体苦疼重者，须发其汗。若明日身不疼不重者，不须发汗。若汗濈濈自出者，明日便解矣。何以言之？立夏得洪大脉，是其时脉，故使然也。四时仿此。（此时阳气越来越弱，身体苦疼痛，须汗出而解，但是此时为立夏天时就是阳气很盛，借助天时之力去解。脉洪大跟立夏是天时是响应的。四时都是这样的。《黄帝内经》里五运六气的内容就详细地说明这种运用天地之气来调整人体气化状态从而达到治愈疾病的目的，因为立夏季节见脉象洪大，是夏令本脉。脉能应时，表示正气充足，能够顺应时令变化，故病当痊愈。其他季节的脉象亦可依此类推。）

问曰：凡病欲知何时得？何时愈？（疾病何时得与何时愈的关系。）

答曰：假令夜半得病者，明日日中愈；（夜半得病是阳气弱，到转天阳气来复就痊愈；）日中得病者，夜半愈。何以言之？日中得病，夜半愈者，（日中得病是阴气弱，到夜半阴气来复则愈，）以阳得阴则解也；夜半得病，明日日中愈者，以阴得阳则解也。（讲出了其中的原理，阳得阴则解，阴得阳则解。其实也简单地讲出了中医的一些原理，正所谓：日中得病者，阳受之，夜半得病者，阴受之。阳不和，得阴则和，是解以夜半；阴不和，得阳则和，是解以日中。）

问曰：病有战而汗出，因得解者，何也？

答曰：脉浮而紧，按之反芤，此为本虚，故当战而汗出也。其人本虚，

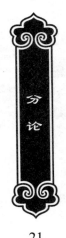

是以发战，以脉浮，故当汗出而解也。（脉浮而紧，乃伤寒表实之脉，今按之反芤，主邪实而本虚。则可现"战汗"作解的情况。"战汗"激发人体阳气来抗邪，然其人脉浮，反映邪有外出之机，所以应当汗出而解。）

若脉浮而数，按之不芤，此人本不虚，若欲自解，但汗出耳，不发战也。（人体不虚则不需要战汗而解。）

问曰：病有不战而汗出解者，何也？

答曰：脉大而浮数，故知不战汗出而解也。（脉大而浮数，阳气不虚。）

问曰：病有不战不汗出而解者，何也？

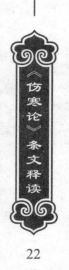

答曰：其脉自微，此以曾经发汗、若吐、若下、若亡血，以内无津液，此阴阳自和，必自愈，故不战不汗出而解也。（脉微，说明阳气虚，但通过发汗、吐、下等使得阴减，达到一种平衡，从而出现阴阳平衡，病反而好了，虽说这种方式不推崇但也是一种治疗方式，后世张子和就是通过汗吐下三法治病的，通过此法达到阴阳自和状态。）

问曰：伤寒三日，脉浮数而微，病人身凉和者，何也？

答曰：此为欲解也。（伤寒三日，脉浮数而微，浮为邪在表，数为胃气盛，微为邪已衰。"病人身凉和"，为发热已退，故其病欲解。）解以夜半（夜半阳气生）。脉浮而解者，濈然汗出也（是邪从外散）；脉数而解者，必能食也（胃气和而解）；脉微而解者，必大汗出也（乃病邪已衰，故一定会出大汗而病愈）。（这里讲的是人体自愈的四种方式，其实都不是我们进行干预而人体自己自愈的方法。）

寸口脉浮为在表，沉为在里，数为在腑，迟为在脏。假令脉迟，此为在脏也。（以浮沉迟数四脉，判断病变的部位。文中虽仅举寸口，实际上包括寸关尺三部在内，不可不知。浮沉，以脉之举按言，浮为阳而沉为阴，故浮主表证而沉主里证；迟数，以脉之至数言，数为阳而迟为阴，故数为病在腑，而迟为病在脏。）

趺阳脉浮而涩，少阴脉如经者，其病在脾，法当下利。何以知之？若脉浮大者，气实血虚也。今趺阳脉浮而涩，故知脾气不足，胃气虚也。以少阴脉弦而浮，才见，此为调脉，故称如经也。若反滑而数者，故知当屎脓也。（扶阳者，胃之脉。浮则胃虚，涩则脾寒，故谷不消，水不别，法当下利。然浮涩与浮大有别，若脉浮大，乃气实血虚也，不可不知。今说少阴脉见弦浮，此乃弦脉属肝属木，浮脉属肺属金，少阴脉现弦浮，金能生水，水能生木，子母相生，经气调和，故曰少阴如常为调脉也。若少阴脉反见到滑数，其乃下焦有热，内伤经脉，可见下利脓血之变症。）

寸口脉浮而紧，浮则为风，紧则为寒。风则伤卫，寒则伤荣。荣卫俱病，骨节烦疼，当发其汗也。（《脉经》云：风伤阳，寒伤阴。卫为阳，荣为阴，风为阳，寒为阴，各从其类而伤也。《易》曰：水流湿，火就燥也，是矣！卫得风则热，荣得寒则痛。荣卫具病，故致骨节烦痛，当与麻黄汤，发汗则愈。）

跌阳脉迟而缓，胃气如经也。（经：常也。跌之阳脉，以候脾胃，故迟缓之脉为常。）跌阳脉浮而数，浮则伤胃，数则动脾，此非本病，医特下之所为也。（现在跌阳脉浮数，不是迟缓可知伤及脾胃，本来不应该这样，说明是医生误下或妄下后的结果。）荣卫内陷，其数先微，脉反但浮，其人必大便硬，气噫而除。（就是说误下后伤胃动脾，邪先陷于脾，故其数先微；若浮脉不因下衰，仍然不变，其乃胃中邪气独留，而使大便必硬。则主脾气弱而运化不及，不能消化谷食，故病人虽知饥 而不能食，而且胸脘痞满得到嗳气而后为快。）

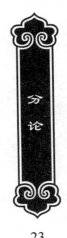

何以言之？本以数脉动脾（本应鼓舞正气），其数先微，故知脾气不治（知脾气不足），大便硬，气噫而除。今脉反浮，其数改微（由数变微，阳气不足），邪气独留（邪气留恋），心中则饥（邪扰动让人觉得饿），邪热不杀谷（邪热不能腐熟水谷），潮热发渴（人体自身进行一系列调节），数脉当迟缓（调节之后数变为迟缓是好转的表现，阴阳自和），脉因前后度数如法（在具体情况下是不一样这里的数是邪热扰动的），病者则饥（邪热扰动的饥饿感）。数脉不时（人体鼓动自身阳气来抗邪），则生恶疮也（人体阳气积聚在表面不能疏解变成了疮，人体没在气血又不能上荣就变为恶疮到达）。（此时，若医者前后施治如法，则浮数之脉自当变为迟缓，是知脾胃之脉如经而为病愈。如是，则其人必知饥思食，其病自然痊愈。

如果医者施治失宜，而数脉始终不去的，则热邪必淫于血脉而生恶疮。）

师曰：病人脉微而涩者，此为医所病也。（接上文脉由数改微，而且还涩，医者认为这种情况是由于外邪作用，所以想把邪气驱赶出去。）大发其汗，又数大下之，其人亡血（既伤其阳也伤阴血），病当恶寒，后乃发热，（大发其汗则伤其在表之阳气，又数大下之，则损其在里之阴血。今阳气衰微，则不能以胜阴，故发生恶寒；阴血不足，则阴不能胜阳，故后乃发热。）无休止时（阳气不足，阳气收不回来，阴气不足不能收敛阳气）。夏月盛热，欲着复衣；（体内阳气不足，虽外热内寒，）冬月盛寒，欲裸其身。（冬季内寒逼越阳气于表故热）所以然者，阳微则恶寒，阴弱则发热，此医发其汗，令阳气微，又大下之，令阴气弱。（若病情没有转复，则夏令之时，阴生于内，阳浮于表，则胃中虚冷，而不胜阴寒，故欲着复衣；冬令之时，阳气在里，阴气内弱，不能胜热，则胃中烦热不堪，故欲裸其身。）

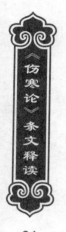

五月之时，阳气在表，胃中虚冷，以阳气内微，不能胜冷，故欲着复衣；（进一步说出原因）十一月之时，阳气在里，胃中烦热，以阴气内弱，不能胜热，故欲裸其身。又阴脉迟涩，故知血亡也。（阳脉以候气，阴脉以候血，阴脉迟涩是为营血不足，故知其人亡血。）

脉浮而大（两阳相搏，热盛之脉），心下反硬，有热，（阳气进一步不足，邪气进一步往里走）属脏者，（热结于里而不在表，故见心下痞硬），攻之（邪气较深攻邪气），不令发汗（治疗当用攻热开结之法，而不可发汗）属腑者，不令溲数，溲数则大便硬，（倘热结于阳明胃腑，则不可利小便而使尿多，尿多津液偏渗，大便必硬结）汗多则热愈，汗少则便难，脉迟尚未可攻。（至于邪气在表之发热，发汗透则热退病愈，汗出不彻则邪气不解。邪气入里化热，结于阳明则便难。便难固然可用下法，但若兼见脉迟，则为里气不足，亦不可贸然攻下。）

脉浮而洪，身汗如油，喘而不休，水浆不下，体形不仁，乍静乍乱，此为命绝也。（《内经》曰：大则邪至。大则病进。脉浮而洪大，主邪盛而病进；身汗如油，喘而不休，为正气已脱，肺气已绝；有胃气者则生，今水浆不下，则知胃气已败；一身以营卫为充，体形不仁者，荣卫绝也；衰弱之正气时而强与邪争，正负邪胜，故乍静乍乱往来不定。此证正气已脱，胃气又败，营卫俱绝，邪气独盛，故曰命绝也。）

又未知何脏先受其灾，若汗出发瞤，喘不休者，此为肺先绝也。（肺为气主，又为津液之帅，汗出发润，为津液脱；喘而不休，乃气上脱而不归根也。）

阳反独留，形体如烟熏，直视摇头，此为心绝也。（肺主气，心主血，气为阳，血为阴。若血先绝而气犹在，阳反独留，必身大热；血绝而不荣于身者，形体如烟熏也；心脉夹咽系目，心血绝则直视；头为诸阳之会，摇头乃阴绝而阳无根也。）

唇吻反青，四肢浆习者，此为肝绝也。环口黧黑，柔汗发黄者，此为脾绝也。溲便遗失、狂言、目反直视者，此为肾绝也。（青乃肝色，主筋；土乃脾色，主四肢，其华在唇；肾司开合，属黑藏志；今肝绝，脾绝，肾绝，故见上述诸证。）

又未知何脏阴阳前绝，若阳气前绝，阴气后竭者，其人死，身色必青；（阴阳先后绝的表现，亡阳）阴气前绝，阳气后竭者，其人死，身色必赤，腋下温，心下热也（亡阴）。

寸口脉浮大，而医反下之，此为大逆。浮则无血，大则为寒，寒气相搏，则为肠鸣。医乃不知，而反饮冷水，令汗大出，水得寒气，冷必相搏，其人即噎。（寸口脉浮大，有虚实之别，此之浮大，当属里虚之诊。误用下法，此为大逆。脉浮乃气浮于表而血虚于里，故云浮则无血。脉大乃阳弛于外而阴乘于里，故云大则为寒。误下之后阴寒承里虚而入，寒气相搏 而发肠鸣。医者一误再误，反以浮大之脉为阳实，予饮以冷水，则水寒相搏，中焦之气涩滞，故令噎塞之证。）

趺阳脉浮，浮则为虚，浮虚相搏，故令气噎。言胃气虚竭也。脉滑则为哕，此为医咎，责虚取实，守空迫血。脉浮、鼻中燥者，必衄也。（趺阳脉脾胃所主，本"浮则为虚"，因医"责虚取实"之误，致胃气虚竭，浊气上逆，故见气噎且哕。发汗攻阳，致阳不为阴守，邪气因得而入，

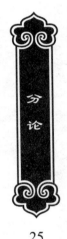

内搏阴血，阴失所守，血乃妄行，必衄也。）

诸脉浮数，当发热，而洒淅恶寒，若有痛处，饮食如常者，蓄积有脓也。（浮数之脉，邪主在经，当发热恶寒，一身尽痛，不欲饮食者，伤寒也。若虽发热恶寒身痛，但痛偏着一处，且饮食如常者，此非伤寒，乃邪气郁结于经络，气血壅遏不通，欲蓄积成脓也。）

脉浮而迟，面热赤而战惕者，六七日当汗出而解，反发热者，差迟。迟为无阳，不能作汗，其身必痒也。脉浮面赤，乃邪气外浮于表；而迟战惕，乃阳气不足也。六七日当一阳来复汗出而解之时，若当汗不汗而反发热，乃里虚津亏不能作汗也。不汗出则邪无出路，故差迟（差者：愈也）。邪气郁于肌腠日久不能汗解，则其身必痒。

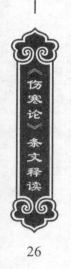

寸口脉阴阳俱紧者，法当清邪中于上焦，浊邪中于下焦。清邪中上，名曰洁；浊邪中下，名曰浑也。（寸口的寸尺两脉，若阳脉紧，主清邪中于上焦；阴脉紧，主浊邪中于下焦。雾露之邪中上名曰洁，水湿之邪中下名曰浑也。）

阴中于邪，必内栗也，表气微虚，里气不守，故使邪中于阴也。阳中于邪，必发热头痛，项强颈挛，腰痛胫酸，所为阳中雾露之气，故曰清邪中上。浊邪中下，阴气为栗，足膝逆冷，便溺妄出。发热头痛，项强颈挛，腰痛胫酸，乃雾露之清邪中于上焦也。表气微虚，邪入客之，里气不守，邪乘里弱，逐中少阴，故见惧栗，足膝逆冷，便溺妄出。

表气微虚，里气微急，三焦相混，内外不通，上焦怫郁，脏气相熏，口烂食龂也。（上焦郁闭，不能如雾，所出现的状态。）中焦不治，胃气上冲，脾气不转，胃中为浊，荣卫不通，血凝不流。（中焦也失常，胃气不降，脾气不运行，胃中为浊气所占据，营卫不能流转，血液也凝滞不流。）（由此可见，病邪乘表虚而外侵，或乘里虚而内迫，乃致三焦为病。然三焦主一身之气，若上焦怫郁不通，内热熏灼，则口烂食龂；若中焦失常，脾不转输，则胃气冲逆，胃中为浊；营卫失调，气血不能充分流注，则血凝不流，从而导致了病情的加剧。）

若卫气前通者，小便赤黄，与热相搏，因热作使，游于经络，出入脏腑，热气所过，则为痈脓。（卫气者，阳气也；荣气者，阴气也。卫气前通者，阳气先通而热气得行，故见小便黄赤；热气与卫气相搏而行，出入脏腑，游于经络，经络客热，必血凝肉腐而为痈脓。）

若阴气前通者，阳气厥微，阴无所使，客气内入，嚏而出之，声嗢咽塞，寒厥相逐，为热所拥，血凝自下，状如豚肝。如果阴（营）气先得畅通，因阳气在外为阴之使，今阳气厥微，阴无所使，且阳微则不能卫外，寒气因而客之。鼻者肺之窍，肺主声，寒客于肺则嚏而出之，声嗢咽塞。寒为外邪，厥为内邪，两邪合并，相逐为热，必致凝血自下，形色如豚肝也。

阴阳俱厥，脾气孤弱，五液注下，下焦不阖，清便下重，令便数难，脐筑湫痛，命将难全。（上下焦二气俱厥，不相顺接，则脾气独弱，不能行化气血，滋养五脏，致五脏俱虚，而五液注下。下焦气脱，则大便次数频繁而下重，脐腹拘急凝痛，其生气欲绝，故曰命将难全也。）

脉阴阳俱紧者，口中气出，唇口干燥，蜷卧足冷，鼻中涕出，舌上胎滑，勿妄治也。（脉阴阳俱紧者，乃表里俱被寒邪所客之象。然表闭寒束，则肺窍不利，鼻中涕出，以口出气，遂致唇干口燥；阳虚里寒，则踡卧足冷，舌上苔滑。值此阴阳表里，寒热虚实证候混淆杂糅未定之时，当应精思明辨，慎勿妄治也。）

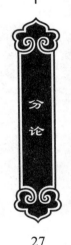

到七日以来，其人微发热，手足温者，此为欲解；（一阳来复，是正气渐旺邪气将退之象，故此为欲解。）或到八日以上，反大发热者，此为难治（乃邪盛正衰，故发热，此难治也）。设使恶寒者，必欲呕也；（还有伴随的恶寒说明内部阳气空虚可，邪气扰动胃气上逆。）腹内痛者，必欲利也。（阴寒之邪胜于上，则恶寒欲呕；胜于下则腹痛下利也。）

脉阴阳俱紧，至于吐利，其脉独不解，紧去人安，此为欲解。若脉迟，至六七日不欲食，此为晚发，水停故也，为未解；食自可者，为欲解。（脉阴阳俱紧者，其乃内外寒邪俱甚。吐利后脉仍紧，为邪未尽不解也；紧去脉缓，为邪尽人安欲解也。至六、七日，脉紧去候迟，不欲食者，乃胃阳被遏为未解也；若欲食者，则胃阳来复，虽脉迟亦为欲解也。）

病六七日，手足三部脉皆至，大烦而口噤不能言，其人躁扰者，必欲解也。若脉和，其人大烦，目重，睑内际黄者，此为欲解也。（病至六七日时，卒生大烦，口噤不能言，且躁扰不安，似病情恶变，然手足三部脉至数如常，无偏颇可言，则知其乃正邪交争，正气胜，邪气微，阳气复，寒气散病将愈之佳兆也。《脉经》云：病人两目眦有黄色起者，其病方愈。病以脉为主，若目黄大烦，脉不和者，邪胜也，其病为进；目黄大烦，而脉和者，为正气已和，故云欲解。）

脉浮而数，浮为风，数为虚，风为热，虚为寒，风虚相搏，则洒淅恶寒也。（风寒在表则脉浮紧，风热在表则脉浮数，卫为阳，风搏于卫则为热；荣为阴，荣气亏虚则为寒。风并于卫者，发热、恶寒证具矣。）

脉浮而滑，浮为阳，滑为实，阳实相搏，其脉数疾，卫气失度。浮滑之脉数疾，发热汗出者，此为不治。[卫气胜则浮，荣气实则滑，脉浮滑并见，为两阳相搏邪热盛实的反映。若脉由浮滑转为数疾（一息七至），乃卫气受邪而失其常度也。若发热汗出后热仍不解者，乃精气脱阴不制阳，必不治之。]

伤寒欬逆上气，其脉散者死。谓其形损故也。（咳逆上气本为常见病证，然判为死证，关键在"散脉"和"形损"两候。散脉即举之浮散，按之如无，来去模糊散漫无根。此脉乃元气耗尽，肾根已拔之候。同时兼见大骨枯槁，大肉陷下之形损之变，故为伤寒危及肺肾，元气已败之死证。）

第三讲

平脉法

辨脉法告诉我们脉的总则，就是阴阳。平脉法讲的是怎么通过脉的特点分辨出阴阳。什么是平？以平为期的意思，自己的脉进行比较。

问曰：脉有三部，阴阳相乘。荣卫血气，在人体躬。呼吸出入，上下于中，因息游布，津液流通。（正常的脉象，及人体营卫气血呼吸津液的流动）随时动作，效象形容（随着活动作息，出来的不同的脉象表现）。春弦秋浮，冬沉夏洪。（本条为平脉法之纲领，以问答形式论述了脉的部位，常脉与变脉，时脉与病脉等内容。脉的搏动是与营卫气血的流行分不开的，而营卫气血的运行又必须依赖气息的活动，而使荣卫、津液得以游行敷布。故有肺朝百脉之称。人与天地相参与四时相应，脉也必应乎四时而有所不同，如春为弦脉，夏为洪脉，秋为浮脉，冬为沉脉等。）

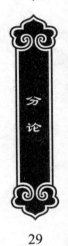

察色观脉，大小不同，一时之间，变无经常。尺寸参差，或短或长。上下乖错，或存或亡。病辄改易，进退低昂。心迷意惑，动失纪纲。愿为具陈，令得分明。（脉象，有大小之区别，即使在同一时间，也往往变化不定。此外，尺部和寸部脉象也可参差不齐，上下长短不一，时有时无。生病时脉象更会发生变化，脉来或快或慢，或浮或沉。这让人心迷意惑，动辄就会丢掉纲领，请老师详加陈述，以便清楚明白。）

师曰：子之所问，道之根源。脉有三部，尺寸及。荣卫流行，不失衡铨。肾沉、心洪、肺浮、肝弦，此自经常，不失铢分。（老师答：你所提到的，正是医道中的根本问题。脉有寸关尺三部。营卫气血的运行，如尺之量长短，秤之称轻重，准确无误。正如《内经》所云：春应中规，夏应中矩，秋应中衡，冬应中权也。故肾脉沉，心脉洪，肺脉浮，肝脉弦，此为各脏正常的本脉，不会有丝毫差错。）

出入升降，漏刻周旋，水下百刻，一周循环。当复寸口，虚实见焉。

（人体气机的升降出入，是按照漏刻时间循环的，漏刻中水下百刻，则循环一周。寸口脉乃脉之经始，即可察人体之虚实，观病情之变化，明阴阳之盛衰。故经曰：虚实生死之要，皆见于寸口之中。）

变化相乘，阴阳相干。风则浮虚，寒则牢坚；沉潜水滀，支饮急弦；动则为痛，数则热烦。设有不应，知变所缘。（阴阳相争，变化不定。风伤阳，则脉浮虚；寒伤阴，则脉牢坚；沉伏主水饮停蓄；急弦乃支饮为害；动脉主痛；数主热甚也。若脉症不相对应，须了解其变化的根源。）

三部不同，病各异端，太过可怪，不及亦然。邪不空见，中必有奸，审察表里，三焦别焉。知其所舍，消息诊看，料度腑脏，独见若神。为子条记，传与贤人。（寸关尺三部脉象不同，则疾病就相异。脉太过是病态，不及也是病态。然邪气非空无所见，必有其源。通过审看病之表里内外，分辨上焦、中焦，还是下焦，便可明确邪气所犯之部位，诊察推断脏腑之盛衰。若掌握了这些，就会有独到高超的见解。为此，分条记述下来，传给那些有知识的人。）

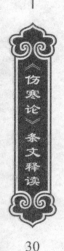

师曰：呼吸者，脉之头也。初持脉，来疾去迟，此出疾入迟，名曰内虚外实也。初持脉，来迟去疾，此出迟入疾，名曰内实外虚也。（脉随呼吸而行，故言脉之头也。《内经》云：来者为阳，去者为阴。是出以候外，入以候内。疾为有余，有余则实；迟为不足，不足则虚。来疾去迟者，阳有余而阴不足，故曰内虚外实；来迟去疾者，阳不足而阴有余，故曰内实外虚也。）

曰：上工望而知之，中工问而知之，下工脉而知之，愿闻其说。（老师用两个病例回答了问题，强调了四诊合参诊治疾病才是上工。）

师曰：病家人请云，病人若发热，身体疼，（问诊）病人自卧（望诊）。师到，诊其脉，沉而迟者（切诊），知其差也。何以知之？（医者看到前面的那些症状，又诊脉了是沉迟为什么会知道？脉症不相应。）若表有病者，脉当浮大，今脉反沉迟，故知愈也（病人发热、身痛，邪在表也，当卧不安，脉浮数。今病人自卧，而脉沉迟，为表邪缓，有里脉而无表证，则知表邪当愈也。）假令病人云腹内卒痛（问诊），病人自坐（望诊）。师到，脉之，浮而大者（切诊），知其差也。何以知之？若里有病者，脉当沉而细，今脉浮大，故知愈也。（腹痛者，里寒也。痛甚则不能起，脉应沉细。今病人自坐，且脉浮大，乃阴证而见阳脉，为正复邪退之兆，故得知疾病将愈。）

师曰：病家人来请云，病人发热，烦极。明日师到，病人向壁卧，此热已去也。设令脉不和，处言已愈。设令向壁卧，闻师到，不惊起而盼视，若三言三止，脉之，咽唾者，此诈病也。设令脉自和，处言汝病大重，当须服吐下药，针灸数十百处，乃愈。（在强调四诊合参诊治疾病的基础上，又例举了"舍脉求证"和"察情知诈"的病例。病人发热烦极，必不得卧，今向壁静卧，知烦热已去。虽脉不和，病亦向愈。假使病人向壁静卧，闻医生到来，当心喜诉述病情绵绵不休；今恰恰相反，见医生到来反有厌恶之意，欲言又止，诊脉时咽唾，此时当怀疑其不是真病，若脉象平和，就可以断定是诈病。既然是伪装诈病，最好的办法是以诈对诈，故意夸大病情，告之必须使用剧烈吐下与强刺重灸等方法治疗，使其畏惧痛苦而不敢再继续诈病。）

师持脉，病人欠者，无病也。脉之，呻者，病也。言迟者，风也。摇头言者，里痛也。行迟者，表强也。坐而伏者，短气也。坐而下一脚者，腰痛也。里实护腹，如怀卵物者，心痛也。（从师持脉开始，并未历举脉象，尽是从望诊、问诊、闻诊而察其病情。所述欠、呻、言迟者，此皆闻声察病之法；摇头、行迟、坐而伏、坐而下一脚、护腹如怀卵物者，此皆望诊知病之法。由此可见，仲景非执平脉之一法。）

师曰：伏气之病，以意候之，今月之内，欲有伏气。假令旧有伏气，当须脉之。若脉微弱者，当喉中痛似伤，非喉痹也。病人云：实咽中痛，虽尔，今复欲下利。（感受时令之邪，而不即时发病，伏藏于体内，待时发作者，曰伏气病。如春之风气，夏之暑气，秋之湿气，冬之寒气，所伏之气不同，其发病证脉亦异。然伏气发病，则须平脉辨证。如见脉得微弱，证见咽痛下利者，其非喉痹也，乃邪客少阴而成伏气之病。然少阴经脉循喉咙，其脉微弱则知肾阳不足，寒气客之，则必发咽痛；肾司

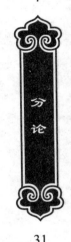

开阖，寒邪内甚，则开阖不治，下焦不约，而病下利，故知伏气在少阴也。）

问曰：人病恐怖者，其脉何状？

师曰：脉形如循丝累累然，其面白脱色也。（恐则血随气下，故面白脱色；怖则气随神乱，故脉形累累如循丝细涩。）

问曰：人不饮，其脉何类？

师曰：其脉自涩，唇口干燥也。（谷入于胃，脉道乃成，水入于经，其血乃成。今饮食不继，津液内亏，脉道不充，脉来自涩，唇肤失荣，则唇口干燥 。）

问曰：人愧者，其脉何类？

师曰：脉浮，而面色乍白乍赤。（愧属心，心有惭愧，则神消气沮，中无所主，故脉气外浮，面色赤白而变化无定。）

问曰：经说，脉有三菽六菽重者，何谓也？（一种豆子类的重量。）

师曰：脉者，人以指按之，如三菽之重者，肺气也；如六菽之重者，心气也；如九菽之重者，脾气也；如十二菽之重者，肝气也；按之至骨者，肾气也。假令下利，寸口、关上、尺中，悉不见脉，然尺中时一小见，脉再举头者，肾气也。若见损脉来至，为难治。（本条讨论诊脉指法轻重与五脏的关系，以菽数的多少表明指力的轻重。菽，豆也。《难经》曰：如三菽之重，与皮毛相得者，肺部也；如六菽之重，与血脉相得者，心部也；如九菽之重，与肌肉相得者，脾部也；如十二菽之重，与筋平者，肝部也；按之至骨，举指来疾者，肾部也。各随所主之分，以候藏气。假若出现腹泻，寸关尺三部的脉象都按不到，然而尺部脉间或轻微一见，随着呼吸而致的，这是肾气尚未竭绝；如果出现损脉的话，那就难治了。）

问曰：脉有相乘，有纵有横，有逆有顺，何谓也？师曰：水行乘火，金行乘木，名曰纵；火行乘水，木行乘金，名曰横；水行乘金，火行乘木，名曰逆；金行乘水，木行乘火，名曰顺也。[本条以五行生克的规律，来测脉之相乘与纵、横，顺、逆之变化。问：脉有互相乘侮，有纵克，有横克，有逆克，有顺克，这是什么意思？师答：如水克火，金克木，克其所胜则放纵自如，所以叫作纵。火克水，木克金，反克己所不胜，则

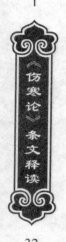

横行无忌，所以叫作横。水克金火克木，子去克母，所以叫作逆。金克水，木克火，母来克子，所以叫作顺。人的五脏禀五行之气，各有本脏的脉象；五脏与四时相应，四时又各见其相应之脏的本脉，如春脉弦（肝木）、夏脉洪（心火）、秋脉浮（肺金）、冬脉沉（肾水）。若平人不见本脉，即为病候。一般有纵横顺逆四种情况。所谓纵横，乃就五行相克的关系而言，然水行克火，水是当胜者，夏日应见洪脉，今反脉沉，即为水行乘火的纵克；反之，冬日应见沉脉，今反脉洪，即为火行乘水的横克。所谓逆顺，乃就五行相生的关系而论，然水为金之子，火为木之子，水行乘金，火行乘木，为子反乘母，以下犯上则为逆；金为水母而乘水，木为火母而乘火，又属母行乘子，乃名顺克。]

问曰：脉有残贼（残存的邪气），何谓也？

师曰：脉有弦、紧、浮、滑、沉、涩，此六者名曰残贼，能为诸脉作病也。（残贼之脉有六，乃木旺则脉弦；寒盛则脉紧；表盛则脉浮；痰壅则脉滑；沉为病在里；血虚则脉涩，皆属病脉。临证必须脉症合参，勿单以脉断症。）

问曰：东方肝脉，其形何似？

师曰：肝者木也，名厥阴，其脉微弦，濡弱而长，是肝脉也。肝病自得濡弱者，愈也。假令得纯弦脉者，死，何以知之？以其脉如弦直，是肝脏伤，故知死也。（肝应东方，在天为风，在地为木，在人名厥阴。四时分主五脏，各有本脉，而皆以胃气为本。胃气少则病，无胃气则危。脉微弦濡弱而长，是肝之平脉；肝病若见纯弦直劲急之脉，则是胃气已绝，肝真脏脉见，主死也。）

问曰：南方心脉，其形何似？

师曰：心者火也，名少阴，其脉洪大而长，是心脉也。心病自得洪大者，愈也。假令脉来微去大，故名反，病在里也。脉来头小本大者，故名覆，病在表也。上微头小者，则汗出；下微本大者，则为关格不通，不得尿。头无汗者，可治；有汗者，死。（心之五行属火，于六气属少阴，所以其脉洪大而长者，乃心之平脉也。若心病而见到洪大的脉，则知欲愈。若

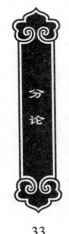

其脉来微去大，便知心气郁于里，虚于外的反常现象，故名反，为病在里；假使脉来头小本大，与心火之性上炎脉当头大本小相反，此乃心气外虚，不荣于内之缘故，为病在表。此当大反小，当小反大之象，名以曰覆，覆即反也。然上微而脉头小者，乃心气外虚，心液外泄，故而汗出；下微而脉本大者，则为心气内郁，温煦失职，关格不通，故不得尿也。此证若头上无汗，主津液内藏，阳气未衰，尚可救治；若见汗出，乃津液上泄，阳气越脱，阴阳相离，故主死候。）

问曰：西方肺脉，其形何似？

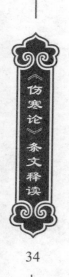

师曰：肺者金也，名太阴，其脉毛浮也。肺病自得此脉，若得缓迟者，皆愈；若得数者，则剧。何以知之？数者，南方火，火克西方金，法当痈肿，为难治也。（肺应西方，在天为燥，在地为金，在人名太阴。其脉如毛之浮，是肺之平脉。肺病见毛脉，而有缓迟之象，为得脾胃气助，脾土能生肺金，故主病欲愈。如肺病不见缓脉，反见数疾之象，此乃南方火盛，火克西金，必欲发痈肿，为难治之症。）

🌥 通用版本中到此就没有了，没有北方肾脉，大多数人说是遗失了，在桂本伤寒论中有肾脉，我们可以分析一下，在上面讲按之至骨，肾气也，尺中时一小见，脉再举头，肾气也，若见损脉来至，为难治。所以肾脉为损脉，出肾脉就很为重，肾气单独出现肯定为重甚者死亡，肾气为先天之气人体最后的支撑。还有就是中央脾脉，脾气为后天之气，应混溶在别的脉里，也不独现，如肝脉中濡、心脉中洪、肺脉中缓都是脾气的表现。"脾不独主四时"就是这个意思。

附《桂本伤寒论》：北方肾脉，其形何似？师曰：肾者，水也，其脉沉而石。肾病自得此脉者，愈；（肾脉本应沉，现在沉却有病，脉石这个"石"可以感受一下，一块大石头，冷冰冰没有生气，怎么会痊愈呢？）若得实大者，则剧。何以知之？实大者，长夏土王，土克北方水，水脏立涸也。（实大肯定会加重，但不是土王的表现，而且桂本也没有添加中央脾脉，所以桂本我觉得不是仲景的本意，当然都是一家之言。）

问曰：二月得毛浮脉，何以处言至秋当死？

师曰：二月之时，脉当濡弱，反得毛浮者，故知至秋死。二月肝用事，肝脉属木，应濡弱，反得毛浮者，是肺脉也。肺属金，金来克木，故知至秋死。他皆仿此。（二月乃肝木当令，其脉弦而濡弱，为顺时之常脉。现反见毛浮的金脉，然肺于五行属金，金来克木，所以预知其到秋天金旺时候就会死亡。其余各季脉象变化，可以此类推。）

师曰：脉，肥人责浮，瘦人责沉。肥人当沉，今反浮；瘦人当浮，今反沉，故责之。（肥人肌肉丰厚，经脉不易显露，故给胖人诊脉其脉应沉；瘦人肌肉浅薄，经脉易于显露，故给瘦人诊脉其脉应浮；若肥人而见浮脉，瘦人而见沉脉，这是失常脉象，必有邪气相干，故当追究其所以然也。）

师曰：寸脉下不至关，为阳绝；尺脉上不至关，为阴绝。此皆不治，决死也。若计其余命死生之期，期以月节克之也。（寸脉主心肺之阳，尺脉主肝肾之阴，关脉位阴阳之中，在上之阳脉经关部而下交于阴；在下之阴脉经关部而上交于阳。阴阳上下互相交合则为顺，主无病。若寸脉不能下至于关，则为阳绝于上；尺脉不能上至于关，则为阴绝于下。阴阳上下不相交接，则有阳无阴或有阴无阳，是为决死之脉象。若计其余命死生之期，如《内经》所云：如阳绝则死于春夏，阴绝则死于秋冬。）

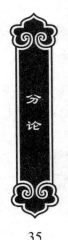

师曰：脉病人不病，名曰行尸，（人体内部已经病的很厉害了，只剩下空壳，就是一个壳了，）以无王气（王者：旺也），卒眩仆不识人者，短命则死。人病脉不病，名曰内虚，以无谷神，虽困无苦。（谷神：水谷之精气也，（脉为人之根本，以决脏腑之死生。脉有病象，即使形体正常，亦知根本大伤，每致突发暴病而不及救治。反之，外形虽病，而脉象正常，则知根本未伤，不过谷气不充，虽然自觉病情较重，预后也必良好。如《内经》所云："形气有余，脉气不足，死；脉气有余，形气不足，生。"）

之前讲的是人体自身的正气的变化，自此开始说邪气干扰人体出现的病脉。

问曰：翕奄沉，名曰滑，何谓也？

师曰：沉为纯阴，翕为正阳，阴阳和合，故令脉滑。关尺自平，阳明脉微沉，食饮自可。少阴脉微滑，滑者，紧之浮名也，，其人必股内汗出，

阴下湿也。[翕奄沉：翕（xī）指脉来浮又忽然沉，如珠替替柔软而流利。"翕"，浮也。"奄"，忽也。翕浮是阳明正阳之象，奄沉是少阴纯阴之候，阴阳和合故脉翕奄沉而流利，则为滑象，。气血充盛，经脉畅行流利，因而候关尺二脉自平。阳明关脉微沉者，当阳部见阴脉，则阴偏胜而阳不足也。但阳虽虚尚不甚，所以饮食自可也；少阴尺脉微滑者，当阴部见阳脉，则阳偏胜而阴不足也。故见紧而升浮少阴邪实之脉。阳热凑阴，必薰发津液而泄于外，故股内汗出而阴下湿。]

问曰：曾为人所难，紧脉从何而来？（紧脉是正邪较争的状态，一种纠结的状态。）

师曰：假令亡汗，若吐，以肺里寒，故令脉紧也。假令欬者，坐饮冷水，故令脉紧也。假令下利，以胃中虚冷，故令脉紧也。（紧为寒实之脉，然虚寒亦可见之。若发汗太过，或者催吐，导致肺脏虚寒，可致紧脉；若咳嗽的病人，因喝冷水，致寒饮内停，也能产生紧脉；若患虚寒腹泻，因胃中虚寒，同样可致紧脉。故《内经》云："诸紧为寒。"但是必须知道，这种关系并不是绝对的，脉紧的不一定必有咳嗽下利，咳嗽下利也不一定就现紧脉，应该脉症合参，全面具体分析，以免拘执片面。）

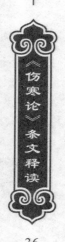

寸口卫气盛，名曰高；荣气盛，名曰章；高章相搏，名曰纲。卫气弱，名曰慄；荣气弱，名曰卑；慄卑相搏，名曰损。卫气和，名曰缓；荣气和，名曰迟；迟缓相搏，名曰沉。

本条就寸口脉象论荣卫的盛、弱与平和。由于荣卫阴阳之气皆会于寸口，所以据寸口脉象的变化，可以候荣卫的太过、不足与平和。卫主气为阳，荣主血为阴，卫气盛则脉气浮盛，气浮为阳，所以名为高；荣气盛则脉形充满，形满为阴，所以名为章；高章相搏，则气与形俱盛，而经脉满急强直，所以名曰纲。"邪气盛则实"，所谓高、章、纲，是对荣卫太过特征的概括。卫气出于上焦，卫气弱则上焦虚，所以心中恐惧怯弱；《针经》曰："血者，神气也。"荣气弱则血虚而神失养，因而羞愧自卑。慄卑相搏，则荣与卫俱虚，而气血亏乏减损，所以名曰损。"精气夺则虚"，所谓慄、卑、损，是对荣卫不足特征的概括。"缓"乃徐缓柔和，所以"卫气和名曰缓"。这里的"迟",不是指三至的迟脉,而是舒迟从容之意,所以"荣气和名曰迟"。缓迟相搏,意味着荣卫俱和,则"阴平阳秘",脉气内敛,因此名曰沉。总之,缓、迟、沉,又是对荣卫平和特征的概括。

寸口脉缓而迟,缓则阳气长,其色鲜,其颜光,其声商,毛发长;迟则阴气盛,骨髓生,血满,肌肉紧薄鲜硬。阴阳相抱,荣卫俱行,刚柔相搏,名曰强也。(寸口脉缓而迟,缓脉是卫气调和之象,卫气充盛于外,故其人皮肤颜色鲜明,有光泽,声音清晰高亢,毛发生长旺盛;迟脉为营卫调和之象,营血盛于内,故其人骨髓生长,血脉充盛,肌肉丰腴结实。阴平阳秘,营卫畅通,刚柔相济,故身体强壮无恙。)

趺阳脉滑而紧,滑者胃气实,紧者脾气强。持实击强,痛还自伤,以手把刃,坐作疮也。(趺阳脉滑而紧,滑乃饮食在胃而谷气实,紧乃停食不化而脾气强。脾胃之邪各恃其强,互相搏击为患,而致自相伤害,这好比自己用手握持刀刃,因而造成创伤。)

寸口脉浮而大,浮为虚,大为实。在尺为关,在寸为格。关则不得小便,格则吐逆。

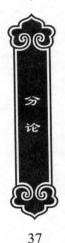

本条讲关格的脉症特点。所谓浮为虚,大为实:是以脉象论证正虚邪实的病理关系,临床病症往往是正虚邪实同时存在,关格也是这样,乃正虚邪实,气机升降失常的缘故。浮大脉见于尺部,是下焦邪闭,正虚气化不利,以致不得小便,所以说"在尺为关"。浮大脉见于寸部,是上焦邪壅,正虚气逆不降,以致吐逆,所以说"在寸为格"。

趺阳脉伏而涩,伏则吐逆,水谷不化,涩则食不得入,名曰关格。趺阳脉脾胃所主,缓迟乃平和之象。若反见沉伏涩滞者,则发关格。伏乃胃气沉抑不得宣畅;涩乃脾气涩滞不得布达,以致中焦壅塞,水谷不化,脏气内传,邪气上拒,则可发生吐逆而食不得入也。

脉浮而大,浮为风虚,大为气强,风气相搏,必成隐疹,身体为痒。痒者,名泄风,久久为痂癞。(之前曾论脉大为关格,乃正气虚而阴阳失于升降。此条论脉浮大为风疹、为痂癞,同一脉象,而见证各异。本条

分论

脉浮大，乃正虚邪风外袭，而发隐疹或痂癞。隐疹的特点为周身皮肤瘙痒，乃是风邪外泄于皮肤，所以名为泄风。风邪从皮肤入于经脉，则可能发生痂癞疠风。由于疠风发病较慢，所以说久久成痂癞。）

寸口脉弱而迟，弱者卫气微，迟者荣中寒。荣为血，血寒则发热；卫为气，气微者心内饥，饥而虚满不能食也。（卫为阳，荣为阴。弱者，卫气微，阳气不足也；迟者，荣气寒，经中客邪也。荣为血，荣虚阳必凑之，故血寒而反发热；卫为气，气微上焦空虚，故心内饥。因心虚则饥，脾虚则满。心虚于上，脾虚于中，故饥而虚满不能食。）

趺阳脉大而紧者，当即下利，为难治。（本条论述证虚而脉实是为难治之证。虚寒下利，脉当迟缓，为脉证相符而易于治疗。今趺阳脉反见大而紧，然紧为寒盛，大为气虚，为正虚邪实之象。脉症不相应，所以难治。）

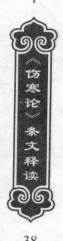

寸口脉弱而缓，弱者阳气不足，缓者胃气有余。噫而吞酸，食卒不下，气填于膈上也。（本条论述胃气虚而食滞不化的脉证。寸口的脉弱而缓，弱乃胃中阳气不足，缓则胃中谷气有余。中焦虚弱，水谷不化，停滞不运，郁而生热，胃气上逆，壅满不降，故噫气吞酸，胸膈满闷而食不下。）

趺阳脉紧而浮，浮为气，紧为寒。浮为腹满，紧为绞痛。浮紧相搏，肠鸣而转，转即气动，膈气乃下。少阴脉不出，其阴肿大而虚也。（本条论脾胃虚寒脉症与少阴虚寒脉症的关系。趺阳以候脾胃，少阴以候肾气。趺阳脉见浮紧，浮为气虚，紧为寒甚，气虚则胀满，寒甚则绞痛；中焦虚寒相搏，则肠鸣而转动，迫膈气下陷；若寒邪传于下焦，少阴阳气被遏，故太溪脉不出，其前阴则肿大而虚。张令韶注说："浮紧之气，两相搏击，则气从脾胃而溜于大肠，故肠鸣而转，转则动其膈气，又从膈而下陷于少阴，寒气与膈气俱聚于少阴，则少阴之水气不升，而下聚于阴器，故少阴脉不出，其阴肿大而虚也。"）

寸口脉微而涩，微者卫气不行，涩者荣气不逮。荣卫不能相将，三焦无所仰，身体痹不仁。荣气不足，则烦疼，口难言；卫气虚者，则恶寒数欠。三焦不归其部，上焦不归者，噫而酢吞；中焦不归者，不能消谷引食；下焦不归者，则遗溲。（本条论述了荣卫不能相将，以致三焦失仰所发生的各种证候。养三焦者血也，护三焦者气也。荣卫俱损，不能相将而行，三焦无所依仰，身体乃顽痹不仁。荣为血，血不足则烦痛；荣属心，荣弱心虚，则口难言。卫为阳，阳微则恶寒。卫为气，气虚则数欠。荣卫皆虚，三焦之气无所仰赖而不能善尽其职。上焦主受纳，失职则发为噫气吞酸；中焦主腐熟，失职则不能消谷引食；下焦主泌别清浊，失职则遗溲不摄也。）

跌阳脉沉而数，沉为实，数消谷。紧者，病难治。（本条以脉测证，辨脾胃病证的预后。跌阳脉来沉数，沉为病在里，数为里有热，脾胃实热之症，故能消谷引食此为脉证相合，故为顺且预后尚好。如果于跌阳反见弦紧之木脉，则为肝木之邪来克中土，脾胃阳气必遭伤损，邪实正伤，故为难治。）

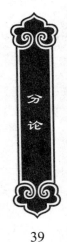

寸口脉微而涩，微者卫气衰，涩者荣气不足。卫气衰，面色黄；荣气不足，面色青。荣为根，卫为叶。荣卫俱微，则根叶枯槁而寒栗、欬逆、唾腥、吐涎沫也。（本条讨论荣卫衰微之脉证。寸口脉微而涩，微乃卫气衰，涩为荣血少；气主煦之，血主濡之，气血不足，所以面色青黄。《内经》云："子能令母虚。"脾土为肺金之母，肺主气，肺气虚则脾气亦虚，脾色见于面部而黄；肝木为心火之母，心主血，心血虚则肝血亦虚，肝色见于面部而青。荣行脉中为根，卫行脉外为叶。荣卫俱虚，则根叶枯槁，卫不能卫外，故寒栗而欬逆；荣不能荣内，故唾腥而吐涎沫。欬逆为肺之病，腥为肺之味，涎沫为肺之液。所以，荣卫皆虚而影响于肺者，其病亦甚。）

跌阳脉浮而芤，浮者卫气虚，芤者荣气伤，其身体瘦，肌肉甲错，浮芤相搏，宗气衰微，四属断绝。（四属者，谓皮、肉、脂、髓。）（条论荣卫气血以及脾胃之气虚衰的脉证。卫乃谷之悍气，荣乃谷之精气。荣卫之气受脾胃水谷之气所禀。今跌阳脉浮而芤，说明荣卫化源不足，不充养于身体，则肌肉消瘦，肌肤甲错不泽。荣卫既虚，上聚于胸的宗气衰微，四肢百骸皆失所养，而四属断绝。）

寸口脉微而缓，微者卫气疏，疏则其肤空；缓者胃气实，实则谷消

而水化也。谷入于胃，脉道乃行，而入于经，其血乃成。荣盛则其肤必疏，三焦绝经，名曰血崩。（本条论荣盛卫疏而形成的血崩证。寸口脉微而缓，微主卫气空疏，空疏则不能固秘肌腠；缓主胃气有余，有余则能消化水谷。谷入于胃，饮食得运化才能有脉道之气的运行；水精入于经脉，才能有荣血的形成。气为血帅，血为气母，气血相互依附，保持动态平衡。若荣血虽盛而卫气空疏，血亦会失其常道，此曰"三焦绝经"。气不能制血，血不能归经，故使血液妄行而成崩证。）

肤阳脉微而紧，紧则为寒，微则为虚，微紧相搏，则为短气。（中虚且寒，气自短矣。）

少阴脉弱而涩，弱者微烦，涩者厥逆。（条论少阴阴阳两虚之脉证。少阴属肾，是阴阳气血根本，少阴脉弱而无力，是属阴虚，阴虚生热，热扰故微烦。涩为血少，流行不畅，阳气不能外达四肢，故四肢厥冷。）

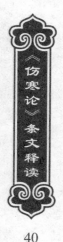

跌阳脉不出，脾不上下，身冷肤鞕。（本条讲脾不升降，致身冷肤硬。脾胃为荣卫生化之源，跌阳脉不出，是胃气大虚而脾不能健运，以致荣卫之气不得上下周流，卫气不温分肉，所以身冷，荣血不濡肌肤，所以皮肤硬。）

少阴脉不至，肾气微，少精血，奔气促迫，上入胸膈，宗气反聚，血结心下，阳气退下，热归阴股，与阴相动，令身不仁，此为尸厥。当刺期门、巨阙。（本条论尸厥的脉、因、证、治。肾者主蛰，藏精为固，今肾阴虚衰。不能潜阳于下，奔气促迫，上入胸膈，使宗气被阻，不能贯心脉以行血液，致气血壅遏，闭而不行，故见神志失，体不仁，四肢厥，状如尸，故称尸厥。然上奔之阳气郁极则下行阴股，阳热与阴寒相搏，故见阴股间热，凭此则知阳气未灭、生命未绝，治当刺期门以行血脉之结，刺巨阙以行宗气之滞，俾气血一行，则厥回人苏。）

寸口脉微，尺脉紧，其人虚损多汗，知阴常在，绝不见阳也。（本条论阴盛阳绝的脉证。微为阳气衰微，紧乃阴寒内盛。阳衰阴盛，阳不摄阴则虚损多汗；阴盛常在则阳气不续，乃为绝矣。）

寸口诸微亡阳，诸濡亡血，诸弱发热，诸紧为寒。诸乘寒者，则为厥，郁冒不仁，以胃无谷气，脾涩不通，口急不能言，战而栗也。（本条概述了平脉辨证法，兼述脾胃虚寒的见证及其病机。卫，阳也。微为卫阳微，故曰亡阳。荣，血也。濡为荣气弱，故曰亡血。弱则阴虚，虚则发热；紧为阴胜，阴胜则寒。若人被寒邪所乘，抑伏阳气不得宣发，气血不能通达末，则手足逆冷而成厥；气血亏虚不能上荣于头目，则见郁冒不仁；如胃之谷精不能上输于脾，脾气涩滞不通，不能上归于心，心失血养，则口急不能言；不能外出于肺，则肺卫不温，阳气虚怯，则身发寒栗而战。）

问曰：濡弱何以反适十一头？

师曰：五脏六腑相乘故令十一。（本条讲五脏六腑相克为病，以有胃气为贵。濡弱为胃气调和之脉，五脏六腑皆赖胃气之滋养，脏腑相乘为病，尽管其脉各异，皆应以有胃气为顺。若无胃气，则见真脏脉，病多不治。）

问曰：何以知乘腑，何以知乘脏？

师曰：诸阳浮数为乘腑，诸阴迟涩为乘脏也。（本条概述病入腑、脏的脉象。腑为阳，浮数之脉亦属阳；脏为阴，迟涩之脉亦属阴。凡见阳脉如浮或数的，是病入于腑；凡见阴脉如迟或涩的，是病入于脏。但尚需四诊合参不可执一也。）

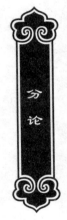

第四讲

伤寒例

今天开始讨论《伤寒例》。关于《伤寒例》，历来争议颇多，疑此篇非出自张仲景手笔，而是王叔和所作。不管是不是仲景所著，王叔和既然整理出来放进来了，出于王叔和的角度，认为《伤寒例》里面体现的学术思想对于研究《伤寒论》仍有重要意义。本人认为在伤寒论原序中就有引用《阴阳大论》的说法，否认《伤寒例》非仲景所著的一个原因是认为《伤寒论》的体系与《内径》不同。其实这是没有把《伤寒论》读通。《伤寒论》的体系是继承《内经》思想体系的，在以后讨论的后文中，我们自然可以知道。

《伤寒论》条文释读

42

四时八节二十四气七十二候决病法：

　　立春正月节斗指艮，雨水正月中斗指寅。
　　惊蛰二月节斗指甲，春分二月中斗指卯。
　　清明三月节斗指乙，谷雨三月中斗指辰。
　　立夏四月节斗指巽，小满四月中斗指巳。
　　芒种五月节斗指丙，夏至五月中斗指午。
　　小暑六月节斗指丁，大暑六月中斗指未。
　　立秋七月节斗指坤，处暑七月中斗指申。
　　白露八月节斗指庚，秋分八月中斗指酉。
　　寒露九月节斗指辛，霜降九月中斗指戌。
　　立冬十月节斗指乾，小雪十月中斗指亥。
　　大雪十一月节斗指壬，冬至十一月中斗指子。
　　小寒十二月节斗指癸，大寒十二月中斗指丑。

二十四气，节有十二，中气有十二，五日为一候，气亦同，合有七十二候，决病生死，此须洞解之也。（中医理论与五行学说：五行非五材，五行是指气的 5 种运动方式。五行是通过"仰观天文，俯察地理，中知人事"的研究方法，揭示出的自然界一年之中气的运动变化规律。

　　从物候观察，春季是气的展放运动控制或主导着自然界的生命活动，便名以"木"气；夏季是气的上升运动控制或主导着生命活动，便名以"火"气；秋季是气的内收运动控制或主导着生命活动，便名以"金"气；冬季是气的潜降运动控制或主导着生命活动，便名以"水"气；而长夏是气的平稳运动控制或主导着生命活动，便名以"土"气。五行之间，以季节为序，相资生、相养助，叫五行相生；五行之间，以季节相间为序相制约、相抑制，叫五行相克。有相生则不会导致某行的不足，有相克则不会造成某行的太过，从而保证了一年之中气机变化的稳态。

　　五行的属性和归类伴随着天空的斗转星移，伴随着地面上春、夏、长夏、秋、冬季节的更替。大自然的气机进行着展放、上升、平稳、内收、潜降这样有序的运动和变化，古人分别用木、火、土、金、水来代表它们的运动特性，这就叫五行。

　　五行所代表的气的运动形式和特性各是什么？将自然界万物用五行进行归类的依据是什么？古人是用"仰观天文，俯察地理，中知人事"的方法来研究的。由于地球的自转和公转，使生活在北半球的华夏先人，在傍晚仰望星空时，很容易观察到北斗七星的周日视运动和周年视运动。就周年视运动而论，当北斗七星的斗柄在傍晚时分指向东方时，地面上则是春季；指向南方时，则为夏季；指向西方时，则为秋季；指向北方时，则为冬季，这就是四方和四季相对应的来历。

　　东汉张仲景着《伤寒论·伤寒例》中，就有"四时八节二十四气七十二候决病法"，记述了斗柄指向和四季、8个大节（立春、立夏、立秋、立冬、冬至、夏至、春分、秋分）、二十四气以及七十二候的关系。可见以观察北斗七星斗柄的指向，来确定四季和节气的方法，是由来已久而且也是很精确的，这在《伤寒论》中称之为"斗历"。仰观天文，斗柄指东；俯察地理，地面为春。在这个季节微风和煦，冰雪消融，种子生根、发芽，草木根须下伸、枝叶上层。蜷曲成团而冬眠的熊，在春风的呼唤下，爬出树洞，伸伸腰肢，一派舒展之相；盘成圆盘而冬眠的蛇，被春风唤

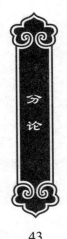

醒，伸展身体，慢慢爬出了山洞，开始了一年的新生活……从物候的观察，到古人关于春季阳气布陈、发散、发陈的论述，皆提示，在春季，是气的展放、疏泄运动控制或主导着自然界一切生物的生命活动。因树木的根须和枝条皆喜展放条达，故古人便将气的展放、疏泄运动形式，以"木"来命名，因此"木"在五行中，并不是指具体的树木或木材，而是代表自然界在春季的气的展放疏泄运动。

天有五行，人有五脏，在中医学里，称肝和春气相应，也就是说肝的生理特性和木气的疏条展放之气相应，临床通过调肝舒肝，在上可以治疗心肺疾病，在下可以通便、利尿，可以治疗妇科疾病，都是利用了肝主疏泄展放的功能，但有的书上说肝主"升"，春气主"升发"，这就值得商榷了。而肝主生，春气主生发、展放，则是《黄帝内经》的本义。斗柄指南，地面为夏，气候炎热，草木在地下的根须长势明显减缓，而在地面上的枝叶则繁茂生长，动物更加活跃，自然界一派欣欣向荣、蒸蒸向上的景象。

五行的生克，生中有克，克中有生，生克制化，从而保证了一年之中气机变化的稳定状态。只有这样的稳定状态，经过几十亿年的氤氲衍化，才化育了万紫千红的生命世界，所以所有的生命都被打上了五行的烙印。五行之间，以季节为序，相资生、相养助、相促进，这叫五行的相生，也就是《春秋繁露》所说的"比相生"。

春季木气的展放，为夏季火气的上升创造了条件，叫木生火；秋季金气的内收为冬季水气的潜降提供了前提，叫金生水；火气升至极点，必将停止上升而转为稳定，叫火生土；长夏土气的平稳，随着秋季的到来，则将转为金气的内收，叫土生金；而冬季水气潜降，生机闭藏，则为来年春季木气的疏泄展放蓄积保存了能量，这就是水生木。五行之间，以季节相间的次序相制约、相抑制、相克制，叫五行的相克，也就是《春秋繁露》所说的"间相胜"。

诚然对五行生克的解释，也有从五材之间的关系来论述的。清代医家黄元御在《四圣心源》里说得十分明白："其相生相克，皆以气而不以质也，成质则不能生克矣。"黄氏所说的"气"，就是指气的运动，"质"则指具体的材料或物质。故黄氏进一步说："相克者，制其太过也。木性发散敛之以金气，则木不过散；火性升炎，伏之以水气，则火不过炎；土性濡湿，疏之以木气，则土不过湿；金气收敛，温之以火气，则金不过收；水性降润，掺之以土气，则水不过润。皆气化自然之妙也。"虽然在有些细节上和前面的解释有所不同，但精神是一致的，皆是从气的运动形式之间的养助、制约关系来认识五行生克的本质。五行之间，有相生则不致导致某行的不足，有相克则不致造成某行的太过。生中有克，克中有生，生克制化，从而保证了一年之中气机变化的稳定状态。只有这样的稳定状态，经过几十亿年的氤氲衍化，才化育了万紫千红的生命世界，所以所有的生命都被打上了五行的烙印。于是植物有了生长化收藏的生命节律，动物有了生长壮老已的生命过程。

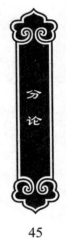

《素问·天元纪大论》说："夫五运阴阳者，天地之道也，万物之纲纪，变化之父母，生杀之本始，神明之府也，可不通乎！"把五运也就是五行和阴阳并列起来，都看成是化育生命的本源。《伤寒卒病论集》说："夫天布五行，以运万类，人禀五常以有五脏，经络府俞，阴阳会通，玄冥幽微，变化难极……"，可见古人显然没有把五行当作地球上的 5 种具体材料、物质或元素，而把五行看成是化育和支配万事万物的气的运动规律，甚至称其为"五常"。由于五行学说是在漫长的历史过程中逐渐形成的，在其形成的过程中，出现不同的观点，甚至在运用五行对自然界以及人体脏腑器官的分类上，出现不同的认识，这完全可能并且客观存在，而且是可以理解的。但是，中医学中的五行学说和阴阳学说一样，原本是古代人类研究天地大自然气的运动和变化规律的学说，是研究生命起源、生命运动规律的古代自然科学学说。中医学是依据自然规律和生命规律来预防和诊治疾病的。）

《阴阳大论》云：春气温和，夏气暑热，秋气清凉，冬气冰冽，此则四时正气之序也。

冬时严寒，万类深藏，君子固密，则不伤于寒。触冒之者，乃名伤寒耳。

其伤于四时之气，皆能为病。

以伤寒为毒者，以其最成杀厉之气也。

本条论外感病与四时气候的关系，以冬时伤寒为例，强调了预防的重要性。《阴阳大论》说：春天气候温暖，夏天气候炎热，秋天气候凉爽，冬天气候严寒，这是四季正常气候的变化规律。冬季严寒，自然界万种生灵深深地潜藏、伏匿，懂得养生之道的人们，顺应自然之规律而防护固密，所以寒邪不会伤害到他们。倘若不慎感受了寒邪，这就叫伤寒。四时之气皆能伤人而致病，但伤寒为病最为凛冽、肃杀之邪气危害最大。然春夏主阳，秋冬主阴，阳主生长，阴主收藏，随着四时的变化更替，万物也不断地发展变化。《素问·四时调神大论》："春三月，此谓发陈。天地俱生，万物以荣……夏三月，此谓蕃秀。天地气交，万物华实……秋三月，此谓容平。天气以急，地气以明……冬三月，此谓闭藏。水冰地坼，毋扰乎阳。"这是古人从自然界寒暑替变，阴阳消长的现象，认识到人体生长收藏的生理动态，必须随着气候的转变而调节适应，才不致受到六淫的影响而发生疾病。冬三月阳气潜藏，纯阴用事，地坼水冰，寒风凛冽，此时，必须根据冬季气候严寒的特点摄养身体，不使阳气外泄，不被寒邪所伤。按照冬季养生预防疾病的原则，推论到其他季节也不例外。只有适应每个季节气候的特点，才不致被外邪所伤，否则春风、夏暑、秋燥，无不可以致病也。

中而即病者，名曰伤寒；不即病者，寒毒藏于肌肤，至春变为温病，至夏变为暑病。暑病者，热极重于温也。是以辛苦之人，春夏多温热病者，皆由冬时触寒所致，非时行之气也。（本条论冬日感寒，因发病季节不同，区别伤寒、温病和暑病。受寒以后，即时发病的叫作伤寒。如果未即时发病，寒毒藏于肌肉皮肤之间到春天发病的，则为温病；到夏天发病的，则为暑病。暑病的热势最高，重于温病。因劳苦人缺食少衣，冬季触冒霜雪，涉水履冰，受寒的机会很多，所以春夏多患温热病。然而，这类温病、暑病，与感受时令之温邪、暑邪而病者是不同的。故曰"非时行之气也"。）

凡时行者，春时应暖而复大寒；夏时应大热而反大凉；秋时应凉而反大热；冬时应寒而反大温。此非其时而有其气，是以一岁之中，长幼之病多相似者，此则时行之气也。（本条提出时行病的特点。所谓时行之气，是指反常于时令的气候，如春季应该温暖却反而大寒；夏季应该炎热却反而大凉；秋季应该凉爽却反而酷热；冬季应该寒冷却反而温暖。人们若感受了时行邪气，在同一时期内，不论男女老幼，都会患相似的病症，即时行病。）

夫欲候知四时正气为病及时行疫气之法，皆当按斗历占之。九月霜降节后宜渐寒，向冬大寒，至正月雨水节后宜解也。所以谓之雨水者，以冰雪解而为雨水故也。至惊蛰二月节后，气渐和暖，向夏大热，至秋便凉。（如果要知道是四时正气致病，还是时行疫气致病，都应按照斗历来测候、推算。农历九月霜降节以后，天气就应该逐渐转凉，到了冬天就要更加寒冷，一直到第二年正月雨水节以后，方才渐渐解除。所以称其为雨水，是因此时冰雪融解而成雨水的缘故。到了二月惊蛰节后，气候逐渐暖和起来，到立夏后天气逐渐转为炎热，立秋后天气便又开始凉爽起来。）

从霜降以后至春分以前，凡有触冒霜露，体中寒即病者，谓之伤寒也。九月十月，寒气尚微，为病则轻；十一月十二月，寒冽已严，为病则重；正月二月，寒渐将解，为病亦轻。此以冬时不调，适有伤寒之人，即为病也。（从霜降以后至春分以前，凡是因触冒霜露，身体感受寒邪而即时发病的，叫做伤寒。九月、十月之间，气候还不太冷，发病比较轻浅；十一月、十二月间，气候已经非常寒冷，发病必然严重；正月、二月之间，寒冷逐渐解除，发病也较轻微。这都因冬时调摄不当，恰巧感受寒邪，而即时发作的疾病。）

其冬有非节之暖者，名曰冬温。冬温之毒，与伤寒大异。冬温复有先后，更相重沓，亦有轻重，为治不同，证如后章。（如果是感受冬季非时之暖而病者，名曰冬温。冬温与伤寒之病因截然不同，且冬温发病有迟有早，更是相互重复杂沓，病势有轻有重，所以治法也不相同，它的症候可参考以下篇章内容。）

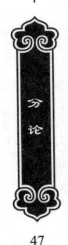

从立春节后，其中无暴大寒，又不冰雪；而有人壮热为病者，此属春时阳气，发于冬时伏寒，变为温病。（本条讲春季伏气温病的发病机制。立春以后，天气由寒冷逐渐转暖，这时发生的高热疾病，既不同于感寒即病的伤寒，也不都是春时正气为病的温病，而是由冬季感受寒邪，没有即时发病，而伏藏体内，至次年春季阳气升发之际，鼓动伏寒外发，而变为温病。即前所述说的伏气温病。感寒之因虽同，而发病的季节和性质已经改变，所以特提出"变为温病"。）

从春分以后至秋分节前，天有暴寒者，皆为时行寒疫也。三月四月，或有暴寒，其时阳气尚弱，为寒所折，病热犹轻。五月六月，阳气已盛，为寒所折，病热则重。七月八月，阳气已衰，为寒所折，病热亦微。其病与温及暑病相似，但治有殊耳。（本条论寒疫病的原因，并说明热势的轻重与季节气候的关系。从春分以后到秋分以前这一时段，气温如果骤然寒冷，由此而得的热病，即时行寒疫。若三、四月间或有天气骤寒，此时阳气还较微弱，如被寒邪所伤而生病，其热势还比较轻微。五、六月间，阳气已经旺盛，若被寒邪所伤而病，其热势就必重。七八月间阳气已经渐衰，若受寒邪所伤而生病，发热也必轻微。寒病与温病、暑病有些相似，但治法却有显著的区别。）

十五日得一气，于四时之中，一时有六气，四六名为二十四气也。然气候亦有应至而不至，或有未应至而至者，或有至而太过者，皆成病气也。是以彼春之暖，为夏之暑；彼秋之忿，为冬之怒。是故冬至之后，一阳爻升，一阴爻降也（一阳生，阴气开始少）。夏至之后，一阳气下，一阴气上也（一阴生，阳气开始少）。斯则冬夏二至，阴阳合也；春秋二分，阴阳离也。阴阳交易，人变病焉。此君子春夏养阳，秋冬养阴，顺天地之刚柔也。小人触冒，必婴暴疹（前边用的是君子，故此处用小人，而非孩童）。须知毒烈之气，留在何经，而发何病，详而取之。此必然之道，可不审明之。（本条讲述季节气候变化的规律，及与外感疾病的关系。在一年四季中，每十五天为一节气，每一季度有六个节气，一年共有二十四个节气。一般说来，气候应相应于节气。但气候的变化异常复杂，有时节气已到，而气候却未到；有时节气未到，而气候却提前来到；有时气候虽应时而至，但表现太过，这些皆可成为致病的邪气。然而，天地之间的阴阳之气鼓动而生，春夏秋冬，寒热温凉，各正一气也。气候会由春天的温暖，变为夏天的炎热；由秋天的凉爽，变为冬季的严寒。冬至以后，阴气最盛，阴极则阳生，所以阳气开始上升，阴气开始下降。夏至以后，阳气最盛，阳极则阴生，所以阳气开始下降，阴气开始上升。如此二至一升一降，为阴阳二气相合之时；春分秋分，是阴阳二气相离之期。当阴阳转换之时，人就会生病。然熟知养生之道的人，则春夏养阳、秋冬养阴，以顺应时令之变化。不懂养生的人，则不能顺应时令的变化，感触四时邪气，就会患病。若要知道这些毒烈的邪气侵害哪一经，产生什么病，就必须详细诊察，才能得出正确结论。所以，春季感受风邪，夏天就发生泄泻；夏天感受暑邪，秋冬就会发疟疾；秋天感受湿邪，冬天就会发咳嗽；冬天受寒，春天则会产生温病。此为正常的规律，医者务须明白深究。）

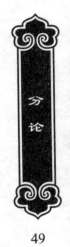

伤寒之病，逐日浅深，以施方治。今世人伤寒，或始不早治，或治不对病，或日数久淹，困乃告医。医人又不依次第而治之，则不中病。皆宜临时消息制方，无不效也。今搜采仲景旧论，录其证候诊脉声色，对病真方，有神验者，拟防世急也。（伤寒病应早治和随证论治，并说明搜采仲景旧论的目的和意义。伤寒的病情，会随着日程而由浅入深逐渐加重，应该据情施治。现在有很多人患了伤寒病，或开始不及时治疗，或治不对症，或拖延日久，直到病势危重，才去求医问药，医生又不按照治疗程序去诊治，怎么能把病治好呢！如果能依据当时的病情遣方用药，没有没收到效果的。现在搜采张仲景原来的著作，抄录他所论述的症候、脉诊、闻声、察色等诊病方法，以及确实有效的处方，编次成书，以供社会上救治疾病的迫切需要。）

又土地温凉，高下不同；物性刚柔，飡居亦异。是黄帝兴四方之问，岐伯举四治之能，以训后贤，开其未悟者。临病之工，宜须两审也。（本条强调治病当遵循因时、因地、因人而异的原则。地域有温凉高低不同，

物体的属性有刚有柔，人们的饮食起居也不尽相同，所以病症与治法也有所区别。故此黄帝提出四方居民治法不同的观点，岐伯则列举了砭石、毒药、微针、灸熨等四种不同治法及作用，用来教导后代有学识的人，启发不知道变通的人，诊病的医生，必须一一明察。）

凡伤于寒，则为病热，热虽甚，不死。若两感于寒而病者，必死。（本条指出一般伤寒与两感于寒在预后上的差异。一般外感病都有发热，这种发热是机体抗邪于外的反映，所以热势虽盛，也不会死亡。如果两感于寒，不但阳经受邪，而且伤及阴经，大多是正衰邪盛，所以预后危恶。）

尺寸俱浮者，太阳受病也，当一二日发。以其脉上连风府，故头项痛，腰脊强。

尺寸俱长者，阳明受病也，当二三日发。以其脉夹鼻，络于目，故身热、目疼、鼻干、不得卧。

尺寸俱弦者，少阳受病也，当三四日发。以其脉循胁，络于耳，故胸胁痛而耳聋。此三经皆受病，未入于府者，可汗而已。

尺寸俱沉细者，太阴受病也，当四五日发。以其脉布胃中，络于嗌，故腹满而嗌干。

尺寸俱沉者，少阴受病也，当五六日发。以其脉贯肾，络于肺，系舌本，故口燥舌干而渴。

尺寸俱微缓者，厥阴受病也，当六七日发。以其脉循阴器，络于肝，故烦满而囊缩。此三经皆受病，己入于府，可下而已。

（上六条论述了三阳经脉，三阴经脉受邪后的发病日期，脉证表现和治疗原则。"尺寸"泛指寸关尺三部脉，下同。"尺寸俱浮"，指寸关尺皆浮，为太阳受邪之脉。"受病"即受邪而成病。太阳经脉受邪后，发病当在一二天时。其下"阳明受病也，当二三日发"，意为阳明经脉受邪后，发时当在第二三天。他经依次类推。可见这里所说的日数，是指受邪至发病时的间隔日数。"风府"为督脉经穴，太阳经脉行于头项，腰背，和督脉交会于风府。其经脉受邪，阳气被郁，经气不利，则在其循行径路上出现经脉拘急不利诸证。他经证候亦与此病机相类。三阳经脉受邪而

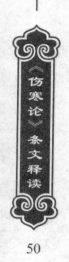

发病，只要是邪气未入府化热成实，皆可用汗法使邪由表而解。因经脉皆行于体表，"其在皮者，汗而发之"，故可用汗法。三阴经脉皆受邪而发病，若邪气入胃府化热成实，则可用泻下的方法来治疗。）

若两感于寒者，一日太阳受之，即与少阴俱病，则头痛、口干、烦满而渴；二日阳明受之，即与太阴俱病，则腹满身热、不欲食、谵语；三日少阳受之，即与厥阴俱病，则耳聋，囊缩而厥，水浆不入，不知人者，六日死。若三阴三阳、五脏六腑皆受病，则荣卫不行，脏腑不通，则死矣。（本条论述了两感证候及其预后，这里的日期，是指感邪至发病的时间，受邪一日即发病，为太阳与少阴两感于邪。下文"二日""三日"，指受邪二日时发病，即为阳明与太阴两感；受邪三日病，即为少阳与厥阴两感。"头痛"为太阳经脉受邪之证，口干、烦闷而渴为少阴经脉受邪，经气不利、津液不布之证。下面两感诸证，亦皆是表里两经证候并见。如果三阴经、三阳经、五脏六腑同时受病，可致脏腑不通、荣卫俱绝、神气消亡，则预后不良。）

其不两感于寒，更不传经，不加异气者，至七日太阳病衰，头痛少愈也；八日阳明病衰，身热少歇也；九日少阳病衰，耳聋微闻也；十日太阴病衰，腹减如故，则思饮食；十一日少阴病衰，渴止舌干，已而嚏也；十二日厥阴病衰，囊纵，少腹微下，大气皆去，病人精神爽慧也。（本段论述不是两感，又未传经，也没有另外感受其他病邪，而是单纯经脉受邪的自然病程及邪气衰退时的临床现象。《易经》有七日来复的论点，外感病的发展变化也具有这种七日来复的节律，一般来讲六经病的或愈或传亦多在六七日或七八日之间，因此每经病从发病到病退也多在七日之间。但从受邪至发病的时间六经各有不同，太阳为第一日，阳明为第二日，少阳为第三日，太阴为第四日，少阴为第五日，厥阴为第六日，因此从受邪至病退，六经的日数则分别为七、八、九、十、十一、十二日。邪气衰退，病人神志清晰，精神爽快。）

若过十三日以上不间，尺寸陷者，大危。（间：愈也。如果超过十三天病仍不愈，"尺寸陷"寸关尺三部脉沉伏不出者，为邪气盛正气大衰，

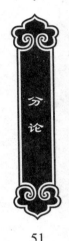

分论

51

故主大危。此乃厥阴病过期不愈之危证，说明六经为病，凡过期不愈者，皆主病势沉重。）

若更感异气，变为它病者，当依后坏证病而治之。（如又感受了其他致病邪气，而使六经病证变生他病的，当按照后文所说的治坏病的原则去治疗。）

若脉阴阳俱盛，重感于寒者，变成温疟。（阴即尺，阳即寸，此阴阳俱盛，乃伤寒之脉。伤寒阳郁则发热，病热未已，再感于寒，寒热相搏，先热后寒，即变成"温疟"也。）

阳脉浮滑，阴脉濡弱者，更遇于风，变为风温。（阳脉浮滑，阴脉濡弱是中风之脉。《难经·五十八难》云："中风之脉，阳浮而滑，阴濡而弱，风来乘热，故变风温"。中风阳浮而发热，病热未已，再感于风邪，风与热搏，即变成"风温"。）

阳脉洪数，阴脉实大者，更遇温热，变为温毒。温毒为病最重也。（阳主表，阴主里。洪数实大皆阳脉，主热盛之脉。前热未已，再感温热，两热相合，即变为"温毒"。其温热邪气为害极盛，故为病最重。）

阳脉濡弱，阴脉弦紧者，更遇温气，变为温疫（一本作疟）。（阳脉濡弱，阴脉弦紧，是湿温之脉，即《难经·五十八难》："湿温之脉，阳濡而弱，阴小而急"。弦紧即小急。湿温之病，前热未已，再感温邪，两邪相合，则变为"温疫"。）

以此冬伤于寒，发为温病，脉之变证，方治如说。（这是对上边温病的总结。"冬伤于寒，发为温病"，"寒"应作邪字看，冬季感受邪气，包括冬伤于寒及伤于非时之气，致使邪毒内伏，至春夏新感异气，新感引发伏邪，变为各种温病。对于这一类的病证，当"脉之变证，方治如说"。"脉"作诊察解，诊察证候的变化，据情选方和用药，辨证治之。）

凡人有疾，不时即治，隐忍冀差，以成痼疾。小儿女子，益以滋甚。时气不和，便当早言，寻其邪由，及在腠理，以时治之，罕有不愈者。患人忍之，数日乃说，邪气入脏，则难可制，此为家有患，备虑之要。凡作汤药，不可避晨夜，觉病须臾，即宜便治，不等早晚，则易愈矣。

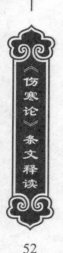

如或差迟，病即传变，虽欲除治，必难为力。服药不如方法，纵意违师，不须治之。（本条讲患病应及早治疗，切忌拖延。大凡有了疾病应及时治疗，如果不能及时求医诊治，而是隐瞒忍耐着，希望侥幸自愈。因此往往致病邪日深，病势日重，酿成积久难愈之痼疾。尤其是小儿和父女，更容易拖延不治，使病情更加严重。如是因感时令邪气而身体不适的，便应及早告知家人，请医生诊治，以查明病因。乘着病邪还在腠理之时，及时进行治疗，很少有不愈的。如果病人隐瞒忍耐，过了多日才说，病邪已经侵入脏腑，那就难以制止了。这是家里有病人应当考虑注意的要点。凡需制作汤剂，不可拘泥时间的早晚，一觉有病，就应随时就医，只有这样，才容易治愈。否则，待病情恶化了，再去求医问药，也难以奏效了。另外，服药不能依照规定的方法，任意违背医嘱，那就不必治疗了。）

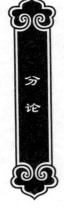

凡伤寒之病，多从风寒得之。始表中风寒，入里则不消矣。未有温覆而当不消散者。不在证治，拟欲攻之，犹当先解表，乃可下之。若表已解，而内不消，非大满，犹生寒热，则病不除。若表已解，而内不消，大满大实，坚有燥屎，自可除下之。虽四五日，不能为祸也。若不宜下，而便攻之，内虚热入，协热遂利，烦躁诸变，不可胜数，轻者困笃，重者必死矣。（本条主要论述了伤寒病先表后里的治疗原则和误治后的变证。大凡伤寒病，多为感受风寒所致。开始时风寒侵袭肌表，渐至由表入里，病邪一旦入里就不易解除了。凡风寒在表，只要运用温复发汗的方法得当，没有邪气不消散的。若不遵循先表后里的症治规律，一发病就行攻下，乃会发生变证。因此，若表证尚未解除，当先解表，表解后方可攻下。若表证虽罢，里证未消，但里不致大坚满者，亦不可下之，下之则里虚而邪复不除，犹生寒热也。若表邪已解，里实已甚，且肠中燥屎已成，而见大满大实之症，则可以用攻下法治之。因此用攻下的治法要掌握好时机，切忌急于求成。正所谓"下不延迟"也。若不应下而下之，致里气受伤内虚更甚，邪气乘机内陷，可出现协热利，烦躁等多种变证。轻者病情加重，重者危及生命。）

夫阳盛阴虚，汗之则死，下之则愈；阳虚阴盛，汗之则愈，下之则

死。（本条论述辨识阴阳、表里、寒热、虚实的重要性及汗、下使用不当的危害性。表为阳，里为阴，阴虚者，阳必凑之。阳盛阴虚，定阳热内炽，阴液耗损，若发汗必竭阴助热，故曰汗之则死（病情加重）；若泻下热实，则可保存阴液，故曰下之则愈。同理，阳虚者，阴往乘之，阴邪乘其表虚，客其荣卫之中，为阳虚阴盛也。若发其汗，可使表寒得散则愈；若反下之，致其虚阳更脱而死也。）

夫如是，则神丹安可以误发？甘遂何可以妄攻？虚盛之治，相背千里，吉凶之机，应若影响，岂容易哉！况桂枝下咽，阳盛则毙；承气入胃，阴盛以亡，死生之要，在乎须臾，视身之尽，不暇计日。（正因为如此，岂可用神丹误汗？甘遂妄攻？要知道虚证和实证的治法截然不同，相去甚远；用药得当与否关乎着病情趋向和生命的安危。治病岂是容易的事呀！桂枝汤发汗药，承气汤泻下药。不当汗而强与汗之，必助阳而夺其津液，则毙；不当下而强与下之，必竭阴而开肠洞泄，便溺不禁，以亡。生和死就在顷刻之间，眼看着病人死去，都来不及计算日期。）

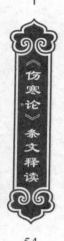

此阴阳虚实之交错，其候至微；发汗吐下之相反，其祸至速。而医术浅狭，懵然不知病源，为治乃误，使病者殒殁，自谓其分。至今冤魂塞于冥路，死尸盈于旷野，仁者鉴此，岂不痛欤！（这种阴阳虚实交互错杂的变化，在证候表现上极其轻微。表证宜汗，里实当下。若汗吐下相反，则变证丛生，其祸立至。实如影之随形，响之应声。而医术浅薄者，尚昏然不知其所因，当然会犯治疗错误，促使病人死亡。还说是病人本来该死，以至误治而死的尸体遍于旷野，富有仁爱之心的人能不感到痛心吗！）

凡两感病俱作，治有先后。发表攻里，本自不同，而执迷妄意者，乃云神丹甘遂合而饮之，且解其表，又除其里，言巧似是，其理实违。夫智者之举错也，常审以慎；愚者之动作也，必果而速。安危之变，岂可诡哉！世上之士，但务彼翕习之荣，而莫见此倾危之败，惟明者，居然能护其本，近取诸身，夫何远之有焉？（本条讨论了两感病的治疗原则。凡两感病同时发作，治疗有先后顺序。发表与攻里本来是两种不同的治

54

法，而秉性固执、缺乏分辨能力的人，仅靠自己的猜测，竟说神丹甘遂同时合用，既能解表又能除里。听起来似是巧妙，实际是违背了治疗原则。聪明智慧的人往往是善于周密慎重的思考；而愚蠢人的行为往往是鲁莽和武断的，并急于求成。在这人命关天的时刻，怎么可以听信诡辩呢！现在有知识的人，只是追求那些亲近习俗的光荣，而漠视那些倾覆危害的败坏。惟有明白医理的人，平时能固护自己的阴精阳气，并能推己及人，如果这样，怎么会因跟他人的关系疏远而漠不关心呢？）

凡发汗温服汤药，其方虽言日三服，若病剧不解，当促其间，可半日中尽三服。若与病相阻，即便有所觉。重病者，一日一夜当晬时观之，如服一剂，病证犹在，故当复作本汤服之。至有不肯汗出，服三剂乃解；若汗不出者，死病也。（本条论述使用汗法时给药的方法。凡是服用发汗汤药应当温服，处方说明虽是一日服三次，但如若病情严重，服药后病不解者，就应当适当缩短服药的间隔时间，可以在半天内服完三次。如果是药不对证，服药后就会出现不适的感觉。病情危重的，昼夜皆应服药，且密切观察病情变化。若一剂药服完，病证犹在，当再煎制汤药服用。有个病人服药后不易出汗，直至服完三剂药后才汗出而解。若连用三剂发汗药而汗不出者，或是真阴涸竭，无液作汗；或是元阳衰微，不能蒸化；或是正气大衰，不能运药；或是邪气太甚，药不胜病，皆为预后不良的表现，所以说"死病也"。）

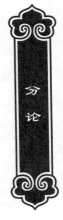

凡得时气病，至五六日，而渴欲饮水，饮不能多，不当与也，何者？以腹中热尚少，不能消之，便更与人作病也。至七八日，大渴欲饮水者，犹当依证而与之。与之常令不足，勿极意也，言能饮一斗，与五升。若饮而腹满，小便不利，若喘若哕。不可与之。忽然大汗出，是为自愈也。（时气为病至五六日，口渴欲饮水而饮不能多者，是里热尚轻，还不能过多消水，如强与多饮，不能蒸化，则可导致停饮等诸多变证，所以说这就更会使病情加重。对病至七八日，热盛消水，大渴欲饮的患者，也应适当与饮，控制饮水量，不要恣其意而大饮，譬如说病人能喝一斗，只给予五升，以达到滋津润燥而又不致停饮的目的。若饮水后出现腹满、小

55

便不利、气喘、呃逆者，其乃饮水不当，水邪内停，气机阻滞；气化不利；水邪犯肺；水邪干胃所致。因此"不可与之"。若与之饮水后，见大汗出者，是津液得复，郁热得达，郁闭之阳气得以借水津之气祛邪外出的表现，故为自愈。）

凡得病，反能饮水，此为欲愈之病。其不晓病者，但闻病饮水自愈，小渴者，乃强与饮之，因成其祸，不可复数也。（本条进一步提出饮水过量的危害。凡得病后每见渴欲饮水者，这是阳气恢复，病趋痊愈之佳兆。但不晓其理者，只知欲饮者将自愈，见小渴即强与多饮，使初复之阳气，又被水邪所遏，因而反成祸害者，不胜枚举。）

凡得病，厥脉动数，服汤药更迟；脉浮大减小；初躁后静，此皆愈证也。（本条讲病将向愈的脉证。阳热亢盛，脉多动数，服药后其脉变迟，这是邪热已退之象。脉浮为邪在表，脉大是邪热盛，现转为小脉，其表明邪势已衰，表征已除，即所谓"大则病进，小则病退，"病由烦躁不安转为神情安静，更是邪退正安之象，故皆为向愈之脉证。）

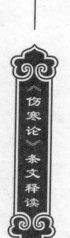
凡治温病，可刺五十九穴。又身之穴，三百六十有五，其三十穴，灸之有害；七十九穴，刺之为灾，并中髓也。（刺五十九穴：五十九穴，《素问·刺热论》《水热穴论》《灵枢·热病》等都提到过，用以治疗温热病，有驱邪退热作用。如《素问·水热穴论》说："头上五行行五者，以越诸阳之热逆也。大抒、膺俞、缺盆，背俞，此八者，以泻胸中之热也。气街、三里，巨虚、上下廉，此八者，以泻胃中之热也。云门、髃骨、委中、髓空，此八者，以泻四肢之热也。五脏俞傍五，此十者，以泻五脏之热也。凡此五十九穴者，皆热之左右也"。可见五十九穴治热病，当依不同病位而选刺适当穴位，并非五十九穴皆用。古人以岁有三百六十五日，应之于人，则当有三百六十五穴。实际据历代针灸专著的记载，穴数已超越此数。人体的腧穴，有禁灸者，亦有禁针者，其数字各书记载也不一致，凡禁针、禁灸之穴，误针、误灸多可损伤重要器官或造成其它不良后果。）

脉四损，三日死。平人四息，病人脉一至，名曰四损。

脉五损，一日死。平人五息，病人脉一至，名曰五损。

脉六损，一时死。平人六息，病人脉一至，名曰六损。（一呼一吸谓之一息，正常人谓之平人。正常脉象是平人一息，脉四至，从容和缓，不疾不徐。今平人四息，病人脉一至，足见脉来已十分缓慢，多为气血衰损，脉气迟滞所致，故称损脉。所谓"四损"及"五损""六损"，是从脉搏缓慢的程度来区分的。脉越慢气血越亏损，故越接近死亡，因此预后也就有"三日死""一日死"和"一时死"的差别。）

脉盛身寒，得之伤寒；脉虚身热，得之伤暑。（本条讲伤寒和伤暑的脉证特点。寒邪伤形，表阳被遏，里气不虚，故脉盛有力而恶寒；暑邪伤气，暑热外盛，里气虚弱，故脉虚无力而身大热。正如《素问·刺志论》所说"气盛身寒，得之伤寒，气虚身热，得之伤暑"。）

脉阴阳俱盛，大汗出，不解者，死。（脉阴阳俱盛，为邪气内实之征；大汗出，为津液外泄之候；邪实正衰，正不胜邪，故病不解预后不良。）

脉阴阳俱虚，热不止者，死。（脉阴阳俱虚而热不退者，说明必将阴竭阳亡，所以断为死候。）

脉至乍疏乍数者，死。

脉至如转索者，其日死。（承上句"大汗出不解""热不止"而言，若兼见脉来忽快忽慢，乱无伦次，是心气已竭，荣卫气绝，故主死；若兼见脉如绞紧的绳索，绝无柔和从容之象，是胃气已绝，化源已竭，故主当日死。）

谵言妄语，身微热，脉浮大，手足温者，生。逆冷，脉沉细者，不过一日，死矣。（胡言乱语，身热，是阳热内盛，热扰心神之证。若伴见浮大之阳脉，且手足温，为脉证相应，阳气尚存，是为顺证，故预后良好；若伴见手足逆冷，脉沉细，则为阳病见阴脉，脉证不相应，乃邪热内闭，阳气厥脱，是为逆证，故预后不良。则知谵言妄语，是神气越脱将亡之兆，故曰"不过一日死矣"。）

此以前是伤寒热病证候也。

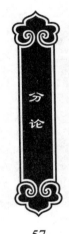

第五讲

辨痉湿暍脉症

伤寒所致太阳，痉、湿、暍三种，此三种，宜应别论，以为与伤寒相似，故此见之。（这一篇见于《伤寒论》又见于《金匮要略》。所以有些学者认为将此篇放在《金匮要略》中讨论，不必放在伤寒论中，但也有些学者认为这一篇东西在《伤寒论》中有保留的价值，其实我们认为放在《伤寒论》中而且在六经病之前，其实作者是讲这几个与六经病有相同之处的病症，进行鉴别。因为不能将这些病放在伤寒论的体系内进行谈论。所以先说明清楚，防治学者误解。痉、湿、暍这三种病和伤寒的大阳病有些症状相似，而且三者相互之间也有些症状相似，这些病的相互鉴别是具有意义的。痉：成无己《注解伤寒论》：当"痉"解；湿：指外感湿邪所致诸证。暍（嚇）：即中暑，为感受暑热之邪所致。伤寒，太阳经中之一病，非谓太阳经惟病伤寒也。夫风寒暑湿之病，皆统属太阳，然痉、湿、暍三种，虽与伤寒形证相似，但其为病传变不同，故曰：宜应别论也。方有执曰：痉、湿、暍三者，皆风寒之变证。既成变证，则当别为立论。然自风寒变来，本属太阳，犹有风寒涉似之疑，须当并为辨论。）

> 太阳病，发热，无汗，反恶寒者，名曰刚痉。
> 太阳病，发热，汗出，不恶寒者，名曰柔痉。

这两条论述刚痉与柔痉的证候和鉴别要点。"太阳病"此指太阳经表受邪之病，发热、恶寒为寒邪伤太阳之气所致，寒伤卫阳，温煦失司则恶寒；卫阳被遏，则发热。无汗乃因寒邪闭敛毛窍所致，是刚痉的主要特征。但既称"痉"，必有项背强急、口噤不开、角弓反张等太阳经脉受邪，筋脉拘挛等证。"不恶寒"，《诸病源候论》"不"字，为是。

发热，恶寒为风邪伤表，汗出为卫阳被伤，表气不固，使营阴外泄所致，乃是柔痉的主要特征。不言强急诸证，亦为省笔。

太阳病，发热，脉沉而细者，名曰痉。（本条讲痉病的脉象。太阳病发热，是刚痉和柔痉的共同症状，前两条都未提到脉象，本条补充出脉象，从而更具辨证意义。一般说，太阳表症的脉象多浮，如太阳中风脉浮缓，伤寒脉浮紧，今痉病外见太阳表症发热，而脉却沉细。可见不同于太阳病中风、伤寒，乃是里阴亏虚的标志，结合临床，痉病的形成，多由阴液不足，筋脉失养所致。但是，对于脉沉细也可从湿邪解释，还有寒湿、里虚、燥热等，因此要据全部病情具体分析，避免偏执，从而得出正确诊断。）

太阳病，发汗太多，因致痉。（本条指出太阳病汗多伤津可致痉。汗法本为解表而设，正如桂枝汤方后所云"遍身漐漐微似有汗者宜佳，不可令如水流离"，才可达到邪去而不伤正的目的。今汗不得法，汗出太多。然汗血同源，多汗必耗阴伤血，津血亏耗，筋脉失濡，遂致拘急痉挛而痉病由生。）

病身热足寒，颈项强急，恶寒，时头热面赤，目脉赤，独头面摇，卒口噤，背反张者，痉病也。（痉的主要症状为：发热、颜面潮红、目赤、颈项强急、角弓反张、牙关紧急、切齿有声、两脚拘挛等。痉的病因为：发汗太多。痉可分为刚痉和柔痉两种，其主要鉴别点为前者无汗而后者有汗。本条论述痉病之主证。）

太阳病，关节疼痛而烦，脉沉而细（一作缓）者，此名湿痹（一云中湿）。湿痹之候，其人小便不利，大便反快，但当利其小便。（本证论述湿痹的证治。太阳病，乃为邪气外感之病；湿浊之邪伤及人体，流注关节，阴盛阳遏，凝滞气血，不通则痛，故见关节疼痛而躁扰不安。湿性濡滞，重浊下注，所以脉现沉缓。以上脉证为湿痹之候。痹，闭塞不通也；湿痹，乃湿邪为患，关节痹塞不通而疼痛的一种病证。若见有小便不利、大便反快的，说明不但有外湿之邪，还有内湿之气。然湿邪困脾，脾失运化，故大便泄而快速；湿邪中阻，升降之气不通，故小便不利。

本证之湿痹为内外湿邪相合，并且内湿重于外湿，所以治疗以治内湿为主，当利其小便，小便通利，则里湿得去、气机得畅、脾气得运、大便得调，湿痹之病即得消除矣。）

湿家之为病，一身尽疼，发热，身色如似熏黄。湿家，其人但头汗出，背强，欲得被覆，向火，若下之早则哕。胸满，小便不利，舌上如胎者，以丹田有热，胸中有寒，渴欲得水而不能饮，则口燥烦也。（湿邪为病，留注肌肉筋骨之间，致气血凝滞，故一身尽疼；邪湿滞留日久，郁而化热，郁热熏蒸肌肤，故发热身黄而晦暗，犹如烟熏之状。寒湿在表，阳气不得通达而上越，而头汗出；太阳经脉为寒湿之邪所客，经气不利，故项背强直；阳气被寒湿邪气郁遏，不能宣通温煦，故欲盖被向火以解其寒。然寒湿为病，阳遏气郁之证，治宜祛寒利湿，宣通阳气。若反用攻下之法，非但邪滞病留，还会因伤及中阳，胃气不利，则呃逆；湿滞上焦，痹阻阳气，则胸满；下焦受伤，气化不行，则小便不利也。胸中阳气因误下而下陷，致胸阳不足，则为上寒；下陷之热郁于下焦，则为下热；即上寒下热之证也。胸阳不振，寒湿郁阻，故舌面似有湿润的白滑苔；湿阻而津不上布，则口渴欲饮；但此非热盛津伤之口渴，所以虽渴却不能饮，仅为口燥烦而已。）

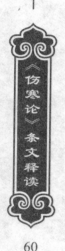

湿家下之，额上汗出，微喘，小便利（一云不利）者，死。若下利不止者，亦死。（本条论述湿家误下所致的死证。湿家误下，重创人体正气，孤阳上脱则"额上汗出，微喘"，阴液下夺，阳不摄阴，则小便下泄；阳脱于上，阴夺于下，阴阳离决，故为死证。下利不止是后天脾胃之气衰败、阴液下夺之证，故也主死。）

问曰：风湿相搏，一身尽疼痛，法当汗出而解。值天阴雨不止，医云此可发汗，汗之病不愈者，何也？

答曰：发其汗，汗大出者，但风气去，湿气在，是故不愈也。若治风湿者，发其汗，但微微似欲汗出者，风湿俱去也。（本条论述风湿在表的发汗方法。外感风湿之邪互相搏结，犯于体表，客于肌腠，流连于筋骨关节皮肉之间，痹阻阳气，故一身尽疼痛。法当发汗使邪从汗而解。

然汗后病不解，乃汗法不当也。发汗太过，风气虽去，湿邪仍在，以风性轻飏，湿性黏滞，大汗可去其风，而不能除其湿，且汗大出，可伤人阳气，阳气被伤，湿邪更加难化，故病不愈。欲发汗治其风湿，必使其微微似汗，才能阳通而风湿俱去。）

湿家病，身上疼痛，发热，面黄而喘，头痛鼻塞而烦，其脉大，自能饮食，腹中和无病，病在头中寒湿，故鼻塞，内药鼻中，则愈。（身疼发热，为湿家病常见证状。湿热郁蒸于上，肺气失宣，则面黄而喘息；寒湿在上，扰于头面心胸之清阳，故头痛鼻塞而烦；脉大，主病在上；胃气平和，里和无病，自能饮食；病在上，头有寒湿，故治宜宣泄在上之邪，纳辛香之药于鼻中，使寒湿去，肺气得以通利，头中之阳得以宣展，诸证得以解除。）

病者一身尽疼，发热，日晡所剧者，此名风湿。此病伤于汗出当风，或久伤取冷所致也。（湿是指有全身疼痛、发热、黄疸等症，如有鼻塞、头痛、喘等症状，头中寒湿，如病人全身疼痛，发热到下午更剧的叫风湿；如病人关节疼痛，脉沉细，小便不利的，叫做湿痹。这些情况，很容易和伤寒中太阳病比较相似但其实并不相同。本条论述风湿病的主证及成因。"风湿"病，即风与湿合而伤人为病。风湿伤人，阻遏营卫气机，故见一身尽疼；阳气被郁，则见发热，日晡为申时，是下午3点至5点，"日晡所"即申时前后，此时阳明燥气主时，其气旺盛，抗邪之力则强，故风湿郁遏阳气之发热，日晡所亦见加剧。"汗出当风"，指汗出腠理开泄之时受风湿之邪的侵袭；"久伤取冷"，指长期贪凉就冷而被寒冷所伤，其乃风湿病之成因也。）

太阳中热者，暍是也，其人汗出恶寒，身热而渴也。（太阳被暑热所伤，暍病也。暑热伤人，邪热蒸腾，故见身热；热迫津越，故见汗出；汗出肌疏，腠理开泄，热盛伤气，表气不固，不胜风袭，故见畏恶风寒。热灼津液，汗出液耗，津不足则引水自救，故而口渴。此为暑热伤人之主证。）

太阳中暍者，身热疼重，而脉微弱，此以夏月伤冷水，水行皮中所致也。（夏月暑热气盛，过饮冷水或用冷水洗浴，致使暑热与水湿合而伤人。暑热蒸腾则身热；湿淫肌肤经脉，则身痛而重；水湿痹阻脉气，则

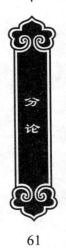

脉见微弱。此为中暍夹湿的证候及成因。)

太阳中暍者，发热，恶寒，身重而疼痛，其脉弦细芤迟，小便已，洒洒然毛耸，手足逆冷，小有劳，身即热，口开，前板齿燥。若发汗，则恶寒甚；加温针，则发热甚；数下之，则淋甚。(暍是中热，当然和伤塞显然有别，但其症如发热、汗出、怕冷等很像太阳病。但又有口渴、齿燥等津液不足的现象，在治疗忌发汗、攻下和温补，所以也必须和太阳病作鉴别。)

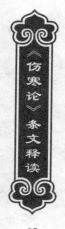

第六讲

辨太阳病脉证并治上

首先太阳病的病机在于外邪阻遏了太阳的开机。

1条 太阳之为病，脉浮（阳气在表），头项强痛而恶寒。（本条为太阳病提纲。头项强痛："头项"是太阳经的所在处，"头项强痛"太阳经脉受邪的定位性症状；恶寒：寒邪袭表，卫阳被伤—失于温煦—必恶寒；发热：太阳受邪，抗邪外出—发热。）

2条 太阳病，发热，汗出，恶风，脉缓者，名为中风。（本条是太阳中风表虚证脉证提纲。病机：风邪袭表，卫强营弱，营卫失和。发热：风邪伤及卫阳—卫阳亢奋—发热；汗出恶风：卫阳被伤，卫外失司，营阴外泄—汗出恶风。）

3条 太阳病，或已发热，或未发热，必恶寒，体痛，呕逆，脉阴阳俱紧者，名曰伤寒。（本条是太阳伤寒表实证脉证提纲。病机：寒邪袭表，卫闭营郁。恶寒：寒邪袭表，阳气被伤—必恶寒；体痛：寒邪伤阳，寒为阴邪—肌肤血脉凝滞—筋肉拘挛—疼痛；呕逆：正邪抗争于表，不能顾护于里—里气升降失常—呕逆；脉阴阳俱紧：指寸关尺俱浮紧。寒邪束表，营阴郁滞，筋脉拘紧——脉阴阳俱紧。）

4条 伤寒一日，太阳受之，脉若静者，为不传；颇欲吐，若躁烦，脉数急者，为传也。

5条 伤寒二三日，阳明、少阳证不见者，为不传也。

"伤寒"泛指太阳受邪。"脉静"，即脉证相应而静止不变，如中风见浮缓；伤寒见浮紧，尚无特殊变化，为不传之征，故云"不传"。"颇"略微、稍微之义。"颇欲吐"反映邪气有入少阳的苗头。少阳病为邪伤少阳而致胆热气郁之证，每以呕吐之有无来说明少阳病之有无。邪气入里化热，热扰心神，心中烦闷不舒，肢体躁扰不宁，故曰"躁烦"。"脉数

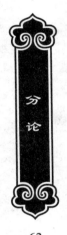

分论

63

急"与脉"静"相对而言，指脉有急数之象，为邪气入里化热之兆。"颇欲吐，若躁烦，脉数急"，皆为邪气入里之征，故虽外感一日，亦为邪气欲传之象。而外感二三日，若依《热论》当阳明、少阳受病，但若阳明、少阳之证不出现、亦属不传。

6条 太阳病，发热而渴，不恶寒者，为温病。（温热之邪伤及人体，卫阳奋起抗争，则首见发热。温热邪气最易伤人阴液，阴伤津亏则口渴；今温病伤人，无风寒之邪可言，故不恶寒。此所言"太阳病"，本应恶寒（太阳病提纲中已确立），今言"不恶寒"怎么理解呢？以吾管见：是借"太阳病"指外感病之初起邪在浅表部位者。从今天的角度看，实际是"手太阴温病"。正所谓："温邪上受，首先犯肺"也，温邪伤的是手太阴肺经。）

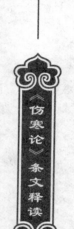

若发汗已，身灼热者，名曰风温。风温为病，脉阴阳俱浮，自汗出，身重，多眠睡，鼻息必鼾，语言难出。若被下者，小便不利，直视失溲；若被火者，微发黄色，剧则如惊痫，时瘛疭；若火熏之，一逆尚引日，再逆促命期。（温病汗后，热势更高如同烧灼一样，名叫风温。风温为病，里热炽盛，鼓动气血，气盛血壅，故脉见轻取即得，重按滑数有力之浮数脉；邪热逼迫津液外泄，则自汗出；邪热伤气，则倦怠身重。热邪内扰心神，清窍为之不利，则见多眠睡、鼻塞而有鼾声，且语言难出。若医者误用攻下，则必夺阴液，致本已热盛津亏之体，更化源不充，则见小便涩少不利之；下焦肝肾阴亏，阴精不能上注于目，目睛失养而直视呆滞；肾气被伤，则关门不固；或是热盛神昏，膀胱失约，则小便失禁。前言小便不利，是言其量少，此言失溲，是言其不能约束，二者并不矛盾。如此热盛阴伤之证，若反用诸如火针、温针、火熏、熨、灸一类的火疗之法治之，以火治热，轻则火热熏灼肝胆，肝胆失其疏泄，使胆中精汁逆流而发身黄；重则肝风内动，时时抽搐，如惊如痫、若再以火熏之法治之，实属一误再误。一误可延误病情，再误则恐要促进病人死亡了。）

7条 病有发热恶寒者，发于阳也；无热恶寒者，发于阴也。发于阳，七日愈，发于阴，六日愈，以阳数七，阴数六故也。（辨病属阴阳，乃辨证之总纲。本条以外感病最突出的症状发热和恶寒来辨病发阴阳。大凡外感病初起，以发热为主的，多是阳证；不发热而恶寒的则多是阴证。病在阳经的，大约七天可以痊愈；病在阴经的，大约六天可以痊愈。这是七属于阳数、六属于阴数的缘故。对"发于阳也"和"发于阴也"的认识："发于阳"：一是指太阳、阳明和少阳的三阳证；二是指太阳病；三是指太阳中风证。"发于阴"：一是指太阴、少阴和厥阴的三阴证；二是指少阴病；三是指太阳伤寒证(无发热但恶寒故曰阴也)。

8条 太阳病，头痛至七日以上自愈者，以行其经尽故也（"头痛"在此代表太阳病；"行其经尽"指太阳本经自然病程已经结束，全句意为太阳病七日以上自愈的，是本经自然病程已经结束的缘故。天地间阳气的消长是以七日为一循环周期的，而天人相应，故人体的生理活动和病理变化也有七日节律。太阳病七日以上，正是本经阳气来复的时候，故是正胜邪却而病自愈的良好时机。因此，七日亦可看作太阳病的自然病程，仲景则称"行其经尽"。）

若欲作再经者，针足阳明，使经不传则愈。（太阳病七日如不愈，则反映邪气较盛，虽有阳气来复，但不足以祛邪外解，就有内传他经的可能。阳明为水谷之海，三阳之屏障，通过针刺，使其经气流通，抗邪之力增强，故有预防传变的作用。故曰"针足阳明"。）

9条 太阳病欲解时，从巳至未上。

本条说明太阳病将要解除的大概时间。"上"前的意思。人与自然息息相关，自然界的六淫之邪可伤人致病，自然界的阴阳消长又可助机体抗邪外出，因此六经病欲解都各有一定的时间。太阳病将要解除的时间是上午九时以后至下午三时之前，即"巳至未上"。这段时间是一日中阳气最盛的时候，此时人体的阳气随自然界的阳气而充盛于外，有助于驱散表邪，所以太阳病欲解大多在这一时间。）

10条 风家，表解而不了了者，十二日愈。（风家，泛指太阳表病之人。"不了了"即精神和身体还不爽快，这是大邪已去，正气未复的表现，所以说"表解而不了了"。这就需要调养一段时间，预测至十二日正气恢复，病即可痊愈。此言"十二日"是约略之辞，不必拘泥。）

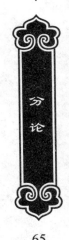

11条 病人身大热，反欲得衣者，热在皮肤，寒在骨髓也；身大寒，反不欲近衣者，寒在皮肤，热在骨髓也。（"身大热"是指外见身热，"欲得衣"是指想要加衣复被，向温就火。"皮肤"指外表，言其浅；"骨髓"指内里，言其深。外见身热，本应扬手掷足，揭衣去被，今反畏寒而"欲得衣"，这是热在外表，寒在内里的缘故。热是表象，寒是本质，多由于阴寒盛于内，虚阳浮于外所致，证属真寒假热。）

12条 太阳中风，阳浮而阴弱。阳浮者，热自发；阴弱者，汗自出。啬啬恶寒，淅淅恶风，翕翕发热，鼻鸣干呕者，桂枝汤主之。（"阳浮而阴弱"，既言脉象，又喻病机。从脉言，"阳浮"阳是轻取，浮是浮脉，即"轻取有余，如水漂木"感；"阴弱"阴是沉取，弱是不足，即松弛柔软，按之不足。从病机来讲，"阴阳"作营卫解，"阳浮"指风阳伤卫阳，两阳相争浮盛于外，则发热，所以说"阳浮者，热自发"；阴弱是指卫阳卫外失司之后，营阴不能内守，外泄而为汗，汗出伤营，营阴内虚，所以说"阴弱者，汗自出"。"啬啬""淅淅"形容畏恶风寒的样子；"翕翕"形容热势表浅的样子。翕翕发热与畏恶风寒并见是太阳中风证的特征，也是表证发热的特征。"鼻鸣"即鼻道窒塞，气息不利，呼吸时有鸣响声，这是由于风邪上壅，肺窍不利所致；"干呕"即呕而无物，乃风邪袭表，正气抗邪于表，不能顾护于里，里气上争，升降失常所致。鼻鸣干呕皆是中风兼证。病机：风邪袭表，卫强营弱，营卫失和。治则：解肌祛风，调和营卫。）

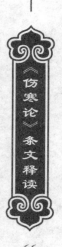

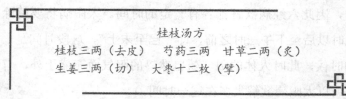

桂枝汤方
桂枝三两（去皮） 芍药三两 甘草二两（炙）
生姜三两（切） 大枣十二枚（擘）

右五味，㕮咀。以水七升（火数），微火煮取三升（木数），去滓，适寒温，服一升。服已须臾，啜热稀粥一升余，以助药力（以中焦脾胃，去生化生气）。温覆令一时许，遍身漐漐，微似有汗者益佳，不可令如水流漓，病必不除（微微有汗是阴阳和化的表现）。若一服汗出病差，停后服，不必尽剂；若不汗，更服，依前法；又不汗，后服小促其间，半日许，令三服尽；若病重者，一日一夜服，周时观之。服一剂尽，病证犹在者，更作服；若汗不出者，乃服至二三剂。（与伤寒例中的原则是一样的）禁生冷、黏滑、肉面、五辛、酒酪、臭恶等物。

发汗祛邪不伤正，敛汗养营不留邪。

特殊要求：

1. 桂枝、芍药、甘草要"哎咀"——即捣碎；
2. 桂枝——去皮（是与肉桂区分）；
3. 大枣——要掰开；
4. 服药后要进稀粥——以助药力；
5. 手足（实指全身）要微汗出——不能发汗太过；
6. 发汗时间——要达2小时（1个时辰并盖被保温）；
7. 病不解应连续服药——缩短服药间隔时间；
8. 禁生冷、油腻、辛辣及不易消耗食物。

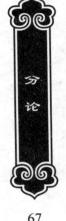
13条 太阳病，头痛发热，汗出恶风，桂枝汤主之。（太阳病，在此泛指一切表病，无论中风、伤寒、已治、未治，或是其他表证，只要见到头痛、发热、汗出、恶风等症的，便可使用桂枝汤，便是桂枝汤的适应证。这就使桂枝汤的使用范围不仅仅局限在太阳中风一证。）

14条 太阳病，项背强几几，反汗出恶风者，桂枝加葛根汤主之。

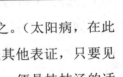

桂枝加葛根汤方
葛根四两　麻黄三两（去节）　桂枝三两（去皮）　芍药三两
生姜三两（切）　甘草二两（炙）　大枣十二枚（擘）

右七味，以水一斗，先煮葛根、麻黄减二升，去上沫，内诸药，煮取三升，去滓，温服一升。覆取微似汗，不须啜粥，余如桂枝法将息及禁忌。

"汗出恶风"是太阳中风本证。凡项背拘紧之证，多因寒邪在经所致，因寒主收引，最易凝滞气血，故使筋脉拘急，但必伴见无汗恶寒。今项背强几几却因风邪伤表，太阳经气不利所致，故用"反"字，也为

其后的"太阳病，项背强几几，无汗、恶风者，葛根汤主之"二条设下伏笔。本证既为风邪在表，太阳经输不利之证，故用桂枝加葛根汤解肌祛风、疏通经络。方中桂枝汤为风邪在表、营卫不和，汗出恶风而设。葛根味辛甘而性平，有升阳发表，解肌透邪，疏通经络、生津润燥之功。本方用之，一则可助桂枝汤以解表，这就增强了桂枝汤的发汗力，故"不须啜粥"以助药力。二则可疏通经脉中气血凝滞，以治项背强几几。三则凡气血不利、经脉拘急之证，多有津液不滋的因素，用其生津液、起阴气，鼓舞阳明津液布达，以利于缓解经脉拘急，故葛根可谓本方之主药。至于有无麻黄的问题，宋.林亿："有麻黄恐非本意"之说可从。方后所云"余如桂枝法将息及禁忌"，"将息"是养息、调养、休养的意思。全句意为其他如桂枝汤方后所注的那样进行调养和注意禁忌。于此可见桂枝加葛根汤中但加葛根耳。

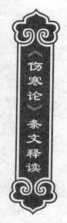

15条 太阳病，下之后，其气上冲者，可与桂枝汤。方用前法。若不上冲者，不可与之。（本条论述太阳病误下后表证仍在和表邪内陷的两种不同的处理方法。太阳症，误用下法治疗，最易导致表邪内陷而发生变症。今误下后病人自觉逆气上冲，这是正气犹能与欲陷之邪抗争的标志，因知邪仍在表，所以仍当用桂枝汤助正气以祛邪于表，其使用方法犹如前面第12条所说。"不上冲者，不得与之"，提示太阳之气误下后已不能抗邪于表，邪气必然入里而生他变，证已变化，故不可再用桂枝汤。本条通过误下后其气上冲与不上冲，桂枝可与和不可与，说明临床当随证施法，据法定方，从而体现了辨证论治的精神。）

16条 太阳病三日，已发汗，若吐，若下，若温针，仍不解者，此为坏病，桂枝不中与之也。观其脉证，知犯何逆，随证治之。（本条论述了坏病的成因和治疗原则。"若"即"或"。太阳病，本当发汗，一汗不解，可以再汗。今或用吐法，或用下法，或用温针，皆属误治，故使病邪不解，病情恶化而成"坏病"。柯韵伯《伤寒论注》："坏病者，即变症也。""桂枝"指桂枝汤。"中"是应当的意思，"不中"就是不应当。"桂枝不中与之也"是说误治后，病情已发生变化，不应再给桂枝汤服用了。"观其脉证，知犯何逆，随证治之"，意为诊察病人现有的脉象和证候，了解以往在治疗上发生过什么错误，然后根椐具体情况进行论治。这不仅是治疗坏病的原则，也是辨证论治精神的具体体现。）

桂枝本为解肌，若其人脉浮紧，发热汗不出者，不可与之也。常须识此，勿令误也。（"解肌"指桂枝汤解肌祛风之作用而言，以便与麻黄汤的发汗散寒作用相区别。"其人脉浮紧，发热汗不出"系太阳伤寒表实证，其证属寒邪束表，卫闭营郁，当用辛温纯剂麻黄汤发汗启闭。而桂枝汤是辛甘和调之剂，发汗力小，用于伤寒证，不仅无启闭之功，反因其有芍药、大枣等甘酸柔敛之药，而恐生敛邪之弊，致使延误治疗时机，甚或使病情加重，故"不可与之也"。因此要时常牢记，千万不要发生错误。即"常须识此，勿令误也"。）

17条 若酒客病，不可与桂枝汤，得之则呕，以酒客不喜甘故也。（本条通过酒客病禁用桂枝汤，提示内有湿热者，用桂枝汤都应审慎。"酒客"指嗜酒之人。其多因酒湿内留，湿郁化热，致湿热内蕴。"酒客病"有两种解释，其一认为是酒客中风，中风当用桂枝，而内又有湿热，桂枝汤为甘温之剂，甘可以助湿，温可助热，用桂枝则如火上浇油，故不可用。其二认为"酒客病"是一病名，因过饮而致湿热内盛，进而阻遏营卫气血，见有头痛，汗出，以致烦热等类似太阳中风的证候，但必有胸脘痞闷、饮食不思，舌苔厚腻等湿热中阻之证可资鉴别。以其似中风而实非中风，故不可与桂枝汤助湿增热。二说皆于临证有指导意义。无论酒客中风，或是过饮所致病，皆有湿热内蕴。因甘可助湿，故酒客多不喜甜味。误与桂枝汤这样的甘温之剂，助湿增热，则有可能导致胃热气逆而出现呕吐。）

18条 喘家，作桂枝汤，加厚朴、杏子佳。（本条论述新感太阳中风诱发宿喘的证治。"喘家"：即素患喘疾之人。"作"：开也。素患喘疾之人新感中风，医以桂枝汤以解肌祛风，调和营卫。然新感中风，风邪上壅，使肺气不利，常常使宿喘加重。故治当以新感为主而"作桂枝汤"，加厚朴、杏子降气利肺兼以治喘，此比单用桂枝汤为好，故曰"加厚朴、杏子佳"。）

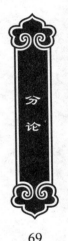

19条 凡服桂枝汤吐者，其后必吐脓血也。（本条论述热毒内蕴者，禁用桂枝汤。之所以"吐脓血"，必然素有内痈。素有内痈，热毒内蕴、毒热熏蒸，亦可见寒热身楚，汗出等类似中风的证候。误用桂枝辛甘温之品，必使毒热更盛，轻则胃热气逆而呕吐，重则腐破血络吐脓血。第17条言酒客病湿热内盛者禁用桂枝汤；本条言内痈病毒热内蕴者禁用桂枝汤。说明桂枝汤本辛甘温之剂，凡阳热内盛者皆当慎用。也是《伤寒例》"桂枝下咽，阳盛则毙"的具体例证。）

20条 太阳病，发汗，遂漏不止，其人恶风，小便难，四支微急，难以屈伸者，桂枝加附子汤主之。

桂枝加附子汤方

桂枝三两（去皮）　芍药三两　甘草三两（炙）　生姜三两（切）
大枣十二枚（擘）　附子一枚（炮，去皮，破八片）（非生附子，温阳用炮附子）

右六味，以水七升，煮取三升，去滓，温服一升。本云：桂枝汤，今加附子。将息如前法。

本条讲太阳病过汗导致阳虚液脱的症治。"遂"有"于是就"的意思。太阳病，发汗本为正治之法，若汗不如法，或中风误用峻汗之方，致大汗重伤卫阳，卫阳被伤，不能固表摄阴，阴液随之外泄，遂见汗出淋漓不止之候；"恶风"是表邪未解，亦是阳虚失煦所致；"小便难"是阴津不足，化源不充，也是阳虚无力蒸化的反映；四肢轻度拘急，屈伸活动不利，既是阳虚经脉失温的表现，也是阴津不足，筋脉失濡的反映。证为阴阳两伤，表邪未解可知。方以桂枝汤解肌祛风，调和营卫，治表邪不解。用炮附子一枚，以其大辛大热入肾经，温肾阳，助表阳，而达到固阳以摄阴，治汗漏不止的目的。如此成固阳摄阴兼以解表之剂。阴阳两伤之证，似当阴阳双补。但病因过汗伤阳，阳不摄阴所致，其阳不固，则汗漏不止。故治以固阳摄阴之法，阳气固，阴即存。且阳生则阴长，阳复则气化复常，阴津自生。虽未用补阴生津之药，实寓有"存津液"

之奥意。从而提示临证施治，要抓病机的主要方面。另：此证汗出淋漓不止，已近亡阳之变，非黄芪、小麦、龙骨、牡蛎之类益气收敛之法可止，急当用附子扶阳固表摄阴止汗，从而为卫阳不固，汗出淋漓一证的治疗开一法门。

21条 太阳病，下之后，脉促胸满者，桂枝去芍药汤主之。

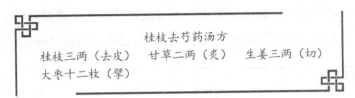

桂枝去芍药汤方
桂枝三两（去皮） 甘草二两（炙） 生姜三两（切）
大枣十二枚（擘）

右四味，以水七升，煮取三升，去滓，温服一升。本云：桂枝汤，今去芍药，将息如前法。

本条讲太阳病下后胸阳被遏的症治。太阳病，当以汗解，误下使里气受伤，表邪乘虚内陷于胸，致胸阳受挫。胸阳受损，失于展布故见"胸闷"；然胸阳虽伤但邪并未全陷，仍可奋力抗邪，欲求伸展，故脉见急促；所以仍用桂枝汤之辛甘，温通阳气，祛邪出表，因芍药酸敛苦泄，抑阳助阴，对桂甘发散通阳的作用有掣肘之弊，有碍于胸阳的振奋宣畅和邪气的透发，故去之不用。

22条 若微恶寒者，桂枝去芍药加附子汤主之。

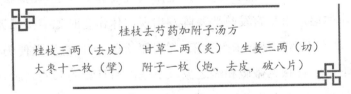

桂枝去芍药加附子汤方
桂枝三两（去皮） 甘草二两（炙） 生姜三两（切）
大枣十二枚（擘） 附子一枚（炮、去皮，破八片）

右五味，以水七升，煮取三升，去滓，温服一升。本云：桂枝汤，今去芍药加附子。将息如前法。

本条论述胸阳受挫兼肾阳不足证治。这是承上条"脉促、胸满"表邪陷胸，胸阳不振之证，又见微微恶寒，其病机当是肾阳不足，表阳不充，较上条胸阳受痤之证，阳虚的程度更加严重一些，故拟桂枝去芍药加附子汤主之。本方在桂枝去芍药汤温振胸阳，透邪外出的基础上，加炮附子辛热助阳，以温肾阳，充表阳，治微恶寒。同时通过助肾阳，亦可增强温通心阳，振奋胸阳的作用。

23条　太阳病，得之八九日，如疟状，发热恶寒，热多寒少，其人不呕，清便欲自可，一日二三度发，脉微缓者，为欲愈也。

脉微而恶寒者，此阴阳俱虚，不可更发汗、更下、更吐也。面色反有热色者未欲解也，以其不能得小汗出，身必痒，宜桂枝麻黄各半汤。

桂枝麻黄各半汤方

桂枝一两十六铢（去皮）　芍药　生姜（切）　甘草（炙）　麻黄（去节）各一两　大枣四枚（擘）　杏仁二十四枚（汤浸，去皮尖及两仁者）

右七味，以水五升，先煮麻黄一二沸，去上沫，内诸药，煮取一升八合，去滓，温服六合。本云：桂枝汤三合，麻黄汤三合，并为六合，顿服。将息如上法。

本条论述太阳病日久不解的三种转归，一是正胜邪却而自愈，二是阴阳俱虚，三是表有小寒不解的证治。太阳病，七日当行其经尽。今已八九日，可见表邪已留连多日，病情多会发生变化。"发热、恶寒"并见，是邪仍在表；"热多寒少"，是阳气进而邪气少；"如疟状"，非指寒热交作如疟，而是言发热恶寒阵发出现，休作有时如疟，每天发作两三次；"其人不呕"是邪未入少阳；"清便欲自可"，意为大便仍然正常，邪未入阳明；且脉见微微和缓之象，不是浮而且紧的邪盛之脉。反映邪虽留连日久，但仍未传里，且邪气已见衰减，阳气已占优势。故为病愈，这是一种转归。"脉微"是少阴阳虚之脉，"恶寒"是太阳阳虚之证，太阳、少阴阳气俱衰，太阳为表属阳，少阴为里属阴，故云"阴阳俱虚"。表里阳虚，表邪仍在，治当温阳固本为要，当然不可再用汗、下、吐攻邪之法。这是第二种转归。"热色"，是发热时潮红的脸色，这是太阳表邪不解，阳气郁遏不伸所致。表邪稽留肌肤，阳气不得宣泄，还可见"身痒"之证，这都是不能得以小汗出所造成的。这是第三种转归。不能得以小汗出，其非桂枝汤所能解；邪气微而见身痒但不痛，亦非麻黄汤所可发，故合两方为一方，以发小汗、解小邪、和营卫、护正气也。中风表虚用桂枝，伤寒表实用麻黄，这是一定之法。中风表虚禁麻黄，伤寒表实禁桂枝，这是常规禁忌。但法有定法，病无定证，临证若见小邪怫郁，单用桂枝非宜；病证日久，单用麻黄又恐伤正。桂枝麻黄各半汤，二方各取原量的三分之一合煮，再分三次服，或取桂枝汤煎液三合，麻黄汤煎液三合，合并为六合，顿服。既有发小汗解小邪之功，又有和营卫护正气之效。在发汗与解肌之间又立一门户，实是随证治之典范，颇能启迪后学。

24条 太阳病，初服桂枝汤，反烦不解者，先刺风池、风府，却与桂枝汤则愈。（本条论述病重药轻，服药后病不解的处理方法。太阳中风症，服桂枝汤，是正确的治法，照理应当得微汗而解。可初服药后，反见心烦不安。这有两种可能，一是药不对症，病情发生内传化热的变化；二是表邪较盛，药力不够，正邪相争，邪郁难解致烦之故。文曰"初服桂枝汤"，又曰"却与桂枝汤"，说明证属桂枝汤证无疑，其"烦不解"是病重药轻所致。故采用针刺项后风池、风府穴，以疏通经气，调动正气，泄太阳经中之邪，开经脉郁遏之气；然后再续服桂枝汤，即可向愈。本条提出的针药并用之法，可谓法中之法，这对后世治病采用多种疗法综合应用开辟了途径。针刺治疗外感，临床卓有疗效。今多选风池、大椎、曲池、合谷等穴，有退热、解表之功。可单用刺法，也可配合药物使用。这一疗法之渊源，也可填溯于此。）

25条 服桂枝汤，大汗出，脉洪大者，与桂枝汤，如前法；若形似疟，一日再发者，汗出必解，宜桂枝二麻黄一汤。

桂枝二麻黄一汤方

桂枝一两十七铢（去皮）　芍药一两六铢　麻黄十六铢（去节）
生姜一两六铢（切）杏仁十六枚（去皮尖）甘草一两二铢（炙）
大枣五枚（擘）

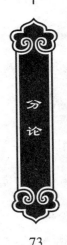

右七味，以水五升，先煮麻黄一二沸，去上沫，内诸药，煮取二升，去滓，温服一升。本云：桂枝汤二分，麻黄汤一分，并为二升，分再服。今合为一方，将息如上法。

本条论述服桂枝汤大汗出后，出现两种不同情况的证治。服桂枝汤以解表邪，当遍身漐漐微似有汗者为佳，若汗不得法，使汗出流离，病必不除。今服汤后"大汗出"且见"脉洪大"(指脉由浮缓变为洪大)，说明邪已入里，但太阳之气尚盛，仍可拒邪于外；今未言里证，知是表证未变，故仍可与桂枝汤。"形似疟"指发热恶寒阵发性发作如疟；"一日再发者"，指一天之内发作两次，这说明营卫之间有小邪未解，较23 条一日二三度发已有减轻，且又是经过大汗之后，故用桂枝二麻黄一汤这一辛温轻剂微发其汗。桂枝二麻黄一汤证与桂枝麻黄各半汤证皆为小邪怫郁不解，也皆有寒热阵作如疟和身痒等证，只是前者一日再发，后者一日二三度发，则示邪有微、甚之异，用药也有轻、重之分。桂枝二麻黄一汤较桂枝麻黄各半汤的发汗力更轻，而调和营卫之力稍强。可见仲景辨证细致入微，用药分铢权衡，法与证符，药与法合的严谨精神，于此可见一斑。注：臣亿等谨按，桂枝汤方，桂枝、芍药、生姜各三两，甘草二两，大枣十二枚。麻黄汤方，麻黄三两，桂枝二两，甘草一两，杏仁七十个。今以算法约之，桂枝汤取十二分之五，即得桂枝、芍药、生姜各一两六铢，甘草二十铢，大枣五枚。麻黄汤取九分之二，即得麻黄十六铢，桂枝十铢三分铢之二，收之得十一铢，甘草五铢三分株之一，收之得六铢，杏仁十五个九分枚之四，收之得十六个。二汤所取相合，即共得桂枝一两十七铢，麻黄十六铢，生姜、芍药各一两六铢，甘草一两二铢，大枣五枚，杏仁十六个，合方。

26 条　服桂枝汤，大汗出后，大烦，渴不解，脉洪大者，白虎加参汤主治。(本条论述服桂枝汤大汗出后，耗气伤津，邪热内传阳明的证治。"大烦渴"即烦热、口渴很重，这是太阳病，汗不如法，以致大汗伤津耗气，邪热转属阳明所致。阳明热盛，津气两伤，热盛则烦，津伤则渴。气伤则水不化津，终至"大烦渴"，虽饮水数升而不解。"脉洪大"为脉搏来

《伤寒论》条文释读

盛去衰。阳明里热蒸腾，气血涌盛，故脉来气势汹涌，但终因气液不足，脉去则衰，按之无力，为其特征。脉证合参，病属阳明无疑。本条和上条合看，论述了服桂枝汤大汗出后的三种情况：一是脉变洪大而表证未变，仍当服桂枝汤。二是营卫之间有小邪不解，用桂枝二麻黄一汤微发其汗。三是邪入阳明，里热蒸腾，气阴两伤。用白虎汤加人参清热、生津、益气. 三者成因虽一，证候各异，治不同法。由此可见"随证治之"的辨证论治精神，于临证颇有启发。)

27条 太阳病，发热恶寒，热多寒少，脉微弱者，此无阳也，不可发汗，宜桂枝二越婢一汤方。（本条讲太阳病表郁化热的症治。太阳表症迁延时日，因循失汗，以致邪郁不解，形成外寒内热的症候。以方测症，在表应有：面赤、身痒、发热恶寒、热多寒少，每天发作一两次或两三次；在里必有心烦之症，这是表寒化热，阳热偏盛所致。本证与大青龙汤证相同，脉微弱为无阳，不可发汗，与脉微弱不可服大青龙汤的禁例亦同，仅病势较轻为大青龙汤之轻症而已。所谓"脉微弱者，此无阳也"，乃是倒装文法，无阳即阳虚之意，而非亡阳；脉上既然已露出阳虚征兆，当然不可使用汗法以发其汗了。正宜桂枝二越婢一汤。本方由桂枝汤原量的四分之一和越婢汤原量的八分之一相合而成，煮后再分二服。便成调和营卫，清解郁热之轻剂，以微发其汗，兼清里热。)

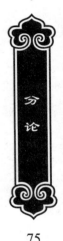

桂枝二越婢一汤方
桂枝（去皮） 芍药 麻黄 甘草（炙）各十八铢 生姜一两二铢（切） 大枣四枚（劈） 石膏二十四铢（碎，绵裹）

右七味，以水五升，煮麻黄一二沸，去上沫，内诸药，煮取二升，去滓，温服一升。本云：当裁为越婢汤、桂枝汤，合饮一升；今合为一方，桂枝汤二分，越婢汤一分。

28条 服桂枝汤，或下之，仍头项强痛，翕翕发热，无汗，心下满，微痛，小便不利者，桂枝去桂加茯苓白术汤主之。

桂枝去桂加茯苓白术汤方

芍药三两　甘草二两（炙）　生姜（切）　茯苓、白术各三两
大枣十二枚（擘）

右六味，以水八升，煮取三升，去滓，温服一升。小便利则愈。本云：桂枝汤，今去桂加茯苓白术。

本条讲脾虚，太阳经腑被水邪所遏的证候。"头项强痛，翕翕发热"，颇似桂枝证，但用桂枝汤后其证仍在，则知并非桂枝证；"心下满微痛"，颇似气机阻结，邪结于里之实证，但下之后其证仍在，则知并非里实证；"小便不利"，是气化不利，水饮内停之征，为本条辨证要点所在。治用苓、术健脾利水之剂，是知本证源于脾虚水停。水饮内停，阻遏太阳经腑，太阳经气不利，则见头项强痛。太阳阳气被水邪所郁不得宣泄，则见翕翕发热及无汗。太阳腑气不利，故小便也为之不利。水邪阻滞，中焦气机不畅，故见心下满微痛。诸症皆因脾虚水停所致，故汗，下皆不可解。桂枝去桂加茯苓白术汤非为解表而设，故去桂枝使药不走表；芍药柔肝养血，助疏泄，畅三焦，利小便；茯苓甘平，利水渗湿，健脾补中；白术苦甘而温，专入脾胃，补脾益气，燥湿利水；姜、枣、草，调中州，补中气。共成健脾利水之剂，所以方后注云"小便利则愈"。药后小便通利，水饮得去，经腑之气自然通利，诸证自除。吾以为，本条所述脾虚水停致太阳经腑之气不利，实属伤寒类证，实为与伤寒相鉴别而设。由此提示，临床辨证不是简单地对部分表面症状的识别，而是需通过全部临床表现来探求病证的病因、病机。论治也不是针对某个症状去用药，而是针对病因、病机之所在进行整体调节。

伤寒脉浮，自汗出，小便数，心烦，微恶寒，脚挛急，反与桂枝汤，欲攻其表，此误也，得之便厥。咽中干，烦躁，吐逆者，作甘草干姜汤与之，以复其阳。若厥愈、足温者，更作芍药甘草汤与之，其脚即伸。若胃气不和，谵语者，少与调胃承气汤。若重发汗，复加烧针者，四逆汤主之。

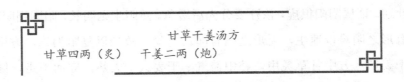

甘草干姜汤方

甘草四两（炙）　　干姜二两（炮）

右二味，以水三升，煮取一升五合，去滓，分温再服。

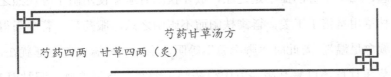

芍药甘草汤方

芍药四两　甘草四两（炙）

右二味，以水三升，煮取一升五合，去滓，分温再服。

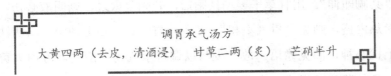

调胃承气汤方

大黄四两（去皮，清酒浸）　　甘草二两（炙）　　芒硝半升

右三味，以水三升，煮取一升，去滓，内芒硝，更上火微煮令沸，少少温服之。

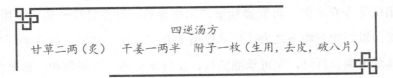

四逆汤方

甘草二两（炙）　　干姜一两半　　附子一枚（生用，去皮，破八片）

右三味，以水三升，煮取一升二合，去滓，分温再服，强人可大附子一枚，干姜三两。

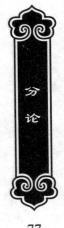
本条论述伤寒夹虚误汗的变证，及随证救治的方法。这是阴阳气血俱虚又复感外邪之证。伤寒、脉浮、自汗出、微恶寒，是邪在表。小便数是阳虚不能摄阴。心烦是阴血不足，心神失养。"脚挛急"即小腿部肌肉痉挛，是阴血虚少，筋脉失濡所致。故证为外感夹虚，当扶阳助阴解表，若单用桂枝汤发汗，则犯虚虚之戒，而致变证丛出，所以说"此误也"。如若用桂枝误汗，必既伤阳又损阴，阳虚失于温养，则四肢厥冷；津伤不能上滋，则咽干喉燥；血不养心，则烦躁；阴寒犯胃，胃失和降，则吐逆。证属阴阳俱虚，治疗要分先后缓急。然阳生则阴长，阳固则阴存，且有形之阴难以速生，无形之阳有即亡之险，故当以复阳为先，方用甘草干姜汤。方中甘草炙用，补中益气；干姜大辛大热，守而不走，回阳温中；二药合用，辛甘合化，重在温复脾胃之阳。症除阳衰之外，尚有脚挛急，咽中干等阴血不足之象，故在扶阳时避免使用附子等燥烈之品，所配甘草用量倍于干姜，皆寓扶阳而不碍阴之意。服药后，若中阳得复，必"厥愈足温"。若此时"脚挛急"等阴血未复、筋脉失养之证犹在，应继以芍药甘草汤以复其阴。方中芍药酸苦微寒，益阴养血，配甘温补中之炙甘草，酸甘化阴，平肝缓急，使阴血得复，筋脉得濡，拘急得解，则"其脚即伸"。用甘草干姜汤扶阳后，若阳复太过，则阴液必伤，使胃中燥热内盛，则见"胃气不和"；胃络上通于心，心主神明，阳明浊热循经上扰心神，而见谵语。故"少与以调胃承气汤"治之。方由大黄、芒硝、炙甘草三药组成。大黄苦寒，攻积导滞，荡涤肠胃，推陈致新，泻火凉血，行血逐瘀，素有将军之称。"清酒"，是冬酿接夏而成的陈米酒，有温通之功。大黄用清酒洗，一可缓其苦寒之性，二可增其通脉之效。芒硝咸寒少有辛苦，可润燥软坚，泻热导滞。妙在甘草一味，炙用甘温而缓，以缓硝黄峻下之力，使其作用主要在于胃。名以"调胃承气"，是言其既可调和胃气，又可承顺腑气，使胃热得清，胃燥得和，谵语自止。这里用本方是"少与""少少温服之"，其用意在于清热和胃，而不在于承气泻下，与阳明篇之承气，为一方二法之用，尤当注意。误用桂枝发汗已是一误，若再发汗，或又用烧针迫汗，终致汗出太过，而成亡阳重证。此时甘草干姜汤已难胜力挽残阳之重任，故用四逆汤回阳救逆，以复少阴真阳。四逆汤即甘草干姜汤加附子而成。附子大辛大热，生用力雄，回阳救逆，散寒祛阴，合干姜、甘草为复少阴之阳的总方。"强人可大附子一枚，干姜三两"其"强人"，是指素体壮盛者，故加大姜、附之用量；言外之意，素体弱小者，药量也应相应减少。此为用药因人制宜的体现，和当今西医按体重来计算药量的方法有相似之处。

引申认识：

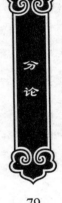

1. 本条通过举虚人外感误汗后所导致的阴阳俱虚，以致或化燥入阳明，或亡阳成少阴之诸多变化，说明误发虚人之汗的严重后果。这为临证处理虚人外感，当使用先扶正后解表，或攻补兼施的方法给予了启示，告诫我们"虚人伤寒建其中"的重要原则。另其或扶阳，或复阴，或清热润燥，或回阳救逆的治疗方法，正是"观其脉证、知犯何逆、随证治之"原则在临证应用上的示范。

2. 在阴阳俱虚时，是先扶阳，还是先补阴，本论在第20条采用了固阳以摄阴的方法，在本条采用了先扶阳，后复阴的方法，提示在伤寒病中，扶助阳气的重要性，由于寒为阴邪，最易伤阳，故凡治伤寒，首当固护阳气。这也是和温热邪气最易伤阴，凡治温病，尤当注意保护阴液所不同的地方。

30条 问曰：证象阳旦，按法治之而增剧，厥逆，咽中干，两胫拘急而谵语。

师曰：言夜半手足当温，两脚当伸，后如师言。何以知此？

答曰：寸口脉浮而大，浮则为风，大则为虚，风则生微热，虚则两胫挛。病证象桂枝，因加附子参其间，增桂令汗出，附子温经，亡阳故也。厥逆，咽中干，烦燥，阳明内结，谵语烦乱，更饮甘草干姜汤。夜半阳气还，两足当热，胫尚微拘急，重与芍药甘草汤，而乃胫伸，以承气汤微溏，则止其谵语，故知病可愈。

本条为进一步解释上条而设，说明了误治的原由，误治后病情增剧的治法，以及用药后判断疗效的根据，涉及愈期的推测可参考上条讨论内容。

第七讲

辨太阳病脉证并治中第六

此卷接着上篇仍属太阳病但是不是属于桂枝汤证，因为影响太阳开机的外邪不光是风邪，人体的体质也不是一样，机体的反应也不一样，也不定局限于一经，也可以影响他经。

31 条　太阳病，项背强几几，无汗，恶风，葛根汤主之。

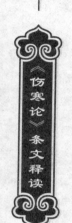

葛根汤方

葛根四两　麻黄三两（去节）　桂枝二两（去皮）　生姜三两（切）　甘草二两（炙）　芍药二两　大枣十二枚（擘）

右七味，以水一斗，先煮麻黄、葛根，减二升，去白沫，内诸药，煮取三升，去滓，温服一升，覆取微似汗，余如桂枝法将息及禁忌，诸汤皆仿此。

本条论述太阳伤寒兼经气不舒的证治。"恶风"为恶寒的互词，《伤寒论》中恶风、恶寒往往通用。寒邪束表，卫阳被遏则恶寒；寒邪在经，经气不利，则项背紧固拘牵，俯仰不利。葛根汤有发汗解表，升津舒经的作用。方由桂枝汤减轻桂、芍剂量，加葛根、麻黄而成。方中葛根为主药，升津液，舒经脉，以疗项背拘急；桂枝汤中减少桂、芍而加麻黄，一则调和营卫，以利太阳经气运行，再则欲发汗解表，以治恶风无汗之表实。然则经脉既已受阻，津液难以升达，故不能峻汗，亦即以桂枝汤为基础，加葛根、麻黄，而不以麻黄汤加葛根之由来。本方与桂枝加葛根汤均治太阳病项背强几几，盖前者之项强，见于汗出恶风之表虚证中，故以桂枝汤原方加葛根治之，意在调和营卫，解肌祛风，升津液，舒经脉。本证项强见于无汗恶风之表实证中，故组方原理异于上，意欲辛温发汗，解散风寒，升津液，舒经脉，而无峻汗伤津之弊。且有芍药、甘草，大枣滋津化阴，缓急解痉，正合病情。

32条 太阳与阳明合病者，必自下利，葛根汤主之。

33条 太阳与阳明合病，不下利但呕者，葛根加半夏汤主之。

> **葛根加半夏汤方**
> 葛根四两（从上往下降）　麻黄三两（去节）　生姜二两（切）
> 甘草二两（炙）　芍药二两　桂枝二两（去皮）　大枣十二
> 枚（擘）　半夏半升（洗）

右八味，以水一斗，先煮葛根、麻黄，减二升，去白沫，内诸药，煮取三升，去滓，温服一升，覆取微似汗。

太阳与阳明合病下利或不下利但呕的证治。太阳与阳明合病，是太阳阳明同时发病，但从葛根汤主之来看，仍以太阳表证为主，有发热、恶风寒、头痛、无汗、脉浮或浮紧等为必具之证，其病机为风寒束表，卫阳被遏、营阴郁滞，自不待言。"必自下利"者，"必"有"如果"之意。即上述太阳伤寒证，如果同时下利，则病涉阳明胃肠，故称太阳阳明合病。究下利之成因，无非风寒之邪束于肌表，不得外解，而内迫大肠致传导太过所致。"下利"前冠一"自"字，是说下利因于本证之风寒，既非误治而成，亦非里虚、里热等所致，可见用字之精到。太阳表证与下利并见，从证候的表里属性来看，亦可称为表里同病，然则此证以太阳伤寒为主，而下利之性质仍由表证引起，是从属于表，故其治疗当以发汗解表为先。使表解里自和。况葛根一味，既可辛散解表，又可升津止利。后世称逆流挽舟法者属之。33条承32条而来，此与前述以太阳伤寒为主，同时影响胃肠之证候、病机大体一致。所不同者，33条为外感风寒之邪不解，内犯胃腑，使胃气上逆，故兼呕逆。可见太阳阳明合病，风寒之邪兼犯胃肠，有重在胃、重在肠之区分，前者重在肠，故兼下利；后者重在胃，故兼呕。吾以为，若胃肠俱受其累者，即在太阳伤寒之同时，呕利并作，亦为临床所常见，仍可投葛根加半夏汤治疗也。31条为太阳病项背强几

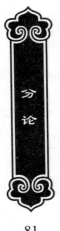

81

几，无汗恶风；32 条为太阳与阳明合病而下利者；33 条为太阳与阳明合病而呕者；此三条大同小异，所同者为太阳伤寒，所异者项强、利、呕也。故均以葛根汤为主，解散风寒，兼呕者，加半夏以降其逆。

34 条　太阳病，桂枝证，医反下之，利遂不止，脉促者，表未解也。喘而汗出者，葛根黄芩黄连汤主之。

葛根黄芩黄连汤方

葛根半斤（从下往上升）　甘草二两（炙）　黄芩三两
黄连三两（升上去再降）

右四味，以水八升，先煮葛根，减二升，内诸药，煮取二升，去滓，分温再服。

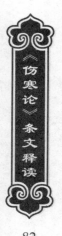

本条论述表证误下后，邪热入里，热迫下利又挟表邪的证治。太阳病，桂枝证，本不当下，故言"下之"为"反"。误下使邪入里，而"利遂不止"。此下利是寒是热是虚是实？当平脉辨证，下言"脉促"，是指脉急数，脉数一则反映有热，一则反映阳气尚盛，仍可抗邪，故知下利乃属热利，表邪亦未全部入里，因此说"表未解也"。里热迫肺，表邪未解，肺气不利，故喘；里热逼迫津液外越，故见汗出。证以里热下迫，利遂不止为主，又兼有表邪未尽，故后世亦称其为协热利。本条下利，与葛根汤证之下利不同：其一，彼证未经误治，而起病便是太阳伤寒，因外受风寒同时内犯肠道而下利，故曰："太阳与阳明合病"；此证乃表证误下后，外邪入里化热，热迫大肠而下利。其二，彼为太阳表实无汗，此为热邪在里，喘而汗出。葛根黄芩黄连汤以清热坚阴止利为主，兼以透表，为表里双解之剂。方中葛根用至半斤，为本方剂量之最，其性清轻升发，既能升津止利，又有透邪外出之功，是一物而二任也，故为君药。芩连苦寒直清里热，犹且厚胃肠，坚阴止利，是为臣药。炙甘草和中缓急，协调诸药，为佐使之品。如前所述本方重在清热止利，故无论表证有无，均可用之，亦不论泄泻或痢疾，但以肠热为主者，亦可用之。

35 条　太阳病，头痛发热，身疼，腰痛，骨节疼痛，恶风，无汗而喘者，麻黄汤主之。

麻黄汤方

麻黄三两（去节）　桂枝二两（去皮）　甘草一两（炙）

杏仁七十个（去皮尖）

右四味，以水九升，先煮麻黄，减二升，去上沫，内诸药，煮取二升半，去滓，温服八合，复取微似汗，不须啜粥，余如桂枝法将息。

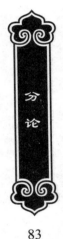　本条论述太阳伤寒表实证证治。病机：寒邪束表，卫闭营郁。麻黄汤主之——发汗散寒，宣肺平喘。本方由麻黄，桂枝、杏仁、甘草四药组成。麻黄辛温，入肺与膀胱两经，发汗散寒，宣肺平喘为方中君药，配桂枝之辛温发汗解肌，通阳温经，更增发散风寒之力。杏仁苦温，入肺与大肠，苦降泄气，利肺平喘，并通过宣肺以助麻桂发汗解表。甘草和中护正。共成辛温发汗、宣肺平喘之剂。麻黄、桂枝、甘草的用量比例以三比二比一为最适当，反此则影响发汗之力。本方发汗力强，药后温复即可汗出，不须啜粥。发汗的程度，调养的方法及饮食的禁忌，皆与桂枝汤同。

36条　太阳与阳明合病，喘而胸满者，不可下，宜麻黄汤。（太阳阳明合病，喘而胸满的证治。太阳与阳明同时发病，且有"不可下"之训诫，说明虽有阳明之征象，然肠道尚未结实，燥热不甚。从"宜麻黄汤"来看，说明虽属合病，而病证偏重于表。与35条对堪，当有发热、恶寒、头痛、脉浮，无汗等症。寒邪闭表，肺气失宣，肺气上逆则喘；胸为肺之廓，喘即肺气不利，故胸满随之；肺与大肠相表里，今肺气不利亦可致腑气不通而见不大便，但病本在肺，所以说"不可下"。）

37条　太阳病，十日以去，脉浮细而嗜卧者，外已解也。设胸满胁痛者，与小柴胡汤。脉但浮者，与麻黄汤。

小柴胡汤方

柴胡半斤　黄芩三两　人参三两　甘草三两（炙）

半夏半升（洗）　生姜三两（切）大枣十二枚（擘）

右七味，以水一斗二升，煮取六升，去滓，再煎取三升，温服一升，日三服。

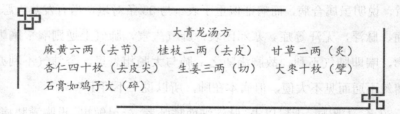本条论述太阳伤寒日久之后的三种转归及处理方法。太阳病十日以上则病程较长，可能发生变化，须仔细分辨作出判断。这里的"太阳病"，从后文"脉但浮者，与麻黄汤"可知证为太阳伤寒也。太阳病，脉象由浮紧变为浮细，即脉象趋和缓，可测知表证已消失，惟因病程较久，且在初愈之时，病人正气尚未康复，则精神疲倦，安舒嗜卧，故曰"外已解也"。自应谨慎调养，勿扰正气。这是第一种转归。太阳病日久不愈，病人出现胸满胁痛、胸胁为少阳经脉循行之地，说明太阳证罢，少阳证起。凡证候变化者，脉多随之而变，此虽未言少阳之脉，而脉弦，似可赅于其中，故与小柴胡汤和解少阳，畅利枢机。这是第二种转归。太阳病虽十日以上，而仅见脉浮，未见其他变化。是"脉若静者，为不传也"。病既未传，故不论时日久短，仍可与麻黄汤发汗解表。然此不言"主之"而言"与"，则含有斟酌、考虑的意思。因病毕竟已迁延十日，与麻黄汤峻汗之剂还当谨慎。这是第三种转归。

38条 太阳中风，脉浮紧，发热恶寒，身疼痛，不汗出而烦躁者，大青龙汤主之。若脉微弱，汗出恶风者，不可服。服之则厥逆，筋惕肉瞤，此为逆也。

大青龙汤方

麻黄六两（去节） 桂枝二两（去皮） 甘草二两（炙）
杏仁四十枚（去皮尖） 生姜三两（切） 大枣十枚（擘）
石膏如鸡子大（碎）

右七味，以水九升，先煮麻黄，减二升，去上沫，内诸药，煮取三升，去滓，温服一升，取微似汗。汗出多者，温粉扑之。一服汗者，停后服。若复服，汗多亡阳，遂虚，恶风烦躁，不得眠也。

39条 伤寒脉浮缓，身不疼，但重，乍有轻时，无少阴证者，大青龙汤发之。（38条论述太阳伤寒兼里热的证治及大青龙汤的禁忌和误服变证。39 条承上条补述其证治。以上二条相互补充，阐述太阳伤寒兼里热的证治，其病机为风寒束表，卫阳被遏，营阴郁滞，兼有内热，治以大青龙汤，发汗解表，兼清里热。上条曰"太阳中风，脉浮紧"，下条曰"伤寒脉浮缓"，看似文词倒错，实此处中风、伤寒不可作病名看，而应从病因角度理解，即"伤于风邪""伤于寒邪"之意，且二条互文见义，总属风寒之邪袭击人体。其证候总以发热恶寒，身疼痛，不汗出而辨为伤寒表实证。至于脉之紧、缓，亦不可一概而论，盖太阳伤寒之典型脉象，固为浮紧，太阳中风证之典型脉象，固为浮缓，然因感邪轻重、证情缓急、体质强弱等，其脉以不典型者为多，故要在证候中辨析。38 条指出发热恶寒、身疼痛，不汗出，是证属伤寒表实无疑，故脉之浮紧、浮缓总为风寒在表，卫气被束，营阴郁滞之征；风寒束缚，阳气无从宣泄，所谓"气有余便是火"，故"不汗出而烦躁"也。其正是本证辨证之要点，亦为论治之关键。39 条补述："身不疼但重，乍有轻时"，是在肯定发热恶寒，无汗烦躁之基础上，其有正邪相争较缓，经脉阻滞尚轻者，所以只是感到身体沉重而不痛；寒邪惟其病甚于表，阳气有暂通之时，故有乍然减轻之象。综上所述，两条脉证虽少有差异，而病机相同，故用大青龙汤发汗解表，兼清里热。大青龙汤由麻黄汤倍用麻黄，再加石膏。生姜。大枣而成。麻黄汤倍用麻黄加生姜，辛温峻发其汗，以启表气之闭；石膏辛寒，清在里阳郁之热，以除烦躁；大枣和中，以资汗源，共成发汗清热，表里双解之剂。大青龙汤为发汗峻剂，因此要注意服药后的汗出情况。仲景设炒热的米粉敷身止汗之法，以防汗出太多。"一服汗者，停后服"，强调服一次药后便汗出的，则不要再服第二次药，惟恐汗多伤正。若汗出太多，阳随液脱，"汗多亡阳"，遂使阳气虚衰，温煦失司，肌腠疏松，故而"恶风"；弱阳与盛阴相争，争而不胜，故见心中烦乱，肢体躁扰不宁，以致"不得眠"，"眠"通"瞑"，"不得眠"指躁烦之甚。不得闭目静息，此已是病入少阴了。）

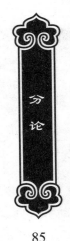

40 条　伤寒表不解，心下有水气，干呕发热而咳，或渴，或利，或噎，或小便不利，少腹满，或喘者，小青龙汤主之。

> **小青龙汤方**
> 麻黄三两（去节）　芍药三两　干姜三两　甘草三两（炙）
> 桂枝三两（去皮）细辛三两　五味子半升　半夏半升（洗）

右八味，以水一斗，先煮麻黄，减二升，去上沫，内诸药，煮取三升，去滓，温服一升。

若渴，去半夏加栝蒌根三两。若微利，去麻黄加荛花如一鸡子，熬令赤色。若噎者，去麻黄加附子一枚，炮。若小便不利，少腹满者，去麻黄加茯苓四两。若喘，去麻黄，加杏仁半升（去皮尖）。且荛花不治利，麻黄主喘，今此语反之，疑非仲景意。

41条　伤寒，心下有水气，咳而微喘，发热不渴。服汤已渴者，此寒去欲解也。小青龙汤主之。

本条论述太阳伤寒兼水饮内停的证治。以上二条相互补充，阐述伤寒表不解，心下有水气，即外寒内饮的证候、病机及治法。"伤寒表不解"，指发热，恶寒，无汗，头痛，身痛等证，41条"伤寒"二字，与此同义。其病机与麻黄汤证基本相同不予赘复。"心下有水气"，即水饮停蓄心下胃脘部，心下与肺，以一膈相邻，今水停其所，又为外感之风寒相激，必致气逆水升，上逆犯肺则咳；横犯胃腑则呕，是为主证。然40条以喘为或然证，而41条以喘为主证，可视为相互补充，总是外寒内饮所致之。从临床而论，因寒饮致喘者，必兼咳嗽，而咳者，未必兼喘，故但求病机一致，则小青龙汤既治咳，又治喘，或咳喘并作，不必拘泥。水邪属阴，凡水饮为患，一般不渴；若因水饮停聚阻碍气机，以致气不化津者，亦间有渴象。但其渴为频呷热汤，饮量不多，以求舒适，与热盛津伤之渴不难鉴别；水饮下趋，浸渍肠道，则为下利；影响膀胱气化功能，则小便不利，小腹胀满；水气上逆，有碍肺气之清肃，则喘而咽喉有梗塞感。如上所述，水饮证一般不渴，若服小青龙汤后渴者，是病情向愈之佳兆，盖以发热之后，饮邪渐化，而津液一时敷布不周，故生渴象，待病愈之时，气机通畅，正气恢复，必能水津四布，口渴自除。小青龙汤是由麻黄汤、桂枝汤合方去杏仁、生姜，大枣，加干姜、细辛、半夏、五味子而成，意在辛温解表，以散外感之风寒；辛散温化，而蠲内停之水饮。麻黄为方中主药，有发汗、平喘、利水之功，是一物而三任也；又与桂枝为伍，则增强通阳宣化之效；桂枝配芍药，以调和营卫；干姜、细辛，大辛大热，散寒宣肺，化痰涤饮；然诸药皆辛，犹恐辛散太过，耗伤正气，故用五味子之酸收，以保肺肾之气；用芍药之酸敛护营，以防有伤阴动血之弊；半夏降逆化饮；甘草和中，调和诸药。其开阖适宜，升降得法，对外寒内饮之证最为相宜。若兼口渴者，去半夏之温燥，加甘酸微寒之瓜蒌根以生津止渴；若兼轻度下利者，去麻黄加荛花，取其利小便而实大便之功；若兼见噎塞窒闷者，去麻黄加炮附子大辛大热之品，以破水寒之凝滞；若兼见小便不利，少腹胀满者，去麻黄加茯苓之甘平，淡渗利小便以行水气；若喘者，去麻黄加杏仁，意在苦温利肺以平喘。）

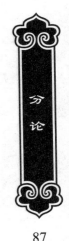

42 条　太阳病，外证未解，脉浮弱者，当以汗解，宜桂枝汤。（辨宜用桂枝汤解外的脉证，太阳病，外证未解，即发热、恶寒、头痛等太阳表证仍在，治当辛温解表。其法有二，一为麻黄汤发汗解表，一为解肌祛风，调和营卫。"脉浮弱者，当以汗解"，然太阳中风之脉应为浮缓，而今脉为浮弱，脉浮为邪在表，脉弱为营气虚，意为脉诊时，举之有余，按之不足，与阳浮阴弱同类，自"宜桂枝汤"解肌祛风，调和营卫。总之本条辨证，以发热恶寒、头痛自汗为凭，而脉浮缓、浮弱，当属脉证合参之例。）

43 条　太阳病，下之微喘者，表未解故也。桂枝加厚朴杏子汤主之。

> **桂枝加厚朴杏子汤方**
> 桂枝三两（去皮）　甘草二两（炙）　生姜三两（切）
> 芍药三两　大枣十二枚（擘）　厚朴二两（炙，去皮）
> 杏仁五十枚（去皮尖）

右七味，以水七升，微火煮取三升，去滓，温服一升，覆取微似汗。

太阳病误下，致表不解而兼肺气上逆作喘的证治。太阳病只宜汗解，今用下法，是属误治。误下后，不但表证未解，且见喘逆之证。从"桂

枝加厚朴杏子汤主之"分析，可推论其表证当属表虚自汗之类。究其作喘原因，是误下后，风寒内迫于肺，肺寒气逆，肺失宣降所致。故拟桂枝加厚朴杏子汤解肌祛风，调和营卫，降气定喘。桂枝加厚朴杏子汤由桂枝汤加厚朴、杏仁而成。桂枝汤解肌祛风，调和营卫；加厚朴苦辛温入肺以行气平喘；加杏仁苦温入肺止咳定喘。

44条 太阳病，外证未解，不可下也，下之为逆，欲解外者，宜桂枝汤。（本条论述表里同病，应先解外，治宜桂枝汤。邪客于表，当汗之而解；邪结于里，可下之而愈；表里同病，外证未解，如先攻里，常可使表邪随攻下之势而内陷入里，使病情复杂化，故"不可下也，下之为逆"。表有邪，里有实，先解表为正治之法，但当慎用麻黄汤发汗力强之方，以免汗多伤津，使里结更甚，所以选桂枝汤滋阴和阳，调营和卫为宜。表证与里实同见，先表后里是治疗上的一大原则。常言伤寒"汗不厌早，下不厌迟"，"汗宜早、下宜迟"皆指此而言。）

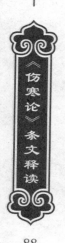

45条 太阳病，先发汗不解，而复下之，脉浮者不愈。浮为在外，而反下之，故令不愈。今脉浮，故在外，当须解外则愈，宜桂枝汤。（本条论述太阳病汗下后不解，仍可再汗。太阳病，先发汗不解，或是因汗不得法，或是因病重药轻，发汗不彻底，而未能使邪气解除。一汗不解，本当再汗，"而复下之"。"复"，反也，虽经汗下，今脉仍浮，故知邪仍在表，仍应解表，不过此时解表，要考虑到已汗下之余正气被伤的因素，故不选麻黄汤而"宜桂枝汤"也。）

46条 太阳病，脉浮紧，无汗，发热，身疼痛，八九日不解，表证仍在，此当发其汗。服药已，微除，其人发烦目瞑，剧者必衄，衄乃解。所以然者，阳气重故也。麻黄汤主之。

47条 太阳病，脉浮紧，发热，身无汗，自衄者愈。

46条补述伤寒的证治及服麻黄汤后的两种反应。47条太阳伤寒得自衄而病愈的机转。46条有倒装文法，即"麻黄汤主之"应接在"此当发其汗"后，作为第一段，说明太阳伤寒虽八九日不解，而脉浮紧，无汗，发热，身疼痛等证仍在，是脉证未变，仍羁留于表，故不可以日期限定病情。本条病程虽久，然则证为伤寒之证，脉乃伤寒之脉，况且未曾发汗，故仍用麻黄汤发汗解表，犹须申言者，本条明确指出太阳伤寒之脉浮紧，既补述了伤寒之主脉，亦是对第 3 条"脉阴阳俱紧"的具体说明。还须注意，本条未言恶风寒，是见于前者，省其后之意，若能对照第 3 条、35条，则不解自明。"服药已微除"至"阳气重故也"为第二段，说明麻黄汤虽属正治，亦能对病邪形成顿挫之势，但因病程较久外邪郁闭难以速除，故有两种不同反应，「其一，病者出现心烦目瞑，乃服药后，正气得药力之助，奋力驱邪，正邪交争较为激烈的表现，亦可称为"瞑眩"现象，《尚书·说命上》："若药弗瞑眩，厥疾弗瘳，"以此预示，正邪相争之结果，必然汗出病解，此为反应之轻者。其二，反应重者，可出现鼻衄，乃外邪郁闭较重，药后被郁之阳气为之振奋而鼓动抗邪，正邪相争更为激烈，损伤阳络所致。汗为血液所化，血汗同源，解外不得汗解，则可随衄而解，故曰"衄乃解"，俗称"红汗"。上述两种反应，虽有微甚之别，然其机理大体一致，故概之曰"阳气重故也"。以上为服麻黄汤后，邪随衄解者，然有不曾发汗，因自衄而愈者,47 条属此。其文曰"太阳病，脉浮紧，发热，身无汗"，知为太阳伤寒征象，本当发汗解表，或因失治，外邪束缚，阳气郁闭较重，而鼓荡于体表，损伤阳络，亦可鼻衄，使邪从衄解，故曰"自衄者愈。"前后二条，均为衄解，然前者为服麻黄汤后，后者未曾服药，是其不同。表证以汗解为正局，衄解为变局，亦即邪解的另一途径。惟其属变局，故须仔细分辨，凡衄解者，其量不多，且随衄血过程，病情渐减，更无入营人血之征兆。否则衄血多，病不减，或有入营血之征兆者，当属坏病，最须留心观察，以作应变之处治，岂能坐待衄解。

48条 二阳并病，太阳初得病时，发其汗，汗先出不彻，因转属阳明，续自微汗出，不恶寒。若太阳病证不罢者，不可下，下之为逆，如此可小发汗。设面色缘缘正赤者，阳气怫郁在表，当解之、熏之。若发汗不彻，不足言，阳气怫郁不得越，当汗不汗，其人躁烦，不知痛处，乍在腹中，乍在四肢，按之不可得，其人短气，但坐，以汗出不彻故也，更发汗则愈。

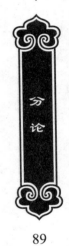

何以知汗出不彻？以脉涩故知也。（太阳病发汗不彻的三种转归及证治。本条宜分三段理解。自"二阳并病"至"不恶寒"为第一段。说明太阳病初，因发汗不透彻，不但太阳表证未解，又出现阳明里证，便成二阳并病，故曰"因转属阳明"。阳明为津液之腑，邪入化燥，燥热逼迫，故"续自微汗出"且"不恶寒"。虽未言发热与否，但据转属阳明之病机推测，不言发热是省文也。从"若太阳病证不罢者"至"当解之熏之"为第二段。邪入阳明，表证与里实并见，当遵先表后里之法，所以说"太阳病证不罢者，不可下，下之为逆"。先行解表也要"小发汗"，是因前已发汗，意在存护阳明津液。邪入阳明，阳气怫郁于阳明经表，阳明经脉行于面部，其经气郁遏，则见满面通红，此即所谓"面缘缘正赤"。此时二阳经表之证并存，治当"解之熏之"，皆属汗法之列，发汗以解二阳经表之邪。从"若发汗不彻"至"以脉涩故知也"为第三段。太阳病发汗不彻，则不足以能够达到解表的效果。当汗不汗，使太阳表邪入侵阳明经表，阳气怫郁不得发泄，阳郁化热，热扰心神则生烦躁；外气闭郁，肺气失宣，则见"短气"；二阳邪气不解，营卫涩滞不利，则痛无定处，时而腹部，时而四肢，找不到确切的压痛点。这只是因为汗出不彻的缘故，即"但坐以汗出不彻故也"。故此再发汗使二阳经表之邪得解，阳郁得以畅达则愈。除上述证候外，还可从"脉涩"知是汗出不彻。"脉涩"是邪气凝滞，营卫郁遏之征，故知是汗出不彻也。）

49条 脉浮数者，法当汗出而愈。若下之，身重心悸者，不可发汗，当自汗出乃解。所以然者，尺中脉微，此里虚，须表里实，津液自和，便自汗出愈。（本条论误下致里虚者禁汗。既言"脉浮数者，法当汗出而愈"，说明其病在表，所以当汗出而愈。如此发汗解表，驱邪外出，方为正治。若误以此脉为在里之实热，妄用攻下，不仅表证不解，且徒伤正气，甚致发生变证。如下后身重、心悸、尺脉微等，说明正气受损，重在阳虚。盖清阳之气不能充实肢体，加之表未解，内外困顿，故身重；阳虚心神无所主，则心悸；尺以候里，微主阳气虚，故曰"此里虚"。里虚表未解者，重在补其不足，使正气来复，气血充沛，阳气温煦，津液自和。此乃不用发汗而汗出邪祛之法，即"须表里实，津液自和，便自汗出愈"也。)

50条 脉浮紧者，法当身疼痛，宜以汗解之。假令尺中迟者，不可发汗。何以知然？以荣气不足，血少故也。(本条论述营血不足虽有表证也禁用汗法。浮紧为风寒在表之脉，身疼痛乃风寒在表之证，脉证合参，证为太阳伤寒，"宜以汗解"。若脉反见迟滞无力者，则为营血亏虚，虽有表证存在，亦不可强发其汗。盖汗为心液，血汗同源，若本营血不足，而更发其汗，则犯虚虚之诫。)

51条 脉浮者，病在表，可发汗，宜麻黄汤。

52条 脉浮而数，可发汗，宜麻黄汤。(此二条详脉略证，即借脉浮、脉浮数，以代表太阳表实证。既曰"病在表，可发汗，宜麻黄汤，"则当有表实可汗之发热、恶寒无汗，头痛、身痛等证。证候如此，而脉象则受多种因素影响，如感邪轻重，体质强弱、发热程度等而小有差异。故应脉证合参，不可执一而论。)

53条 病常自汗出者，此为荣气和。荣气和者，外不谐，以卫气不共荣气和谐故尔。以荣行脉中，卫行脉外，复发其汗，荣卫和则愈，宜桂枝汤。(本条论述杂病营卫失和证治。"荣气和"指营阴本无病。"谐"是调和之义。"常自汗出者"，是其营阴原本无病，乃是因为卫气不能和营阴相谐和，不能固守营阴的缘故。故曰"外不谐"也。荣行脉中，卫行脉外，本生理之常。即卫阳行脉外而固护营阴，营阴行脉中而滋助制约卫阳，营与卫，内与外相互合和，平衡无恙。若卫不固营，营阴失护而外泄，故用桂枝汤发汗以和营卫，使二者相合则自汗可止。且方中芍、枣、草酸甘化阴以滋营，桂、甘辛甘化阳以助卫，于此证多有裨益。本条未言太阳病，也无其他外感表证，此言"病"，提示乃营卫失和之自汗证，非外邪所致，当是营卫自身相互谐和的功能失调所致之杂病范畴，从而说明桂枝汤可用于杂病之营卫失和之自汗证也。)

54条 病人脏无他病，时发热，自汗出，而不愈者，此卫气不和也。先其时发汗则愈，宜桂枝汤。(论时发热自汗出的病机和治法。"病人脏无他病"，是说脏腑无病；其"发热自汗出"者，为时作时休，且不伴见

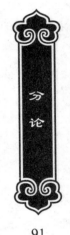

分论

91

脉浮头痛、鼻塞流涕等风寒外感之症。此示发热自汗非太阳表证所致，乃卫外不能固密，开阖失常，卫无营制，则呈虚性亢奋而发热；营无卫护，则外泄而汗出。然此发热自汗，是承上条营卫失和之证也。上一条曰"营气和"，此条曰"卫气不和"，是从不同侧面探讨营卫不和之病机，53条主证为"常自汗出"，54条为"时发热自汗出"，虽主证不同，而病机一致，故均可予桂枝汤，发汗解肌，调和营卫。"先其时发汗"，是指在发热汗出之先，予桂枝汤取汗，令营卫调和而愈，亦防汗出太过。）

55条 伤寒脉浮紧，不发汗，因致衄者，麻黄汤主之。（本条论伤寒失汗致衄的证治，太阳伤寒表实证，法当汗解，使风寒外散，营卫和调，其病可愈。今当汗失汗，则外邪不解，依然卫气被遏，营阴郁滞，在表之阳热较重，损伤阳络，以致鼻衄。虽衄但太阳伤寒脉证未解，说明其衄血不多，邪未能随衄而解，故主之以麻黄汤发汗散寒，分消营中之邪，汗出邪却，热退身和，鼻衄也会自止。此即以汗代衄之法。第46条是服麻黄汤后外邪未解，郁甚于经，损伤阳络，络伤血溢热泄，邪从衄解之证。第47条是未经服药，失于发汗，在表之阳气较重，损伤络脉，病邪随衄而解，故称"自衄者愈"。本条为当汗失汗而衄，且衄后病邪不解，表实证仍在，无内热烦躁等，故仍以麻黄汤发汗解表。）

56条 伤寒不大便六七日，头痛有热者，与承气汤。其小便清者，知不在里，仍在表也，当须发汗；若头痛者必衄，宜桂枝汤。（本条根据小便清否，辨表里证治。"伤寒"泛指外感病。外感病六、七日不大便，又见头痛、发热等证，为里热成实，浊热上攻所致者，当与承气汤类导热泻实。如小便清白而不赤黄，说明虽有多日不大便，而非里实之证也。其头痛有热当是表邪不解，故"当须发汗"。但毕竟有不大便，故以桂枝汤解肌为宜，如用麻黄汤，则恐汗出太多更不利排便。其头痛不已，为表证不罢，邪郁较重，正气抗邪，则有鼻衄作解的可能。）

57条 伤寒发汗已解，半日许复烦，脉浮数者，可更发汗，宜桂枝汤。（本条论伤寒汗解不久又出现表证的治法。太阳伤寒，以辛温发汗解散外寒，本属正治。然病解未久，再次出现发热、恶寒，头痛等，是谓复烦。

脉象虽数，而与浮脉并见，更无他经证象可察，知病证依然在表。盖汗出之后，腠理得以开泄，故不宜峻汗，恐汗多伤正，或酿他变，而只宜桂枝汤解肌祛风，调和营卫。可见太阳伤寒固宜麻黄峻汗，而汗后不解，只宜桂枝和之。）

58条 凡病，若发汗、若吐、若下、若亡血、亡津液，阴阳自和者，必自愈。（本条论凡病，阴阳自和者，可自愈。阴平阳秘为生理之常，阴阳乖戾为病理之变，凡病皆是阴阳偏颇而不相谐和所致。文中"凡病"，所指范围甚广，而非单伤寒、中风也。其四个"若"字，前三个表并列，第四个表因果。然凡病，或经发汗，或经涌吐，或经泻下，大邪虽去，因而却导致阴血与津液受损，此时只要机体化源尚存，犹可通过自我调节机能而使阴阳之气调和，从而达到不药自愈的结果。可见"阴阳自和"是中医治疗学上的一个重要学术思想，不独对亡血亡津液如此，而应贯穿于治疗的全过程。）

59条 大下之后，复发汗，小便不利者，亡津液故也。勿治之，得小便利，必自愈。（本条论误治伤津而小便不利者，禁利小便，必待津复自愈。大下之后，复发汗，乃治疗失序。大邪虽去，但已耗伤津液，终致化源不充，小便量少，即所谓"小便不利"。因之小便不利者，切勿再用利小便之法。盖小便不利，本由津伤所致，若再利其小便，势必津液愈伤，而病情愈重，故曰"勿治之"。必待津液回复，化源充沛，水津四布，五津并行，则小便自利，其病可愈。此"勿治之"，指不可利小便，并非坐待病愈，不可不知。）

60条 下之后，复发汗，必振寒，脉微细。所以然者，以内外俱虚故也。（本条论述误治伤阳，以致表里阳气皆虚的脉证。"振"，战也，动也。"振寒"即因恶寒而战傈，是表阳不足，温煦失司的反映；"脉微细"，微主里阳虚，细主阴血虚，微细则主阴阳气俱虚而又以阳虚为主。之所以出现这样的脉证，是由于下后复汗，致表里阳气俱虚的缘故。上条言下后反汗而伤阴，本条言下后反汗而伤阳，可见治疗不当所致变证之多端。上条津伤犹可复，本条表里阳气俱伤，未言自愈，提示人体阳气的重要性，故在临证治疗时，尤要注意扶阳气。）

61条 下之后，复发汗，昼日烦躁不得眠，夜而安静，不呕，不渴，无表证，脉沉微，身无大热者，干姜附子汤主之。

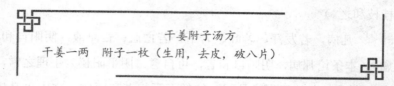

干姜附子汤方
干姜一两　附子一枚（生用，去皮，破八片）

右二味，以水三升，煮取一升，去滓，顿服。

本条论述下后复汗，致肾阳虚衰的证治。病有当汗而汗，当下而下者，先汗后下之法，若汗下颠倒是为误治；若不当汗而汗，不当下而下更属误治。误治后，阳气大伤，阴寒内盛，虚阳外扰，心神不安，故生烦躁。盖人与天地相关，昼日阳气旺盛，阳虚之人，可得天时阳气之助，尚能与阴邪抗争，故见昼日烦躁不得眠；夜间阳气衰弱，阴气旺盛，以阳虚之体，无阳相助，无力与阴邪抗争，故"夜而安静"。"不呕，不渴，无表证"，不呕，则无少阳证；不渴，则无阳明证；无表证，是无太阳证，以此说明烦躁一证与三阳无关。盖脉沉主里，微主阳虚，脉证合参，确为阳虚阴盛无疑。"身无大热"，一则言无三阳热象，再则言阳衰阴盛，虚阳外扰之真寒假热。盖真阳大衰，病及少阴，则有阴盛格阳，虚阳外脱之险。故方用干姜附子汤急救回阳，免生他变。干姜附子汤：本方仅干姜、附子二药，附子辛热燥烈，通行十二经脉，补真阳，破阴寒，生用力更峻猛，但善攻而不善守。重用干姜，辛热温中，守而不走，效力持久，既能助附子破阴回阳，又能挟制其走散，共成有制之师。本方实即四逆汤去甘草，因本证虽不如四逆汤证下利清谷，四肢厥逆、脉微细、但欲寐之重，但却是下后复汗，肾阳虚衰，证势急迫，故去甘草之恋缓，只取姜、附之辛温，且一次顿服，药力集中，功在速效，以防残阳外亡。

62条 发汗后，身疼痛，脉沉迟者，桂枝加芍药生姜各一两人参三两新加汤主之。

新加汤方

桂枝三两（去皮）　芍药四两　甘草二两（炙）　人参三两
大枣十二枚（擘）　生姜四两

右六味，以水一斗二升，煮取三升，去滓，温服一升。本云：桂枝汤，今加芍药，生姜，人参。

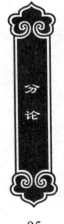

　　本条论述汗后营气不足证治。汗法为表证而设，表证常见身疼痛，但汗后若表邪已解，身痛亦当消失。今发汗后仍有身疼痛，是属表未解或是另生新证？欲决其因，自当凭脉辨证。"脉沉迟"，沉主病在里，迟主营血少，是知此身疼痛，乃营气不足，阴血虚衰，肌肤失养而致。桂枝加芍药生姜各一两人参三两新加汤：本方用桂枝汤和营调卫，加重芍药剂量以养营血；加人参补气养营；加重生姜之剂量在于领药力走表。诸药合用，共成调补营卫，补养气血，以除身疼之剂。

　　63 条　发汗后，不可更行桂枝汤。汗出而喘，无大热者，可与麻黄杏仁甘草石膏汤。

麻黄杏仁甘草石膏汤方

麻黄四两（去节）　杏仁五十个（去皮尖）　甘草二两（炙）
石膏半斤（碎，绵裹）

右四味，以水七升，先煮麻黄，减二升，去上沫，内诸药，煮取二升，去滓，温服一升。

　　本条论汗下后，邪热壅肺作喘的证治。太阳伤寒发汗后，仍可用桂枝汤者，在于太阳表证未解，亦未生他变者，可与桂枝汤调和营卫，解肌祛风。今曰汗下后"不可更行桂枝汤"，知表证已不复存在，文中曰"汗出而喘，无大热"，是汗下后引邪深入，邪入化热，肺热炽盛，气逆发喘；又因肺合皮毛，肺热熏蒸，逼迫津液外走毛窍，故汗出；无大热，是表无大热，而热壅于里，并非热势不甚。此为本条主要证候，若结合临床，其多与与咳嗽、口渴、苔薄黄，脉数等证并见。本证以气喘为主症，应注意与麻黄汤证、小青龙汤证、桂枝加厚朴杏子汤证鉴别。麻黄汤证之喘，必表实无汗，身疼腰痛，骨节疼痛。小青龙汤证之喘，亦具备表实无汗特征，有水饮内停，而无里热可言。桂枝加厚朴杏子汤证之喘，与自汗恶风脉浮等并见，亦无内热存在，循此辨析，区分不难。麻杏石甘汤方：本方由麻黄，杏仁、炙甘草、石膏四药组成。用麻黄不在于发汗解表，而在于宣肺平喘；配石膏之辛寒，可清宣肺中闭郁之邪热；杏仁苦降，以降肺气之逆，并助麻黄之宣；甘草以缓肺气之急且调和诸药，补益中气。

64条　发汗过多，其人叉手自冒心，心下悸，欲得按者，桂枝甘草汤主之。

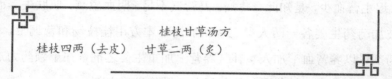

桂枝甘草汤方
桂枝四两（去皮）　甘草二两（炙）

右二味，以水三升，煮取一升，去滓，顿服。

本条论发汗过多，损伤心阳的证治。心属火为阳脏，汗乃心之液，为阳气所化生，今发汗过多，心阳随汗液外泄，以致心阳虚损。心阳虚则心无所主，故悸动不安；"冒"，蒙也，覆盖，按压之意。其人双手重叠按压在心前区，是在安定心悸之苦，正是内虚喜按之象，此即"心下悸，欲得按"也。证除心悸外，常伴有胸闷、气短、乏力等。桂枝甘草汤主之以是温补心阳。桂枝甘草汤：本方仅桂枝，甘草二药，桂枝辛甘温以补心阳，甘草甘温以滋心液。二药合用，辛甘化阳以补心阳，心阳得复，则悸动自安。一次服，取药力集中，功专力锐之意。

65条　发汗后，其人脐下悸者，欲作奔豚，茯苓桂枝甘草大枣汤主之。

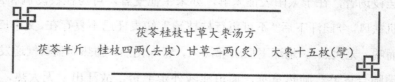

茯苓桂枝甘草大枣汤方
茯苓半斤　桂枝四两（去皮）甘草二两（炙）　大枣十五枚（擘）

右四味，以甘澜水一斗，先煮茯苓，减二升，内诸药，煮取三升，去滓，

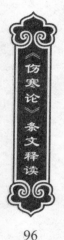

温服一升，日三服。

作甘澜水法，取水二斗，置大盆内，以杓扬之，水上有珠子五六千颗相逐，取用之。

🌀本条论汗后心阳虚欲作奔豚的证治。本条为汗后心阳气虚损，下焦水气欲上逆所致。然心属火，肾属水，心火充足，可下济于肾，使肾水不寒；且能蒸腾化气，水气上升以调心火，使心火不亢，故为水火交泰。今汗不如法，致伤心阳，则心火不能下蛰于肾，肾水难以蒸化，而停于下焦，故欲乘心阳之虚，而欲向上僭越，故脐下筑筑然跳动不安，如奔豚之将作。注：本条证情，仅脐下跳动不安，而无奔豚之典型证。茯苓桂枝甘草大枣汤方，温通心阳，化气行水。本方用桂枝甘草辛甘化阳，以补心阳之虚，而桂枝更有伐阴邪以降冲逆之效；茯苓甘淡，健脾气，固中气，利水邪，行津液，安魂魄，养心神。重用至八两，又将其先煮，在于增强健脾伐水之功。大枣既实中州，又防渗利伤津之弊。因本病以水邪为患，故在煮药时用水，其意是减少水寒之性，以免有助水邪之患。

66 条 发汗后，腹胀满者，厚朴生姜甘草半夏人参汤主之。

> **厚朴生姜甘草半夏人参汤方**
> 厚朴半斤（去皮，炙） 生姜半斤（切） 半夏半升（洗）
> 人参一两 甘草二两（炙）

右五味，以水一斗，煮取三升，去滓，温服一升，日三服。

🌀本条论脾虚气滞腹胀的证治。汗后腹胀，以方测证，可知其为发汗后脾气被伤，运化水湿之功能受挫，以致湿留生痰，痰湿中阻，气机不畅，而出现腹胀满。以其既有脾气不足，又有痰湿凝结，气机壅滞，故为虚实夹杂之证。厚朴生姜半夏甘草人参汤：健脾温运，宽中除满。厚朴行气消满，燥湿而温运。生姜辛温，宣阳行阴，走而不守。半夏和胃降逆，而兼化湿开结之功，三药同用，则能疏通气机，宽中除满。人参、甘草补益脾胃，而助其健运，是为消补兼施之剂。然则药物剂量大有差异，如厚朴、生姜各半斤，半夏半升，知其量重力宏，而甘草二两，人参一两，知其量小，旨在缓补脾胃，对实多虚少之证尤为相宜。

67条　伤寒若吐、若下后，心下逆满，气上冲胸，起则头眩，脉沉紧，发汗则动经，身为振振摇者，茯苓桂枝白术甘草汤主之。

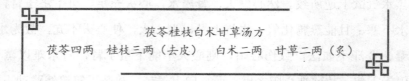
茯苓桂枝白术甘草汤方
茯苓四两　桂枝三两（去皮）　白术二两　甘草二两（炙）

右四味，以水六升，煮取三升，去滓，分温三服。

本文论脾阳虚水气内停的证治。伤寒当以汗解，今误施吐下后，致脾阳虚弱，水饮内停。然脾为湿土，得阳和之气，方能运化而转输四旁，今脾阳因误治而伤，运化失职，则水液留中，而为饮邪。水气变动不居，上逆犯胸，则心下逆满，气上冲胸；上犯巅顶，清阳受蒙，则起则头眩；脉沉主水，脉紧主寒，脉沉紧，亦为水气搏激之象。脾阳虚弱，水饮内停，当施温阳健脾，利水化饮之法，若医者失察，误以脉沉紧为寒盛，而误用汗法，必致阳虚更甚，筋脉失养，更致水气浸渍，动伤经脉之气，而身体为之振颤动摇也。茯苓桂枝白术甘草汤：温阳健脾，利水化饮。茯苓补消兼行，补益心脾而淡渗水湿，利水之中寓通阳之意；桂枝通阳化气，化气之中而见利水之功，白术健脾燥湿，脾健则运化复常，则停饮可行，更与苓桂为伍，则健脾利水之功，相辅相成。炙甘草健脾益气，以助运化而调和诸药。

68条　发汗，病不解，反恶寒者，虚故也，芍药甘草附子汤主之。

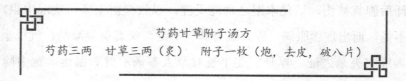
芍药甘草附子汤方
芍药三两　甘草三两（炙）　附子一枚（炮，去皮，破八片）

右三味，以水五升，煮取一升五合，去滓，分温三服。

本条论汗后阴阳两虚的证治。本条从用汗法治疗来看，应该是太阳表证。然表证汗后恶寒当罢，今"反恶寒"，并说"虚故也"，说明今之恶寒已非表证，而是由于汗后阳虚，肌肤空疏，失于温煦所致。从所用方药看，芍药甘草汤，为治阴虚脚挛急之主方，因知其虚，除阳虚恶寒外，当有阴虚，经脉失养，而致脚挛急等证，故实属阴阳两虚证尔。文曰"病不解"非表证不解，乃病不解也。芍药甘草附子汤：扶阳益阴。方由附子、甘草、芍药三药组成。附子力大气雄以补阳气之虚；芍药滋营养血以补阴气之衰；炙甘草合附子则化阳，遇芍药则化阴，共奏阴阳双补之功。

69条 发汗，若下之，病仍不解，烦躁者，茯苓四逆汤主之。

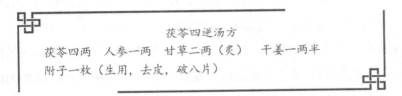

茯苓四逆汤方
茯苓四两　人参一两　甘草二两（炙）　干姜一两半
附子一枚（生用，去皮，破八片）

右五味，以水五升，煮取三升，去滓，温服七合，日三服。

本条论汗下后阴阳两虚、烦躁的证治。发汗或攻下后，病仍不解，非表证不解，而是仍在患病，与 68 条"病不解"同义。发汗太过，易伤其阳，而复误下，则易伤阴，于是成阴阳两虚之证。阳虚则神气浮越，阴虚则阳无所依恋，故生烦躁。茯苓四逆汤：回阳益阴。方中干姜、生附子辛热，破阴寒而壮元阳。炙甘草甘温补中，与上二味为伍，既为辛甘化阳之用，亦有甘守于内之意。人参大补元气，益津气，补五脏，安精神，定魂魄，与四逆汤合用，于回阳中有益阴之效，益阴中有助阳之功，重用茯苓者，一则助姜、附通阳利水以消阴翳，协人参壮元阳以安精神。阴阳平秘，水火互济，则烦躁可愈。本条叙证过简，从病者烦躁而主以茯苓四逆汤看，本证确属阴阳两虚，而以阳虚为主，故可见恶寒、肢厥、下利、脉沉微等证。盖本方由四逆加人参汤再加茯苓而成，观四逆汤证多有阳虚烦躁。下利肢厥等证，可见四逆加人参汤不惟治阳虚、吐利、烦躁，更兼益气而生阴之效。其加重茯苓者，一则可增强宁心、通阳之功，再则在温阳益气基础上，确有破阴寒、行水气之功。笔者常以此方为主，酌情加减，治疗慢性充血性心力衰竭（阳虚水泛为主）、慢性肾炎水肿（病机同前）等，其疗效尚称满意。

70条 发汗后，恶寒者，虚故也；不恶寒，但热者，实也。当和胃气，与调胃承气汤。

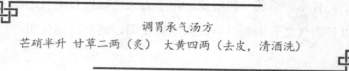

调胃承气汤方
芒硝半升 甘草二两（炙） 大黄四两（去皮，清酒洗）

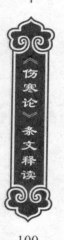

右三味，以水三升，煮取一升，去滓，内芒硝，更煮两沸，顿服。

本条论发汗后虚实不同的辨证。本条为发汗后之变证，而变证有虚有实，其虚实之根由，常与病人体质有关。虚弱之人，发汗易致伤阳损阴，故变为虚证；阳旺之体，发汗后，病邪易从热化，而变为阳热实证。本条前段"发汗后，恶寒者，虚故也"，是承接68条"发汗，病不解，反恶寒者，虚故也，芍药甘草附子汤主之"而来。其恶寒，多为无热恶寒，其脉必沉微或沉细，口中和而不燥渴，知为汗后阳气已虚，当从虚寒或阴阳两虚论治。本条后段"不恶寒但热者，实也，当和胃气，与调胃承气汤"，乃素体阳旺之人，或辛温过剂，使邪从热化，入阳明之腑，为燥热成实之候。故曰"不恶寒，但热者，实也"。调胃承气汤方义见前第29条，但29条是为清胃热，和胃燥而设，故少少与饮之，令胃气和则愈。本条则为汗后邪入阳明，迅速化燥成实而设，故顿服一升，泄热去实，润燥和胃。可见同方同药，服法不同，取意各异矣。

71条 太阳病，发汗后，大汗出，胃中干，烦躁不得眠，欲得饮水者，少少与饮之，令胃气和则愈。若脉浮，小便不利，微热消渴者，五苓散主之。

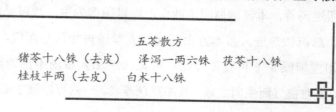

五苓散方
猪苓十八铢（去皮） 泽泻一两六铢 茯苓十八铢
桂枝半两（去皮） 白术十八铢

右五味，捣为散，以白饮和，服方寸匕，日三服，多饮暖水，汗出愈。如法将息。

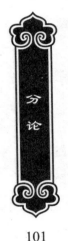

🌥本条辨胃津不足与蓄水证的证治。太阳病使用汗法，总以遍身微汗为佳，自必汗出邪解，今发汗而大汗出，非其法也，逐生变证。见其一，大汗出虽表病不在，但过汗液伤，然胃为水谷之海，足阳明经脉上通于心，汗后胃中津液不足，燥热之气上扰心神，则"烦燥不得眠"；胃中虚燥，则渴欲饮水；所幸液伤不重，燥热尚轻，更无结实之象，故只须少量频饮汤水，补其不足，滋其干燥，津复胃和则可不药而愈。见其二，"大汗出后，仍见脉浮，发热，知表证未尽仍在太阳。然太阳表证，无小便不利，消渴之证，究其机理，乃太阳经邪不解由经入腑而影响膀胱气化功能，膀胱气化不利，水邪内蓄，则小便不利；津液不能输布上承，则见口渴思饮，饮不解渴之"消渴"。故成外有表邪，内有蓄水，太阳经腑同病之蓄水证。五苓散方：化气行水，兼以解表。方由猪苓、茯苓、泽泻、白术、桂枝五药组成。方中二苓、泽泻淡渗利小便以祛所蓄之水邪；白术味甘，健脾燥湿，助脾之转输，使水精得以四布；桂枝辛温，通阳化气，且又解肌祛风。诸药合用，则发汗以利小便，开鬼门，洁净府，有表里双解之效。"白饮"即白米汤。此用白米汤和五苓散服，以助药力；"多饮暖水"以资化源，助发其汗也。本条把大汗出后出现的两种不同的口渴证并列论述，一为胃津不足，欲得饮水，治当内补水液；一为水蓄于内，口渴消水，治当利尿行津。这对临床辨证颇有启迪。

72条 发汗已，脉浮数，烦渴者，五苓散主之。（本条补述蓄水证的脉证。"发汗已，脉浮数"，说明太阳病，汗后表证仍在；又见心烦、口渴，从"五苓散主之"得知，当是病邪兼入太阳之腑，影响膀胱气化功能，以致水蓄不化所致。盖其水蓄不能蒸腾化气上承布津，故口渴；汗后胃中津液不足，燥热之气上扰心神，则"心烦"；本条未言小便利，当是省文。本条承接上条，补述太阳蓄水的脉证，宜彼此互参。）

73条 伤寒，汗出而渴者，五苓散主之。不渴者，茯苓甘草汤主之。

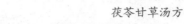

茯苓甘草汤方

茯苓二两　桂枝二两（去皮）　生姜三两（切）　甘草一两（炙）

右四味，以水四升，煮取二升，去滓，分温三服。

本条论五苓散证与茯苓甘草汤证的证治鉴别。伤寒汗出后，以口渴与否，辨五苓散与茯苓甘草证。五苓散证由汗后表邪循经入腑，影响膀胱气化功能，以致水停下焦，蓄而不行，则津液无以上承，故见口渴；茯苓甘草汤证乃汗后胃阳不足，难以腐熟蒸化水谷，以致水停中焦，其膀胱气化功能尚未受到影响，津液尚能输布，故口不渴。盖此二方，均为化饮行水之方，而病位有中、下之别。五苓散证为下焦蓄水，故多有小便不利等证，茯苓甘草汤证为水停中焦，水饮最易上逆为患，故可出现肢厥。心下悸，小便通利等。茯苓甘草汤：温中化饮，通阳利水。本方由茯苓、桂枝、生姜、炙甘草四药组成，方中茯苓甘平，健脾利水；桂枝辛温，通阳化气；生姜辛温，温胃散饮；炙甘草甘温，补虚和中，共成温中化饮，通阳利水之剂。本方实为苓桂术甘汤去白术，易生姜而成。重用生姜，旨在温胃散饮，临证凡胃虚水蓄中焦者，皆可使用。

74条　中风发热，六七日不解而烦，有表里证，渴欲饮水，水入则吐者，名曰水逆，五苓散主之。（本条论述太阳蓄水而致水逆的证治。本条为蓄水重证，其证候及病机当与 71、72 条合看。太阳病头痛、发热、恶寒、脉浮等表证，经过六七日之久，尚未解除，此即表证；又因病邪循经入腑，膀胱气化不利，水饮停蓄，故小便不利，为必有之证，文中未言，省文也，此即里证也。口渴如前所述，乃气不化津，津不上承所致；且因蓄水较重，不能趋之于下，逆而上犯，胃腑受其冲激，故饮水则吐，名曰水逆。本条与蓄水证之脉证病机基本一致，仅增呕逆一症，故治法与蓄水证相同，主用五苓散。）

75条　未持脉时，病人手叉自冒心，师因教试令咳而不咳者，此必两耳聋无闻也。所以然者，以重发汗，虚故如此。发汗后，饮水多必喘，以水灌之亦喘。（本条论重发汗致心、肾两虚证和汗后正虚，水寒伤肺证。"持"即执脉、诊脉。"手叉自冒心"，是阳虚心悸之证；"教试令咳，而不咳者"，乃重发其汗，过汗伤肾，肾虚耳窍失养，则耳聋听不见医者的问话。"灌"浇也。"以水灌之"，指以冷水浇洗而退热的一种物理降温疗法。大病汗后，多有津伤气亏，正气不足之象。如因胃津不足而感口渴者，当少少与饮之。若过饮，特别是暴喝冷饮，气虚不足以运化，致饮聚中焦。然肺脉起于中焦，下络大肠，还循胃口，上属于肺。水饮之邪循经上迫，肺气不利则可致喘。如余热未尽而尚有身热者，用冷水浇浴以求退热，则因汗后正虚，皮毛受寒，多会内舍于肺，肺失宣降，亦可致喘。此即"形寒饮冷则伤肺"之意。）

76条 发汗后，水药不得入口为逆，若更发汗，必吐下不止。

发汗吐下后，虚烦不得眠；若剧者，必反复颠倒，心中懊憹，栀子豉汤主之。若少气者，栀子甘草豉汤主之。若呕者，栀子生姜豉汤主之。

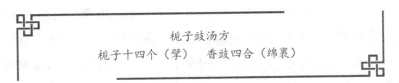

栀子豉汤方

栀子十四个（擘）　香豉四合（绵裹）

右二味，以水四升，先煮栀子，得二升半，内豉，煮取一升半，去滓，分为二服，温进一服，得吐者，止后服。

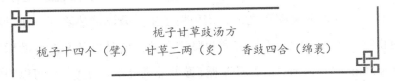

栀子甘草豉汤方

栀子十四个（擘）　甘草二两（炙）　香豉四合（绵裹）

右三味，以水四升，先煮栀子、甘草，取二升半，内豉，煮取一升半，去滓，分二服，温进一服，得吐者，止后服。

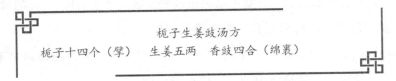

栀子生姜豉汤方

栀子十四个（擘）　生姜五两　香豉四合（绵裹）

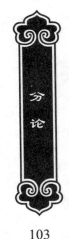

右三味，以水四升，先煮栀子、生姜，取二升半，内豉，煮取一升半，去滓，分二服，温进一服，得吐者，止后服。

　　本条论汗后胃虚吐利证和汗、吐、下后热扰胸膈的证治。汗后致使水药不进，可知发汗不当致胃气大伤，其属误治，故曰"为逆"。若一误再误，一汗再汗，必更伤中气，而致升降紊乱吐泻不止。误治致烦，有虚实之别。"虚烦"是和实烦相对而言，邪热与痰水、肠胃糟粕、宿食、湿浊等有形之邪相结，皆可致心烦，甚则心中懊憹，以其邪之有形，故称"实"。本条所述，乃因汗、吐、下后，表邪入胸，无形之邪热留扰蕴郁胸膈，并未与有形之邪相结，故称"虚"，并非指正气虚衰。无形之邪热蕴郁心胸，热扰心神，轻则"心烦不得眠"重则展转反侧，心中懊憹，故用栀子豉汤清宣郁热以除烦。栀子豉汤：清宣郁热除烦。栀子豉汤由栀子、豆豉二药组成。栀子苦寒，清利三焦，导热下行，体轻上浮，清中有宣；豆豉味薄气寒，解表宣热，和胃降气，宣中有降。二药相合，清宣互济，既可清宣郁热而除烦，又可调理气机之升降，对治火郁胸膈之证很是合拍。先煮栀子取其味降，后纳豆豉取其气宣，以其气味轻薄，久煮则失掉宣散的作用。"少气"是火热伤气之证。胸为气海，火郁胸膈，极易伤气，气虚则兼见少气不足以息，故治当清热泄烦兼以益气，但益气药中参、芪之类偏于温补，唯甘草味甘，性尚平和，益气缓急而不助热。故在栀子豉汤中增入甘草一味，此即栀子甘草豉汤。火郁胸膈，进而迫胃，胃失和降，因而兼见呕恶之证。治用栀子生姜豉汤清热除烦，兼以和胃降逆止呕。生姜在此，不仅有和胃降逆之效，而且以其辛散可助栀豉宣泄火郁之邪。"得吐者，止后服"：栀、豉并非催吐剂，为何药后可以得吐？这是因为本证火郁胸膈，胸中气机被遏，正气被困而不得伸展。药后火郁得宣，正气得伸，正胜邪却，祛邪外出，则可有吐而作解的机转。一但得吐，则说明邪热已泄，就不必再进汤药，故当"止后服"。火郁越甚，郁烦懊憹越严重，药后正邪斗争越激烈，作吐的机会也越多。但对一般火郁心烦之证，因其正邪斗争尚达不到这样激烈的程度，故药后多不出现呕吐的反应，只要热泄烦除，同样也当止后服。

77条　发汗，若下之，而烦热胸中窒者，栀子豉汤主之。

78条　伤寒五六日，大下之后，身热不去，心中结痛者，未欲解也，栀子豉汤主之。

（以上两条与76条病机相同不再赘述。）

79条　伤寒下后，心烦腹满，卧起不安者，栀子厚朴汤主之。

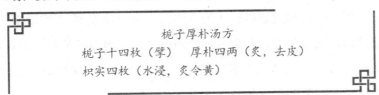

栀子厚朴汤方
栀子十四枚（擘）　厚朴四两（炙，去皮）
枳实四枚（水浸，炙令黄）

以上三味，以水三升半，煮取一升半，去滓，分二服。温进一服，得吐者，止后服。

本条论述虚烦兼腹满证治。伤寒下后之"腹满"，有因邪入阳明，与阳明有形之邪互结，而成阳明腑实者，其多为腹满而痛，大便秘结；有因郁热壅遏气机而致者，多见腹满而不痛，大便尚可。本条之"心烦、腹满"，则知并非阳明腑实，而是伤寒下后邪气内陷化热，热郁胸膈脘腹所致。栀子厚朴汤：清宣郁热，利气相满。栀子清宣郁热以除烦；厚朴苦辛偏温，下气消胀；枳实苦而微寒，破气除满，共成清宣郁热，利气相满之剂。本方实即小承气汤去大黄加栀子，亦可看作是小承气汤与栀子豉汤化裁的合方。因腹满只是气滞而非腑实，故不用大黄之泻实；因郁热已迫及脘腹，偏于内里，故不再用豆豉之宣透。

80条　伤寒，医以丸药大下之，身热不去，微烦者，栀子干姜汤主之。

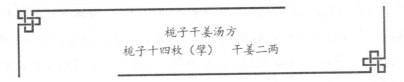

栀子干姜汤方
栀子十四枚（擘）　干姜二两

右二味，以水三升半，煮取一升半，去滓，分二服。温进一服，得吐者，止后服。

本条论虚烦兼中寒下利证治。伤寒大下后，邪陷化热则热不去；

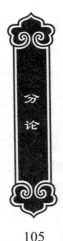

热扰胸膈则心烦。其"微烦"，是较"心中懊憹、反复颠倒"之"虚烦"重证要轻一些。大下之后，中气受伤，以方测证，当有便溏、下利。这是热郁胸膈，中寒下利，寒热错杂之证，故用栀子干姜汤苦寒与辛热并用，栀子清热以除烦；干姜温中以止利也。

81条　凡用栀子汤，病人旧微溏者，不可与服之。（本条论栀子汤的禁忌证。栀子汤，指上述以栀子为主要药物的一类方剂。"旧微溏"指素来大便溏薄，这多是脾胃阳虚或脾肾阳虚之人。因栀子苦寒，走而不守，易伤阳气，故对"旧微溏"者当禁用。但如这类人，又患虚烦证时，可仿照上条栀子干姜汤寒热并行之法治之。）

82条　太阳病发汗，汗出不解，其人仍发热，心下悸，头眩，身瞤动，振振欲擗地者，真武汤主之。

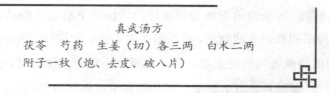

真武汤方
茯苓　芍药　生姜（切）各三两　白术二两
附子一枚（炮、去皮、破八片）

右五味，以水八升，煮取三升，去滓，温服七合，日三服。

本条论太阳病过汗伤阳而致水气泛滥的证治。太阳表证，汗之当解。然表证有虚实之别，汗法有峻缓之分，体质强弱各异。今虚人外感而过汗，邪气内陷入腑，致少阴阳气更虚。然少阴主水，今阳虚不能制水，致水气泛滥，上攻则为头眩心悸；外窜筋脉则身体振颤；"仍发热"者，非表邪尚存，乃阴寒水气格拒虚阳于外也。至于恶寒肢厥、腹痛下利、小便不利等，皆为阳虚水泛之常见症象，文中虽未言，临床审证不可不知。真武汤：温阳化气行水。本方由附子、生姜、白术、茯苓、芍药五药组成，方中附子炮用，辛而大热，扶阳消阴；生姜辛温，散寒行水；茯苓、芍药利小便，伐水邪；白术苦甘而温，健脾运湿，培土制水。共成温阳镇水之剂。当与少阴病篇所述本方证合参。

83条　咽喉干燥者，不可发汗。

84条　淋家不可发汗，发汗必便血。

85条　疮家虽身疼痛，不可发汗，汗出则痓。

86条　衄家不可发汗，汗出必额上陷，脉急紧，直视不能眴，不得眠。

87条　亡血家，不可发汗，发汗则寒栗而振。

88条　汗家重发汗，必恍惚心乱，小便已阴疼，与禹余粮丸。

89条　病人有寒，复发汗，胃中冷，必吐蛔。

83～89条　论几种不可峻汗的病证及误汗后的变证，太阳表证当用汗法发散表邪，而峻汗之法仅适用于风寒邪气郁闭于表而致卫遏营郁之伤寒表实证。然辛温发汗法毕竟在祛邪之同时，会损阳耗阴，甚或助热化火。故而不管是否患有太阳表证，峻汗之法均不宜单独运用于阴阳虚弱、气血不足或阳热内蕴之各类患者，如淋家、疮家、汗家、亡血家等。如若误用，必致变证。手太阴与足少阴的经脉皆贯于喉，咽喉赖以肺肾阴液的滋养与润泽。今咽喉干燥，乃肺肾阴津不足所致。阴津不足，多生内热，若以辛温发汗，则伤阴增热易生变证，故虽有表证，亦当禁用。淋证多于湿热蕴蓄下焦，煎灼日久则必耗伤阴津。其久患淋证之人，多为阴虚蓄热之病体，虽复感外邪而兼表证，辛温峻汗之法，亦不宜单纯用之。若误用发散，必致阴液更亏，内热愈炽，络脉损伤血液妄行，可发生尿血变证，故淋家当禁汗也。"疮家"指久患疮疡流脓淌血而不愈者，皆属素体营血不足之人。如因营血不足，肌肤失养，而见身疼痛，而误以辛温发汗，使其阴血更伤，筋脉失养，而发肢体拘急、项背强直等痓病。故曰疮家当禁汗矣。素患衄血之人，阴血日渐耗损，虽兼表证，亦不可径用发汗之治。如若误汗，阴液更伤，营血益虚，血虚风生，筋脉失养而额角两侧陷脉急紧弦劲；目睛失濡而直视不能转动自如；心神失于阴血之濡养而心烦不眠。故辛温峻汗之法衄家当禁。失血之人，阴血必亏。而气血相依，共荣共衰。汗法即可伤阳，亦复耗阴，故气血虚弱之亡血家，自不宜于辛温峻汗。若误汗之，必致气血更虚，失于濡养温煦，而发恶寒振战等变证，自是在所难免。故亡血之人兼感外邪，单纯峻汗，则属禁忌。素喜汗出之人，多为阳气不足，卫外失固，其时常汗出，则阴津亦因之匮乏。如此之证，自不宜汗；如若误汗，必致阳气更伤，阴液更

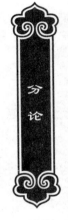

亏。气液匮乏，阴阳两虚，则心神失养而浮越，故神情恍惚，心烦意乱；阴津阳气不能濡养温煦，则溺后阴中涩痛不适。故与禹余粮丸为其主方，固涩敛阴，重镇安神。素体脾胃虚寒之人，感受外邪，治当温中解表，方用桂枝人参汤之类。若中虚不甚而表证明显，亦不宜麻黄剂峻汗，而宜桂枝汤解肌和营。若误用峻汗之法，必致中焦阳气更虚，脾胃升降失常，胃气上逆而发生呕吐。若肠中有蛔虫寄生，必因其寒而逆动，而发吐蛔之症。综而言之，汗法，尤其是辛温峻汗之法，既有迅速发散表邪之功效，亦有耗伤阳气阴津或助热化火之弊，运用时必须慎重。诸凡兼有气血阴阳虚弱或内热蕴蓄的表证，不得单独应用此法，必予变通后方可施用。）

90条　本发汗，而复下之，此为逆也；若先发汗，治不为逆。本先下之，而反汗之，为逆；若先下之，治不为逆。

本条论表里同病，当依缓急轻重不同而采取的不同治法。"复"反也，"逆"错也。表证兼有里实证，本应先汗、后下。若反先下，则为误治，极易使表邪乘机内陷而生变证。先发汗，则治不为错，待表解后，方可攻下。表里同病，若表证轻且缓，里证重且急，则当先攻里；如反先发汗，则属误治，也易发生变证。）

91条　伤寒，医下之，续得下利清谷不止，身疼痛者，急当救里；后身疼痛，清便自调者，急当救表。救里宜四逆汤；救表宜桂枝汤。（本条论表证兼里虚寒的先后治法及方药。伤寒表证，惟宜汗解，不应攻下，即若兼见里实之象，如若并非重危急下之证，亦宜遵循先表后里之法。今医者不察，误用下法，致脾肾阳气受损，病转少阴虚寒，然太阳表邪并未因下而尽陷少阴，故成表里并病之象。下利清谷不止者，少阴阳气虚衰，阴寒内盛故也，其恶寒脉微、肢厥身倦等虚寒诸症，自在不言之中；身疼痛者，缘于邪气羁绊太阳，经脉不利，营卫失调，则头疼项拘、寒热鼻鸣等象，亦当有所见。因其里气虚寒较急且重，故宜先里后表，急以四逆汤回阳救逆，温补脾肾，则下利厥逆可愈。若阳回利止而表犹未解者，继以桂枝汤调和营卫，解肌发表，则身疼可止。）

92条　病发热头痛，脉反沉，若不差，身体疼痛，当救其里，宜四逆汤。

四逆汤方

甘草二两（炙） 干姜一两半 附子一枚（生用，去皮，破八片）

右三味，以水三升，煮取一升二合，去滓，分温再服。强人可大附子一枚，干姜三两。

本条论述表实里虚当先治里的方法。太阳病，发热头痛身疼痛者，必见脉浮，今脉不浮反沉，多因少阴素体阳虚，复感外邪，或太阳少阴两感于邪，而成表里同病之证，故当伴见恶寒肢冷、面白神疲、下利清谷、微弱无力等症。此表寒而兼里阳虚弱，治之既可先里后表同 91 条所论之法，亦可表里同治如 301 条，方用麻黄附子细辛汤之类。如若发表与温里同施，但用此法后"若不差"，则示少阴阳衰较重，阳气难复，邪气也难去。即其里阳虚弱既重且急，故先予四逆汤回阳救逆，直救其里。里阳回复，则表邪每可自解。如若余邪未尽，则仍可继以解表和营，法如前条所论。四逆汤方：温里散寒，回阳救逆。四逆汤为温里散寒、回阳救逆之代表方，方中生用附子为主药，直走心肾，大辛大热，温壮阳气。干姜辛温，守而不走，擅温脾胃，与附子相伍，动静结合，可提高温里壮阳之功效。甘草炙用，性味甘温，功擅益气补中，与干姜相合，温中益气；与附子相配，既增其温壮之效，亦制其辛热之毒。三药合用，相互协同，且相互制约，共奏温里散寒、回阳救逆之功，主治少阴虚寒、阳气衰微之证。

93 条 太阳病，先下而不愈，因复发汗，以此表里俱虚，其人因致冒，冒家汗出自愈。所以然者，汗出表和故也。里未和，然后复下之。（本条论汗下失序所致眩冒及其预后。"冒"为头目眩晕，如物蒙蔽之证。"冒家"指患眩冒证之人。太阳病，先下后汗，治疗失序。下则伤阴气，汗则伤阳气，致使表里营卫气血皆伤，所以说"表里俱虚"。正气不足，邪气未去，清阳不能上充，邪气蒙蔽头目，因见眩冒。然亦有正气虽虚而不甚，邪气虽郁而较微者。当正气恢复，与邪激争，欲驱邪外出时，则可见眩冒加重，随之则汗出邪退阳气达表而自愈。若汗出表解之后，尚有大便秘结，心烦，

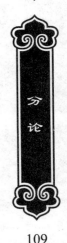

分论

发热等阳明燥热，里气不和之证，可酌用调胃承气汤以和胃气。）

94条　太阳病未解，脉阴阳俱停（一作微），必先振栗，汗出而解。但阳脉微者，先汗出而解；但阴脉微者，下之而解。若欲下之，宜调胃承气汤。（"脉阴阳俱停"指寸关尺三部脉皆隐伏不出，如同停顿。这是太阳病未解，气血被邪气郁遏，正气为积蓄抗邪力量，暂时屈而不伸，未能外达的反映。"振栗"指周身振动和心里寒慄，这是气血被邪气郁遏，郁极乃发，奋起与邪气激烈抗争。在正气未胜邪气时，则必先战栗不止，一但正胜邪却，正气得伸，则见发热，随之汗出而解。这种经过战栗、发热、汗出三个阶段而使邪气作解则叫"战汗作解"。因此，"脉阴阳俱停"，应是战汗发生前的一时性反映，也可以说是战汗的前兆，见此脉证，则可知战汗将要发生，战汗之后，脉即复常。"阳脉微"，指寸脉微，寸候主外，为表气被邪气所郁，暂时屈而不达的反映。正气祛邪，当从自汗而解。如不能自汗出愈，当用药物发汗。"阴脉微"，指尺脉微，尺候主内，为里气被实邪郁遏，暂时屈而不伸的反映。正气祛邪，当通过自下利而解。如不能自利而愈，当用药物泻下。泻下，以选调胃承气汤清热和胃润燥去实为宜。）

95条　太阳病，发热汗出者，此为荣弱卫强，故使汗出，欲救邪风者，宜桂枝汤。（本条补述太阳中风的病因病机及治疗。本条对太阳中风的证候特点，病因病机，治疗，作进一步补充说明，对本条证候的理解，应与第 1、2、12 等条合看，在此基础上，本条揭示太阳中风的基本证候是发热汗出，而基本病机则是营弱卫强。所谓卫强，并非正常的卫气功能强盛，而是因风寒外袭，卫气首当其冲，风寒欲入，而卫气浮盛于外，与之相争，则呈现发热等亢奋证象，即"阳浮者，热自发"之意；所谓营弱，亦非营阴真有虚损，而是与卫强相对而言，即卫气受风寒侵袭，失却固外开阖之权，则营阴虽未直接受邪，然亦不能内守，故使汗出，是呈相对不足状态，即"阴弱者，汗自出"之意。病证病机如此，欲救邪风者，自宜桂枝汤解肌祛风。调和营卫。）

96条　伤寒五六日，中风，往来寒热，胸胁苦满，默默不欲饮食，心烦喜呕，或胸中烦而不呕，或渴，或腹中痛，或胁下痞硬，或心下悸，小便不利，或不渴，身有微热，或咳者，小柴胡汤主之。

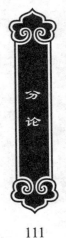

小柴胡汤方
柴胡半斤　黄芩三两　人参三两　甘草三两（炙）
半夏半升（洗）　生姜三两（切）　大枣十二枚（擘）

右七味，以水一斗二升，煮取六升，去滓，再煎，取三升，温服一升，日三服。

若胸中烦而不呕者，去半夏、人参，加栝蒌实一枚。

若渴，去半夏，加人参，合前成四两半，栝蒌根四两。

若腹中痛者，去黄芩，加芍药三两。

若胁下痞硬，去大枣，加牡蛎四两。

若心下悸，小便不利者，去黄芩，加茯苓四两。

若不渴，外有微热者，去人参，加桂枝三两，温复取微汗愈。

若咳者，去人参、大枣、生姜，加五味子半升，干姜二两。

　　本条论述太阳之邪传于少阳的证治。"伤寒五、六日中风"，即伤寒或中风五、六日，正处于太阳病或者痊愈，或者欲作再经之时。出现了"往来寒热、胸胁苦满、默默不欲饮食、心烦喜呕"小柴胡汤证的四大主症。邪入少阳，正邪分争于胁下，形成互有进退的病理变化，邪气胜则恶寒，正气胜则发热，寒来热往，热来寒往，故见"往来寒热"；足少阳之经脉"循胸，过季胁"，今少阳受邪，经气不利，则"胸胁苦满"；胆气抑郁，疏泄不畅，进而胃腑受纳功能失常，故心中抑郁不快，神情沉默不欲饮食；少阳胆与三焦皆内寄相火，受邪之后，气郁必致火郁，少阳火热上扰心神，故见"心烦"；胆病最易犯胃，胃失和降，上逆为呕，则喜呕。少阳司枢机之职，外通太阳，内接阳明，其受邪常有出表入里，或进或退的变化；又因其与三焦之气互相沟通，故其为病也有在上在下的差异。因此，少阳病的或见之证较它经为多，如邪结偏上，郁于胸胁，未犯胃腑，可见胸中烦闷但不呕；如火邪伤津，则见口渴；

肝胆气郁，横逆犯脾，脾络不和，则腹中作痛；少阳经气被郁，气机凝滞，则胁下痞硬；少阳受邪，三焦不利，水道不调，水饮内停，饮邪上凌则心下悸；水邪下蓄则小便不利；里气和而表气不和则见身微热；上焦气机不利，影响肺气宣降，则可见咳。小柴胡汤：和解少阳。小柴胡汤由柴胡、黄芩、半夏、生姜、人参、大枣、甘草七药组成。柴胡气质轻清，升达疏透，能使少阳邪热外解；黄芩之苦寒，以清少阳胆腑之郁热。柴、芩合用，经腑同治，气郁得达，火郁得发，为方中主药；半夏、生姜合用，亦名小半夏汤，皆辛温之品，和胃降逆，散饮祛痰，是治呕圣药，为少阳主证"喜呕""不欲饮食"而设，且味辛能散，也可疏通少阳郁滞；人参、甘草、大枣甘温益气，补中扶正，一则可助少阳之气以祛邪，二则可补太阴脾气，此即"见肝之病，知肝传脾，当先实脾"之意。本方寒温并用，攻补兼施，辛开、苦降、甘调合于一方，解邪热，利枢机，清肝胆，畅三焦和脾胃，而成和解少阳，宣通内外之剂。本方要求煮后去滓再煎，意在使其攻补协调，寒温并行，刚柔相济，达到和解之义。方后加减诸法，为少阳病或见证而设，实为临证使用本方随证化裁的示范举例，不多赘解。)

97条 血弱气尽，腠理开，邪气因入，与正气相搏，结于胁下，正邪分争，往来寒热，休作有时，嘿嘿不欲饮食。

脏腑相连，其痛必下，邪高痛下，故使呕也。小柴胡汤主之。

服柴胡汤已，渴者，属阳明也，以法治之。

本条论小柴胡汤证的病因、病机和少阳转属阳明的证治。人体气血虚弱，腠理疏松之时，致使邪气乘虚而入，与正气相搏而为病。"胁下"为少阳之分野，言"结于胁下"，则知邪入少阳为病无疑。"休作有时"指时寒止热作，时热止寒作，也即往来寒热之意，乃正邪相争，互有进退的体现。肝胆表里相关，脾胃以膜相连，即谓"脏腑相连"。肝胆属木，脾胃属土，木本克土，故木为高，土为下。木受邪谓"邪高"，木邪犯土谓"痛下"。肝胆受邪，横逆犯胃，胃失和降，故使呕也。少阳郁火伤津，或可见渴，但服小柴胡汤后，邪气得解，胆气条达，三焦畅利，津液得复，渴即自解。今服汤已反见渴者，乃是邪气转属阳明，阳明热盛伤津所致，应从阳明论治，不可再用小柴胡汤。

98条 得病六七日，脉迟浮弱，恶风寒，手足温，医二三下之，不能食，而胁下满痛，面目及身黄，颈项强，小便难者，与柴胡汤，后必下重。本渴而饮水呕者，柴胡汤不中与也，食谷者哕。（本条论中虚饮停，阻遏少阳经腑之少阳类似证及小柴胡汤的禁忌。脉浮弱、恶风寒是邪在表，脉迟则脏寒所见；"手足温"乃邪伤中焦，病系太阴。此病属太阳表邪又有脾家虚寒之证。太阳表证兼太阴里虚，本不当下，今屡用下法，致中虚不运，故"不能食"；水湿内留，阻遏少阳经气，则"胁下满痛"；"颈"在侧属少阳；"项"在后属太阳，水湿之邪阻遏二经之气，故见"颈项强"；湿邪内郁，肝胆疏泄不利，胆汁外溢而发"面目及身黄"；"小便难"是水湿之邪留而不去之征。此证颇似少阳，而实为太阴，当用温中利饮除湿之法治之为宜。若误作少阳病而投以小柴胡汤，则柴、芩苦寒更伤太阴；参、草之甘则愈助水湿，遂致中气下陷，湿邪凝滞而见便时"下重"之证。口渴，饮水后又见呕者，乃是水饮内停，津液不能输布上承，又逆于胃所致。虽有呕，但也非少阳病之"多呕"，故不当与小柴胡汤，误用则更伤中阳而助湿邪，甚至出现"食后者哕"的重证。本条提示：凡中阳虚衰，寒湿内盛者，当禁用小柴胡汤。）

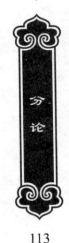

99条 伤寒四五日，身热恶风，颈项强，胁下满，手足温而渴者，小柴胡汤主之。（本条论述三阳证俱见，治取少阳的方法。条言伤寒四五日，身热恶风、颈项强，是太阳表邪为患；胁下满，乃邪郁少阳之象；手足温而渴者，则为阳明燥热之征也。此三阳合病，若治从阳明清下之法，则有碍太阳、少阳；若治从太阳汗解之法，则有碍少阳、阳明。三阳证俱见，治取少阳，用小柴胡汤和解少阳、运转枢机，可宣通上下，表里通达，阴阳和调，而病邪尽解。）

100条 伤寒，阳脉涩，阴脉弦，法当腹中急痛者，先与小建中汤；不瘥者，小柴胡汤主之。

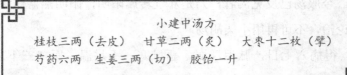

桂枝三两（去皮）　　甘草二两（炙）　　大枣十二枚（擘）

芍药六两　　生姜三两（切）　　胶饴一升

右六味，以水七升，煮取三升，去滓，内胶饴，更上微火消解，温服一升，日三服。呕家不可用建中汤，以甜故也。

本条论述少阳病兼夹里虚的证治。外受风寒，其脉应浮，今脉浮取滞涩，沉取见弦，涩则中焦虚弱，气血不足；弦乃邪入少阳，气血失和。气血虚弱则经脉失养，气血失和则经气滞涩，故腹痛明显。病属中虚而兼少阳邪郁，治当辨其标本缓急。中焦虚寒、气血不足之人，不宜径投柴胡汤，恐其苦寒更伤中气，而致引邪深入。应以先补其虚，复其气血，为当务之急。治以小建中汤，一则可调补气血，缓急止痛；一则可扶正以助祛邪外出。如若中气复建而少阳病证未除者，再投以小柴胡汤，和解少阳，运转枢机，如此则腹痛发热诸症自当尽除。小建中汤：温中补虚，缓急止痛。本方以桂枝汤为基础，倍芍药重用饴糖，则变解表之剂为建中之方。方中饴糖、甘草、大枣，味甘性温，补益脾胃，温建中州，中气得复而气血生化有源；桂枝、生姜性味辛温，与甘药相合，而奏辛甘化阳之功；倍用芍药之酸寒，得甘药之助，而成酸甘化阴之义。如此甘温建中，气血双补，以达阴阳平调，营卫协和，内外兼顾之功。值得强调的是，本方与桂枝汤组成药物仅差一味，然其组方大旨却因此而变。桂枝汤桂芍等量，与甘药相伍，辛甘助阳，酸甘化阴，其以辛甘发散为重，故解肌祛风、调和营卫为其主要功效；而本方加用饴糖，以甘温建中为主，且倍用芍药而增其化生阴血之力，所以本方在具桂枝汤之基本功效外，却以调补里虚为其主要功能。

101 条　伤寒中风，有柴胡证，但见一证便是，不必悉具。

凡柴胡汤病证而下之，若柴胡证不罢者，复与柴胡汤，必蒸蒸而振，却复发热汗出而解。（本条论小柴胡汤的灵活应用原则与禁忌。无论中风伤寒、外感内伤，凡见到典型的临床症象，即可用小柴胡汤主之。然证运用小柴胡汤的灵活性。值得指出的是对"但见一证"的理解，"有柴胡证，但见一证便是，不必悉具"，吾认为"一证"应当作虚义看待，意指部分症状表现，而非单谓某一症状，仲景语意重点在于强调诸症"不必悉具"。临证只要见到小柴胡汤适应证的部分证候，且病机具有少阳邪郁特征者，即可选用本方，而不必待诸症悉现后方用之，此即小柴胡汤灵活运用之基本原则。若柴胡汤证误下后，证情未变，仍可用柴胡汤和之。然下后正气较误治前更加虚馁，服药后正气得药力之助，必奋起与邪气相争，而出现寒战高热之象，逐谵然汗出，发热自退而诸症自除。值得注意的是，这种战汗多为正邪相争甚为剧烈，是病情转归之关键，若正胜邪退者，则汗出热退而解；若邪胜正衰者，常可出现大汗淋漓、脉微肢厥等阴阳离绝危象。病在太阳宜汗，病在阳明宜清宜下，而病在少阳惟宜和解，汗下诸法皆属禁忌，此三阳病证治疗常规也。）

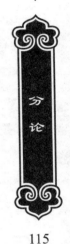

102条 伤寒二三日，心中悸而烦者，小建中汤主之。（本条论里虚兼感外邪的证治。伤寒二三日，尚属病之早期，当有发热恶寒、头痛脉浮等表象。今见心中悸而烦，分析其原因：若心烦而喜呕，伴见往来寒热、胸胁苦满等症，则为邪传少阳，治当和解，予小柴胡汤；若心烦口渴、高热汗多，当属邪传阳明，治宜清下，宜白虎、承气类；若心悸而渴、饮水则呕，小便不利者，则为水气停蓄，饮邪凌心，治宜温阳化饮，宜茯苓甘草等。然此条既未言及诸症，亦未治以诸方，反以小建中汤主之。以方测证，其必为中焦虚寒、气血不足，而复为外邪所感，以致表里同病。结合100条原文理解，二者皆属表里同病，本条为太阳太阴同病，而 100 条为少阳太阴同病。就其治疗原则而论，表里同病里虚者多宜先里后表，故二者均先主以小建中汤，温建中土，调补气血。待气血充盈、脾土复健，无论太阳、少阳之邪，皆可因正气得复而自行解除。设若未解，视其邪之所在，或汗或和，随证治之。）

103条 太阳病，过经十余日，反二三下之，后四五日，柴胡证仍在者，先与小柴胡汤。呕不止，心下急，郁郁微烦者，为未解也，与大柴胡汤，下之则愈。

大柴胡汤方

柴胡半斤　黄芩三两　芍药三两　半夏半升（洗）
生姜五两（切）　枳实四枚（炙）　大枣十二枚（擘）

右七味，以水一斗二升，煮取六升，去滓，再煎，温服一升，日三服。

本条论邪郁少阳兼阳明里实的证治。太阳病表证已罢，邪传他经，故谓"过经"。从文中"柴胡证仍在"可知邪已入少阳。其病程虽较长久，但其病证未变，仍宜柴胡剂和而解之，不得妄用汗下诸法。而医不审其证，反复误下，热必耗损阴津，而成内传阳明、化燥结实之势。然邪乃初涉阳明，而重心仍在少阳。小柴胡之"喜呕"变为"呕不止"，为阳明腑气不通而浊气上逆所致；"心烦"而成"郁郁微烦"，是里热郁结更甚；"胸胁苦满"而转"心下急"，为阳明经气被遏。凡此诸象，乃邪郁少阳而兼阳明里实也。然少阳未解，则不得用承气，胃家已实，又不得不下，故取大柴胡汤和解少阳兼以泻下阳明。大柴胡汤方：和解少阳，通下里实。本方由小柴胡汤去人参、甘草，加大黄、枳实、芍药而成。方用小柴胡汤和解少阳，因已见里实之证，故去参、甘之甘补；大黄配枳实，为半个承气汤，以泻阳明之实热；芍药配大黄，酸苦涌泄，能于土中伐木，以平肝胆之气逆。生姜较小柴胡汤用量为大，一取其辛散降逆，散结消饮以止呕，二因本证邪热聚集于心下，故重用其上行和胃，以牵制大黄峻猛速下之力，使之达到调和胃气的目的。按原方组成无大黄，而方后注："一方加大黄二两，若不加，恐不为大柴胡汤"。大柴胡汤既可疏利肝胆之气滞，又可荡涤肠胃之实热，既治气分，又调血分。凡肝胆胃肠不和，气血凝结不利诸证，皆可考虑使用，因此临床运用很是广泛。如用治急性胆囊炎、胆石症、急性胰腺炎、消化道溃疡穿孔以及热痢腹痛下重等急重症，只要辨证属气火交郁的实证，适当化裁，每每功效卓著。

104条　伤寒十三日不解，胸胁满而呕，日晡所发潮热，已而微利。此本柴胡证，下之以不得利，今反利者，知医以丸药下之，此非其治也。

潮热者，实也，先宜小柴胡汤以解外，后以柴胡加芒消汤主之。

柴胡加芒硝汤方

柴胡二两十六铢　黄芩一两　人参一两　甘草一两（炙）
生姜一两（切）　半夏二十铢（本云五枚，洗）　大枣四枚（擘）
芒硝二两

右八味，以水四升，煮取二升，去滓，内芒硝，更煮微沸，分温再服。不解，更作。

本条论少阳兼里实误下后的证治。"伤寒十三日不解，胸胁满而呕，"乃伤寒表证已去邪入少阳，枢机不利而胆火内郁所致；而日晡所发潮热，此为阳明内实征象。如此少阳阳明同病，治宜和解攻下，如前所言之大柴胡汤，为得当之剂，服之应诸症悉除。而今反见下利，则说明别有原故。从"此本柴胡证下之以不得利，今反利者，知医以丸药下之，此非其治也。"文中方知误下于前，而利发于后。然少阳而兼里实，不得独施攻下，宜和解通泄并举，而医者不明其理，因其潮热便闭（不得利），而误用丸药下之，反因药力性缓留中，徒伤正气，使实邪仍结聚不去，故虽利而微，所以说"非其治也"。下后虽利而潮热未除，说明里实仍在，胸胁满而呕等少阳症未变，更因其误下致利，正气已然受损，和解攻下之法虽属正治，仍当虑其峻烈之性，故宜先以小柴胡汤和解少阳。若服后枢机运转，气机宣畅，则可能表里之邪尽解，而不必再行和解攻下之法。若服后少阳之邪稍退，而阳明燥实不除，则宜仿大柴胡法以求顾护正气，如此而主之以柴胡加芒硝汤。柴胡加芒硝汤：和解少阳，兼以软坚泄热。本方是以小柴胡汤加芒硝而成。然其剂量而言，则非小柴胡原方，乃仅用其原量之 1/3，加芒硝 2 两。其组方意义体现为小柴胡和解少阳而运转枢机，芒硝软坚泄热以去其阳明实邪，诸药合用，共奏和解泄热之功，而有大柴胡之意。然大柴胡方用大黄、枳实、芍药，去人参、甘草，其泻热通腑之力较强；而本方不用大黄、枳、芍，仅加轻量之芒硝，重在软坚润燥，其破结去壅之力远逊于大柴胡；且更用参草，具扶养正气之功。

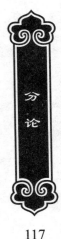

若大柴胡汤有小承气之意，则本方更似调胃承气之制。可用于大柴胡证之体虚者。

105 条　伤寒十三日，过经，谵语者，以有热也，当以汤下之。若小便利者，大便当硬，而反下利，脉调和者，知医以丸药下之，非其治也。若自下利者，脉当微厥，今反和者，此为内实也，调胃承气汤主之。

本条承上文阐述太阳表邪内传阳明而未涉少阳之证治。太阳表证不解，日久必致邪气内传，其或入少阳，或犯阳明，甚或径至三阴，则每因人体阴阳盛衰、邪气轻重、邪气性质、以及医者施治当否而定。"谵语"为阳明有热之证，因胃络上通于心，心主言，阳明之热循经上扰心神，故作"谵语"；阳明有热，迫津偏渗，则见小便数多；小便数多，不能还入胃肠，大便必秘结坚硬。今反见下利，切脉又与阳明热实证相合，因知是由医者误用丸药泻下，大便虽通，但燥热未去，所以说"非其治也"。若自下利者，脉当微厥；如果少阴虚寒而自发下利的，其脉当微而手足当厥冷，方为脉证相应之候。若虽有"下利"，但脉不见微，手足不见厥，今反调和的，则知属于阳明内实之证。然因其已经用丸药泻下，胃气必有所伤，对峻下之剂则不相宜，故选调胃承气汤以和胃气。二条所论皆是太阳表证日久内传，104 条是病在少阳而兼涉阳明，105 条是病转阳明而与少阳无关，其病象相似而病机有异，是以治法方药各自不同，必须细心鉴别，方不致误。

106 条　太阳病不解，热结膀胱，其人如狂，血自下，下者愈。其外不解者，尚未可攻，当先解外。外解已，但少腹急结者，乃可攻之，宜桃核承气汤。

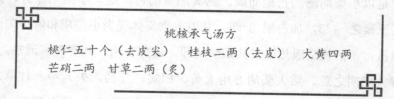

桃核承气汤方
桃仁五十个（去皮尖）　桂枝二两（去皮）　大黄四两
芒硝二两　甘草二两（炙）

右五味，以水七升，煮取二升半，去滓，内芒硝，更上火，微沸下火，先食温服五合，日三服，当微利。

本条论下焦蓄血轻证的病因病机及证治方药。太阳表邪不解，循经入腑而化热，内陷下焦血分，邪热与血互相搏结，则成瘀热互结之下焦蓄血证。本条叙证虽仅言少腹急结、如狂二症，然从"热结膀胱""血自下，下者愈"文中及方药组成分析，其瘀热互结于下焦，致气血瘀滞，则少腹急结硬满；瘀热冲心，神明难安，故而烦躁如狂。本证病机责之于瘀血与邪热，其舌红瘀紫、脉涩沉实、渴饮便秘等象，自当伴见于此。若血结轻浅，亦可于机体阴阳自调之际，邪热随其瘀血而下，则病有自愈之机。设若外邪内传而表证仍存，以致表里同病，如此则当遵循先表后里之原则，先解其表，乃攻其里。解表可选桂枝汤，攻里自宜桃核承气汤以活血化瘀，通下热结。桃核承气汤方：逐瘀泄热。本方为调胃承气汤减芒硝用量加桂枝、桃仁而成，其用不在通下，而取逐瘀泄热之功。方中桃仁活血化瘀，滑利下行，是为主药；得桂枝辛温通达，则活血之力更强；尤以调胃承气汤疏畅通道，而不失泄热逐瘀之原旨。大黄既可荡涤实热，又能凉血化瘀，为气血两调之圣品；芒硝咸寒软坚，润燥清热，以助大黄通泄之功；甘草益胃护中，调和诸药。诸药合用，通瘀于泄热之中，遂邪于行血之际。病在下焦，为使药力直达其所，故宜"先食温服"，空腹温服，则逐瘀下行之力更为迅速而药效显著。

107条 伤寒八九日，下之，胸满烦惊，小便不利，谵语，一身尽重，不可转侧者，柴胡加龙骨牡蛎汤主之。

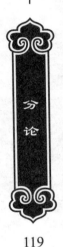

柴胡加龙骨牡蛎汤方

柴胡四两　龙骨　黄芩　生姜（切）　铅丹　人参　桂枝（去皮）
茯苓各一两半　半夏二合半（洗）　大黄二两　牡蛎一两半（熬）
大枣六枚（擘）

右十二味，以水八升，煮取四升，内大黄，切如棋子，更煮一两沸，去滓，温服一升。本云：柴胡汤，今加龙骨等。

本条论伤寒误下邪陷所致烦惊谵语的证治。伤寒时已八九日，误用下法伤其正气，致邪气乘虚而入，乃生变证。今见胸满而烦，是少

阳枢机不利、胆火内郁之象；胆火上炎，合胃热上蒸，致心神不宁，则谵语惊惕；少阳三焦决渎失常，水道不调，而小便不利；邪气郁于半表半里，内外气机无以正常运行，是以一身尽重而难于转侧。纵观全局，虽病象所涉脏腑较广，但仍以少阳胆经和三焦为其病变重心；其证为外邪入里化热，又兼内生饮邪；同时正气因误下而虚馁，是以形成邪气弥漫、虚实夹杂、表里俱病之证。治宜和解少阳.通阳泄热，兼宁心安神之法，方用柴胡加龙骨牡蛎汤。柴胡加龙骨牡蛎汤方：和解少阳，通阳泄热，兼宁心安神。本方由半量小柴胡汤去甘草加龙骨、牡蛎、桂枝、茯苓、铅丹、大黄诸药而成。方以小柴胡汤和解少阳，宣畅枢机，使陷里之邪，得以枢转而出；加桂枝者，非取其解肌祛风，而欲其通阳透达，助小柴胡转出里邪；少量大黄，并无峻猛伤正之弊，而有泄热和胃之功；至于铅丹、龙牡，重镇安神，定惊止烦，妙在茯苓一味，既可淡渗利水，疏渝三焦，又能宁心安神以止烦惊；去甘草者，不欲其甘缓之性妨碍祛邪也。如此攻补合用，而以和解少阳为基础。本方所用铅丹，虽有镇惊安神之功，但毕竟毒性较大，现临床基本不用，或用生铁落、磁石等品代之。

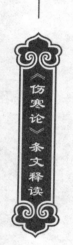
108条 伤寒，腹满谵语，寸口脉浮而紧，此肝乘脾也，名曰纵，刺期门。（本条述肝乘脾的证治。《辨脉法》云："脉浮而紧者，名曰弦也。"故"寸口脉浮而紧"应作弦脉看，弦为肝脉，脾胃之病而见肝脉，则为肝胆之邪乘于脾胃之征，故曰"此肝乘脾也"。肝木邪盛，横逆犯脾，脾气不伸，而大腹胀满；谵语者，木邪化火，上扰心神之征。依五行顺次相克类推，肝乘脾，即木乘土，乃为"纵"，故"名曰纵"。期门为肝经募穴，在正当乳下肋骨尽处，即第九肋骨端，刺之以泻肝经之邪气，解脾胃之围也。）

109条 伤寒发热，啬啬恶寒，大渴欲饮水，其腹必满，自汗出，小便利，其病欲解，此肝乘肺也，名曰横，刺期门。（本条述肝乘肺的证治。"发热、啬啬恶寒"，是邪在表之候。肺合皮毛，表邪内舍于肺，肺气亦为之不利；肺为水之上源，其气肃降，通调水道、输布津液。今肺气不利，津液不布则"大渴欲饮水"；水道不调则当有小便不利；小便不利，水饮内留，阻滞气机，故"其腹必满"。本证若见自汗出，则表邪解；见小便利，则里水去。皆是肺气得以宣降之征，故曰"其病欲解"。《平脉法》云："火行乘水，木行乘金，名曰横。"今肝乘肺，即肝木反侮肺金之候，为五行逆次相克，故曰"横"。言肝乘肺者，文中并无肝旺之脉证，但因承系上条已言"寸口脉浮而紧"，本条则略而不言。故刺其期门，泄其肝邪，则诸症自除。）

110条 太阳病二日，反躁，反熨其背而大汗出，火热入胃，胃中水竭，躁烦，必发谵语。十余日，振栗，自下利者，此为欲解也。故其汗从腰以下不得汗，欲小便不得，反呕，欲失溲，足下恶风，大便硬，小便当数而反不数及不多，大便已，头卓然而痛，其人足心必热，谷气下流故也。（火疗诸法，以其散寒止痛之功效而盛行一时。然运用不当，每致后患无穷。若病者素体阳盛阴虚，或感受风热温毒邪气，则火疗必属禁忌。设若误用，必有化火伤阴、络伤血溢诸多变证。太阳表证，不应烦躁而反见之，是阳郁有化热之象。治宜发表散寒兼清里热之大青龙类，今反以熨法取汗，以致汗出太过，熨背火气随之入里，津液必伤，故"胃中水竭"；津伤则燥盛，胃家燥热益甚，故躁烦、谵语。病延十余日，胃中津液渐复，则正气胜邪，振战下利，邪热得以下泄，而病自愈。然误火变证另一机转则为：内攻之后使阳热郁于上而成上下阻隔之势。郁热在上，迫津外越，故见上半身汗出，而"腰以下不得汗"；阳热上逆，故呕；阳气不能下达，气化不利则"欲小便不得"；固摄无权，则又致小便失禁；下部失温，则"足下恶风"；津不下达则大便硬结。若属胃热肠燥，脾津不足之大便硬结者，当伴见"小便数多"。今小便"反不数及不多"，知此非是阳明燥热也。倘若大便能通，阳气常可随腑气之下行而下降，此时上部阳气反虚于一时，清窍失养而见"头卓然而痛"。以此阳气下达，得以温煦，水谷化生之气得以流通于下，故"足心必热"。）

111条 太阳病中风，以火劫发汗，邪风被火热，血气流溢，失其常度。两阳相熏灼，其身发黄。阳盛则欲衄，阴虚则小便难，阴阳俱虚竭，身体则枯燥。但头汗出，剂颈而还，腹满微喘，口干咽烂，或不大便，久则谵语，甚者至哕，手足躁扰，捻衣摸床，小便利者，其人可治。（本条

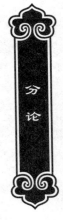

论述太阳中风误用火劫的变证及预后。太阳中风本有风邪在表，复遭火疗之邪热，气血被风煽火扰，逆流横溢，动荡不安，运行必失其常。风阳之邪加火热之气，为"两阳相熏灼"；火热与邪风伤营，使血气流溢失常，则发身黄；火性炎上，火热上伤阳络则欲衄；火热下伤津液则小便难；气血阴阳俱伤，身体失于濡润滋养，则枯燥不荣；热迫津越，则见汗出；今津液亏乏，无以作汗，故仅头汗出，至颈则止，身则无汗。燥热内结，腑气不利则腹满或不大便；肺气不降则微喘；火热上灼则咽烂；津液被伤则口干；胃热上扰则谵语；胃气衰败则哕逆。至于手足躁扰不宁，捻衣摸床，则为热极津枯，阴阳欲离的危象，病势沉重可知。若小便尚利，则化源未竭，阴未尽亡，生机尚在，故曰"可治"。反之则预后不良。）

112条 伤寒脉浮，医以火迫劫之，亡阳，必惊狂，起卧不安者，桂枝去芍药加蜀漆牡蛎龙骨救逆汤主之。

桂枝去芍药加蜀漆牡蛎龙骨救逆汤方
桂枝三两（去皮） 甘草二两（炙） 生姜三两（切）
牡蛎五两（熬） 龙骨四两 大枣十二枚（擘）
蜀漆三两（洗去腥）

右为末，以水一斗二升，先煮蜀漆，减二升，内诸药，煮取三升，去滓，温服一升。本云：桂枝汤，今去芍药，加蜀漆、牡蛎、龙骨。

本条论述伤寒误火，而致心阳被伤的证治。伤寒表证，当用麻桂剂发汗解表，轻以去实。若以火法取汗，易致大汗伤阳，心阳虚损，不能温煦心神，神气浮越于外，且痰饮水邪得以上乘阳位，扰乱心神，故发惊狂之证，伴见卧起不安、面白神疲、心悸胸闷、肢凉脉弱等。证属心阳虚损，痰饮上乘，治宜温通心阳，镇惊安神，兼祛痰浊；方用桂枝去芍药加蜀漆牡蛎龙骨救逆汤。桂枝去芍药加蜀漆牡蛎龙骨救逆汤：温通心阳，镇惊安神，兼化痰浊。本方由桂枝汤加减而成。方中桂枝、甘草辛甘化阳，以补心阳之虚；生姜、大枣补中气和营卫，以助桂、甘温通阳气；龙骨、牡蛎重镇安神，收摄心神之浮越。心阳不足，则每有痰饮之邪内生，进而上蒙心窍，扰神明，故加蜀漆之苦辛微寒，涤痰饮，散火邪，共成温心阳，安神志，消痰水之剂。因用于火逆坏证，故称"救逆汤"。蜀漆一药，即常山之苗，功效与常山近。无蜀漆者，可用常山代替。

113条　形作伤寒，其脉不弦紧而弱。弱者必渴，被火者必谵语。弱者发热、脉浮，解之当汗出愈。（条所论为温病初起误火之变。其"形作伤寒"，意为有发热恶寒、头身疼痛之症，但脉非弦紧，反见弱象，说明其非伤寒表实证也。脉弱而见发热脉浮、口渴等，系温邪犯表、阴分不足之证，治之宜辛凉透表、甘寒益津法，是属正治。若反误施火，则犹抱薪救火，致邪热炽盛，心神失宁，而发谵语。）

114条　太阳病，以火熏之，不得汗，其人必躁，到经不解，必清血，名为火邪。（本条论表证误火而致下伤阴络之证。太阳病，本当发汗，误以火熏，又"不得汗"，致使火邪内攻，阳热不宣，心神被扰，故"其人必躁"。太阳病七日则行其经尽，其曰"到经"，到经则每有正复邪却而病解之机转。今到经不解，则知阳热闭郁太甚，火热下伤阴络，迫血妄行，则可见便血之证。证属误火而致，故名为"火邪"。）

115条　脉浮，热甚，而反灸之，此为实，实以虚治，因火而动，必咽燥、吐血。（本条论火邪上伤阳络证治。以治虚证之灸法来治"脉浮、热甚"的表实阳郁证，则为"实以虚治"，致使表闭阳郁更甚，火热内攻，上伤阳络，动血伤阴而见"咽燥、吐血"之证。）

116条　微数之脉，慎不可灸；因火为邪，则为烦逆，追虚逐实，血散脉中，火气虽微，内攻有力，焦骨伤筋，血难复也。脉浮，宜以汗解，用火灸之，邪无从出，因火而盛，病从腰以下必重而痹，名曰逆也，欲自解者，必当先烦，乃自汗而解。何以知之？脉浮，故知汗出解也。（本条论阴虚内热及表证误火的二种变证及其预后转归。脉微者正虚，数者热盛，此阴虚而有内热之象，法当滋阴清热，治之以黄连阿胶汤类。今反治以艾灸，是犯虚虚实实之戒，致阴液更虚而火邪益盛，焦骨伤筋，阴血难复。脉浮者主表，表证宜以汗解，今反以火灸之，外邪不得随汗而解，反随艾灸之火气而入里化热，邪热壅滞而致气血运行不畅，故腰

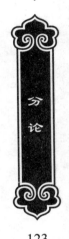

以下部位沉重麻木，故曰"逆也"。如果其脉仍浮，则说明患者正气尚盛，仍有外解之机，正邪相争，是以烦躁，烦后汗出，而邪随汗解。）

117条 烧针令其汗，针处被寒，核起而赤者，必发奔豚，气从少腹上冲心者，灸其核上各一壮，与桂枝加桂汤，更加桂二两也。

桂枝加桂汤方
桂枝五两（去皮） 芍药三两 生姜三两（切） 甘草二两（炙）
大枣十二枚（擘）。

右五味，以水七升，煮取三升，去滓，温服一升。本云：桂枝汤，今加桂满五两。所以加桂者，以泄奔豚气也。

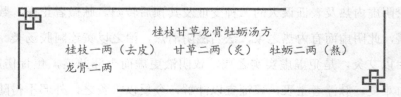本条论心阳虚奔豚证。误用烧针发汗，汗出邪气未去，反伤心阳。心阳不足，无以下温肾水，以致下焦阴寒之气上逆，发为奔豚之证，气从少腹上冲胸咽，烦闷欲死，片刻冲逆平息而复常；伴见心悸心慌，胸闷气短，神疲肢凉，舌白脉弱等诸般阳气不足征象。至于针处红赤如核，乃因针孔开泄，寒气入留所致。治宜先以艾灸散其寒气，复以桂枝加桂汤温通心阳，降逆平冲。桂枝加桂汤：温通心阳，降逆平冲。本方即桂枝汤加重桂枝用量而成，重用桂枝，以增强温通心阳，平冲降逆之效。佐芍药、甘草、生姜、大枣诸药，辛甘化阳，酸甘化阴，旨在调和阴阳，助阳和阴。桂枝一药，辛甘而温。《本经疏证》中曰："和营、通阳、利水、下气、行瘀、补中，为桂枝六大功效。"由此可见桂枝长于降逆气、散结气、益中气。本方重用桂枝，一取其益中气，补心阳；二取其降逆气，治奔豚。

118条 火逆，下之，因烧针烦躁者，桂枝甘草龙骨牡蛎汤主之。

火逆，烧针汗之，因烦躁者，桂枝甘草龙骨牡蛎汤主之。

桂枝甘草龙骨牡蛎汤方
桂枝一两（去皮） 甘草二两（炙） 牡蛎二两（熬）
龙骨二两

右四味，以水五升，煮取二升半，去滓，温服八合，日三服。

本条论心阳虚烦躁证。误用火法，每多伤津化燥，转属阳明内实，此时自应清下，泻其火而护其阴。然火逆之证，每视病人之阴阳盛衰而变证不一，今火法非劫其阴，反伤其阳，更复误用下法，则虚其所虚，成心阳不足之证。心主失煦，神气不宁，轻者心悸不舒，重者烦躁难安。其治仍当温通心阳为主，而辅以潜镇安神，以桂枝甘草龙骨牡蛎汤主之。桂枝甘草龙骨牡蛎汤：温通心阳，潜镇安神。本方即桂枝甘草汤加龙骨、牡蛎。方用桂枝、甘草辛甘化阳，以补益心阳；龙骨、牡蛎重镇收摄，潜敛心神，以除烦躁。共成补心阳，安心神之剂。）

119 条 太阳伤寒者，加温针，必惊也。（本条论火疗导致变证的机理。无论是温针还是烧针，皆属火疗法。"惊"指惊惧、惊恐。烧针是将针烧红后迅速刺入人体，此每使人望而惊惧。惊则心气伤，胆气馁，正气散乱，营卫失常，遂使邪气有机可乘，从而导致了多种变证的发生。诸如奔豚、烦躁、惊狂等变证的出现，皆和这一因素有一定关系。故《金匮要略》中云"病有奔豚，从惊发得之"即是。又心主火，主血脉，火疗之后，一则因汗出亡心阳，二则火热入脉，上乘于心，心阳不足，复被热扰，是以发惊惧、惊悸之证，进而则为烦躁、惊狂。由此可见，本条言虽简洁，实则概括了火逆之病机。）

120 条 太阳病，当恶寒发热，今自汗出，不恶寒发热，关上脉细数者，以医吐之过也。一二日吐之者，腹中饥，口不能食；三四日吐之者，不喜糜粥，欲食冷食，朝食暮吐，以医吐之所致也，此为小逆。

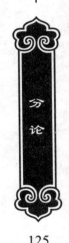

120~123 条论太阳病误吐所致的几种变证。吐法，作为一种祛邪之手段，适用于痰涎宿食等有形实邪壅塞停留于上、中焦，且病邪有上逆而出之势者。然若素体虚亏，或无形邪郁，或病势向下等，皆不宜施此法。若误用之，必伤正气而发变证。本条论太阳病误吐致胃气耗伤之变证。太阳表证，理应发汗，今反用吐法，致表邪虽去而胃气反伤，自汗出而恶寒发热症状反消，而见腹中饥而不能食，此胃阳亏虚，纳运失常，阳不固外之故也；关脉候中，其象细数，是胃气不足、虚阳躁动之征。其剧者，不喜糜粥，虽欲冷食，然朝食暮吐此胃阳虚乏、真寒假热之兆，切勿视为内热之证。治宜温健胃阳之香砂六君汤、桂附理中丸类酌情选之。）

121条 太阳病，吐之，但太阳病当恶寒，今反不恶寒，不欲近衣者，此为吐之内烦也。（本条承上讨论误吐致内热烦躁证。太阳病误吐之后，恶寒消失而不欲近衣，烦躁不安，是吐后伤津化热之象。即所谓"身大寒，反不欲得衣者，寒在皮肤，热在骨髓也"之真热假寒之辨。此言反不恶寒而不欲近衣，显系内热之烦，而与上条之"关上脉细数"和"欲食冷食"，有着本质的区别。）

122条 病人脉数，数为热，当消谷引食，而反吐者，此以发汗，令阳气微，胃气虚，脉乃数也。数为客热，不能消谷，以胃中虚冷，故吐也。（本条论胃虚呕吐证。脉数主热，应多食善饥，以火热消谷也。今病者脉数而反呕吐不食者，是因发汗太过，胃气受损，胃中虚寒，腐熟无权所致。其脉数为假热之象，而胃冷致吐乃其真寒本质。）

123条 太阳病，过经十余日，心下温温欲吐，而胸中痛，大便反溏，腹微满，郁郁微烦。自欲极吐下者，先此时，与调胃承气汤；若不尔者，不可与。但欲呕，胸中痛，微溏者，此非柴胡证，以呕极吐下，故知也。（本条论里实呕吐证。太阳病经十余日，邪已入里化热，而误用吐下之法，致伤津耗液，化燥成实，而见胸中结痛、腹满微烦、欲呕等症；证属里邪壅滞、气机逆乱，而反见便溏者，是胃气因下而虚也，虚而夹滞，则便虽溏，必下而不爽也。究其根本，仍以胃气不和为其关键，故以调胃承气汤和其胃气。其呕而胸痛，酷类少阳邪郁，然病起于误吐误下，更无寒热往来，口苦脉弦之佐证，则知其非少阳柴胡证也。）

124条 太阳病六七日，表证仍在，脉微而沉，反不结胸，其人发狂者，以热在下焦，少腹当硬满，小便自利者，下血乃愈。所以然者，以太阳随经，瘀热在里故也。抵当汤主之。

抵当汤方
水蛭（熬） 虻虫各三十个（去翅足，熬）
桃仁二十个（去皮尖） 大黄三两（酒洗）

右四味，以水五升，煮取三升，去滓，温服一升，不下，更服。

本条论太阳蓄血证的成因、病机及证治。"太阳随经，瘀热在里"，是指太阳表邪随本经入里化热，而成瘀热互结之太阳蓄血证的病因病机。"热在下焦"，瘀热互结，气机壅遏，故"少腹当硬满"；病在血分，与气化无关，故"小便自利"；心主神志，又主血脉，今血热瘀结，血分浊热上扰心神，故见"发狂"；"脉微而沉，"沉主邪结在里，微主实邪阻滞，脉气不利；"反不结胸"，则提示此热与血结于下焦，和热与水饮结于胸腹的结胸证不同。太阳蓄血，有轻重之别，前 106 条为热与血初结而热重于瘀，证见"少腹急结"病势较轻，尚有"血自下，下者愈"的机转；若血不自下者，则用桃核承气汤泻热祛瘀。本证则是热与血瘀互结而瘀已成形，病势也较深重，因此说"下血乃愈"。故非下血逐瘀之峻剂所不能也。

125 条 太阳病，身黄，脉沉结，少腹硬，小便不利者，为无血也；小便自利，其人如狂者，血证谛也，抵当汤主之。（本条承上强调蓄血重证的临床诊断及鉴别要点。脉来沉结，是瘀血内阻之象；少腹硬结，则病在下焦血分；其人如狂，乃瘀热冲心；身肤发黄，为营气不利，难荣于身也。下焦之病，每多膀胱气化失常，而见小便不利；今小便自利者，说明病虽在下焦，但仅为血分受累，与膀胱气化无关，故其治仍宜抵当汤破结行瘀，泄热逐实。）

126 条 伤寒，有热，少腹满，应小便不利，今反利者，为有血也，当下之，不可余药，宜抵当丸。

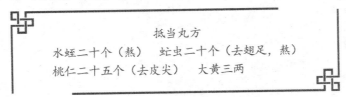

抵当丸方

水蛭二十个（熬）　虻虫二十个（去翅足，熬）

桃仁二十五个（去皮尖）　大黄三两

右四味，捣分四丸。以水一升，煮一丸，取七合服之。晬时当下血，若不下者，更服。

本条论蓄血重证而病势较缓者的证治方药。其言伤寒有热而少

腹满，应小便不利者，是以外邪循经而及下焦导致膀胱气化不利之蓄水证。故其腹满而不硬痛，热烦而不谵狂，舌不红绛，苔非黄燥，更无舌瘀脉涩等见症。此借蓄水立论而辨蓄血证治也。今少腹满而小便反利者，其非气分蓄水之病，而是血分瘀蓄之证，如是则必见硬痛谵狂、舌绛脉结等证象。治之自宜抵当法以破血逐热，惟其较上证而言，病重而势缓，故稍变其制，改汤为丸，峻药缓图。抵当汤或抵当丸：破血逐瘀 散结消症。方中水蛭咸苦性平，虻虫苦而微寒，皆破血逐瘀，散结消症之峻药。而且二药相伍，破血之力尤峻。但因二药性烈有毒，故皆少用，并且虻虫还要去翅、足。桃仁苦甘而润，能行血化瘀，滑利血脉；大黄苦寒泻热逐瘀以推陈致新，四药相合，峻散峻行，可集活血化瘀药之大成，共为逐瘀泻热之峻剂。汤者，荡也；丸者，缓也。若病重而势缓者，改汤为丸，以峻药缓图也。

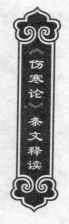

127 条 太阳病，小便利者，以饮水多，必心下悸；小便少者，必苦里急也。（本条论太阳蓄水与中焦停水的鉴别。水饮之邪，亦当有别，饮蓄下者，则小便不利而少腹苦急；饮停于中，则小便自利而心下悸。其饮邪为患，有小便利否之异；是蓄血蓄水之辨，既当知其常，更应达其变，临证必以全面分析为原则，而不应因小便利否一症而自障眼目。）

128

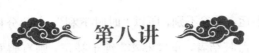

第八讲

辨太阳病脉证并治下第七

本卷是讲正气不足时邪气是怎么样一步一步的变化

128 条 问曰：病有结胸，有藏结，其状何如？答曰：按之痛，寸脉浮，关脉沉，名曰结胸也。

129 条 何谓藏结？答曰：如结胸状，饮食如故，时时下利，寸脉浮，关脉小细沉紧，名曰藏结；舌上白苔滑者，难治。

130 条 藏结无阳证，不往来寒热，其人反静，舌上苔滑者，不可攻也。

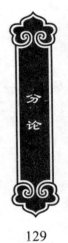

此 3 条主要论述了结胸与脏结的病机及脉证。结胸与脏结症状相似，均有胸脘部硬满疼痛，但结胸为邪气内陷，与有形之邪结于胸膈，属实证、阳证；脏结多为正气不足，脏气极虚，又有寒实病邪内结，属虚中挟实，属阴证。128 条主要从脉证、病机、治法等方面，对结胸与脏结进行比较。首先比较脉象，在描述具体脉象时，借脉以论病机。"寸脉浮，关脉沉"是结胸的主脉。寸脉以候上，寸脉浮说明胸中邪实；关脉以候中，关脉沉说明痰水结于心下。寸浮关沉的脉象，是有形实邪结于胸膈之象。脏结证"寸脉浮，关脉小细沉紧"。寸脉浮、关脉沉紧似与结胸同，但其关部还兼见小细，此又与结胸大不相同。脉见小细，主正气不足，气血两虚。因此，脏结证寸脉浮乃阳虚于上，必按之无力；关脉小细沉紧，主正气衰微，寒实于里，为虚实错杂之证。其次比较两者的见证。结胸与脏结均有实邪结聚胸膈，表现胸脘部硬满疼痛，但结胸多为实热病邪结聚，故有发热；而脏结为寒实病邪内结，故一般不发热。结胸证里有热，故见烦躁且舌燥苔黄；脏结证表里均无热，且阳气衰弱，无力与邪抗争，故其人反静。阳虚寒凝，津液不化，故舌苔白滑。又结胸热实，壅滞于胸膈，连及胃腑，致腑气不通，胃气不降，以理推之，当不能食、不大便；而脏结证邪结在脏，胃腑无实邪阻滞，故受纳尚可"饮食如故"。此虽能食，但因阳虚不运，水谷不别，所以"时时下利"。由此分析，结胸证可攻，脏结证不可攻。盖脏结者，正虚邪实，纯于补正，则有碍邪实；纯于攻邪，则正气更虚，故云"难治"。

131条 病发于阳，而反下之，热入，因作结胸。病发于阴，而反下之，因作痞也。所以成结胸者，以下之太早故也。结胸者，项亦强，如柔痉状，下之则和，宜大陷胸丸。

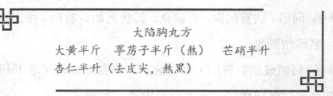

大陷胸丸方

大黄半斤　葶苈子半斤（熬）　芒硝半升
杏仁半升（去皮尖，熬黑）

右四味，捣筛二味，内杏仁、芒硝研如脂，和散，取如弹丸一枚；别捣甘遂末一钱匕，白蜜二合，水二升，煮取一升，温顿服之。一宿乃下。如不下，更服，取下为效。禁如药法。

本条论结胸与痞证的成因及结胸证病位偏上的证治。病发于阳，指病发于外，本应发汗，误下则逆其病势，致表邪传里化热，邪热与痰水相结而成结胸证。病发于阴，指病发于里。里证有可下者，亦有不可下者。不可下的里证，误用下法则为误治，故曰"而反下之"。误下之后，必伤脾胃之气，致脾胃阴阳不和，升降失调，气机痞塞而出现心下痞证。在结胸和痞证形成过程中，结胸言"热入"，是说太阳表邪化热入里，内陷胸中；痞证则不言"热入"，是因其原本就是里证而无关外邪之故。然太阳病可能兼有里实之证，治疗当先解表，表解乃可攻里。若下之过早，则表邪化热入里，与痰水相结而为结胸。若水饮与热邪所结之部位偏于上，使上部气血受阻，津液不布，经脉失养，故颈项强，俯仰不自如，有似柔痉一般；有汗，亦是热郁于上，迫使津液外越的反映。治当用大陷胸丸攻下水热之邪，水热一去，胸满自消，项强亦除，故云"下之则和"。大陷胸丸：逐水破结，峻药缓图。方中甘遂峻逐水饮，破其结滞，为主药。大黄、芒硝泄热破结，以荡实泻热，使泻下作用更为全面，但用量不大，为峻药轻用之法。葶苈、杏仁泻肺利气，使肺气开豁，水

《伤寒论》条文释读

之上源通畅，其凝结于高位之邪随之泻下，荡涤无余。加白蜜可减缓甘遂峻猛之性，使攻下不致过猛，而缓缓发挥作用，达到峻药缓攻，以攻为和之目的。）

132条 结胸证，其脉浮大者，不可下，下之则死。

133条 结胸证悉具，烦躁者，亦死。

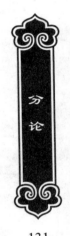此两条论结胸危重证的辨证要点。结胸证是太阳病的严重变证，水热互结于胸胁，属热证、实证。辨证要点：正气未衰，以实邪结聚为主，热邪为次，治当逐水破结。若结胸证表邪未解，热结未实或邪盛正虚者，均不能轻易用攻下法，妄下必预后不良。若邪盛正虚出现烦躁，则病情危重。结胸证，一般脉当沉实或沉紧，脉证相符，则攻下无忧。若如132条其脉见浮大，则"不可下"。原因有二：其一，若脉浮大有力，当是表邪未解，热结未实，当先解表，后逐水饮。否则前因误下而成结胸，今再误下，必致外邪尽陷而致病情恶化，故不可下。其二若脉浮大无力，此非一般表证脉浮，而是正气已虚，病情危重。治应先补其虚，而后用逐水之法、或攻补兼施。若误用下法，则犯虚虚之戒，必使正气不支而预后不良。由此可见，大陷胸汤为泻下峻剂，临证需仔细辨证方可施之。133条为当下失下，以致结胸证悉具：心下痛、按之石硬、不大便、舌上燥而渴、日晡所潮热、脉沉紧等，反映了水热互结，邪气盛实，病情重笃。此时若再见烦躁，则是正气散乱，正不胜邪，是即将内闭外脱，出现昏迷之象。这种烦躁，属于阴躁，预后不良，故曰"死"。然"死"非不治，应采取积极措施，攻补兼施或先补后攻。

134条 太阳病，脉浮而动数，浮则为风，数则为热，动则为痛，数则为虚，头痛发热，微盗汗出，而反恶寒者，表未解也。医反下之，动数变迟，膈内拒痛，胃中空虚，客气动膈，短气躁烦，心中懊憹，阳气内陷，心下因硬，则为结胸，大陷胸汤主之。若不结胸，但头汗出，余处无汗，齐颈而还，小便不利，身必发黄。

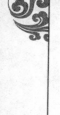

大陷胸汤方

大黄六两（去皮）　芒硝一升　甘遂一钱匕

右三味，以水六升，先煮大黄减二升，去滓，内芒硝，煮一两沸，内甘遂末，温服一升。得快利，止后服。

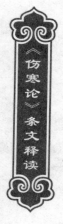

本条论太阳病误下而成结胸或发黄的变证。脉浮主表，脉动为脉躁动数急。浮为风邪在表，故曰"浮则为风"；动数主热，故曰"数则为热"。风热束表，太阳体表为之阻滞，身必作痛，故曰"动则为痛"。脉动数躁急虽主热，但其热在表，并未成里实，故云"数则为虚"，说明里无实邪。头痛发热，是属太阳表证。"微盗汗出"，然阳热为病，人寐则卫气行于阴，阴属里，卫气行于里而使里热外蒸，故见盗汗出。"而反恶寒者"，反映表邪仍在，故曰"表未解也"。表邪未解，医误用下法，致使邪气内陷，结于胸膈，气机不利，故脉由动数变为迟缓。因阳热之邪结于里，脉虽迟，必按而有力。胃气因误下而虚，邪气乘虚内扰胸膈，正邪交争，搏结于胸膈，故"膈内拒痛"。邪结于胸，气机不利，故而短气；胸为阳位，心居其中，邪热内扰，故见躁烦，重则心中懊憹。以上诸证，皆是阳热内陷，与痰水相结而致结胸的病变反映。而"心下因硬"说明结胸证已成，故当用大陷胸汤以泻热开结逐水。太阳病误下，热未与水饮相结，则亦有不成结胸者。若热与湿相合，湿热互结，热欲外越，但因湿邪之性粘腻而不得外泄，故见但头汗出，齐颈而还，身上无汗。湿为阴邪，欲下泄而从小便出，但又被热邪纠缠而不能下行，故见小便不利。热不得上越，湿不得下行，湿热粘滞郁蒸，熏灼肝胆，影响胆汁正常疏泄，外溢于肌肤而为发黄之证，故"身必发黄也"。大陷胸汤：泻热逐水破结。大陷胸汤由大黄、芒硝、甘遂三味药组成。方中甘遂峻逐水饮，用量为一钱匕。大黄泻热荡实，芒硝软坚破结。其中大黄六两，为大承气汤中大黄用量之 1.5 倍；芒硝一升是大承气汤用量的 3 倍多，是调胃承气汤中芒硝用量的 1 倍，故能峻下逐水，泻热破结。以方测证，可知大结胸证结聚严重，证情危急。此方煎服法：先煮大黄，去滓，后内芒硝，待溶化后，用药汁送服甘遂末。因本方泻下峻猛，故应中病即止，不可过服，免伤正气，所谓"得快利，止后服"。方名所以称陷胸者，如成无己所说："结胸为高邪，陷下以平之，故治结胸曰陷胸汤"。

135条 伤寒六七日，结胸热实，脉沉而紧，心下痛，按之石硬者，大陷胸汤主之。（"脉沉而紧，心下痛，按之石硬"，称为"结胸三证"，是典型的大结胸证，反映了大结胸证热实之特点。沉脉以候里，主病水；紧脉为实，主痛，故脉沉而紧是热实结胸之脉。根据结聚的范围与程度，疼痛可能只限于心下，也可能牵连整个腹部。疼痛部位触之有坚硬、胀满、紧张之感，且疼痛拒按。此外当有便秘、心中懊恼、短气烦躁、舌燥、但头汗出等。治当峻下逐水，泻热破结，方用大陷胸汤。）

136条 伤寒十余日，热结在里，复往来寒热者，与大柴胡汤。但结胸，无大热者，此为水结在胸胁也，但头微汗出者，大陷胸汤主之。

137条 太阳病，重发汗，而复下之，不大便五六日，舌上燥而渴，日晡所小有潮热，从心下至少腹硬满而痛不可近者，大陷胸汤主之。

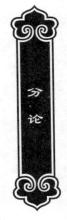

此两条辨大结胸证、大柴胡汤证及阳明腑实证。大结胸证属热实结胸，其病机是"热结在里""水结在胸胁"。大柴胡汤证与阳明腑实证也有热结在里，与大结胸证在症状上有类似之处，但病邪不同、结聚部位不同，故治法各异。此两条原文从症状、病机等方面，分别对它们进行了比较。大结胸证热结在里，水热互结于胸胁，结聚部位主要在心下，甚至可发展到全腹，虽有胁痛，但无往来寒热，治疗以逐水为主。大柴胡汤证是少阳兼阳明里实，邪犯少阳、阳明二经，以致枢机不利，阳明燥实，腑气不通，其热结在里，故见大便不通；因少阳之邪犹在，所以往来寒热。此外，还可见呕逆、心下痞满而痛，或胸胁满闷等证。治用大柴胡汤和解少阳，攻下里实。两者鉴别要点：大结胸证外无表热，而大柴胡汤证有往来寒热。阳明腑实证也有热结在里，但是燥热之邪与肠中糟粕搏结而成燥屎，结聚于肠胃，腑气通降失和。因此，在大便硬结的同时，有腹满硬痛或绕脐痛，及明显的日晡潮热，治疗以泻热为主，方用三承气汤。大结胸证水热互结于胸胁，以实邪结聚为主，典型症状是心下硬满而痛。若水热之邪弥漫腹腔，泛溢于上下，则可见从心下至少腹硬满，而痛不可近，病变范围广泛，病情程度严重，是一般的阳明腑实证所不具备的。但因其热邪与水互结，故外无表热或小有潮热，不似阳明大热，也不伴有阳明燥热腑实之谵语等证，而有但头汗出。治以逐水为主，方用大陷胸汤。总之，陷胸者，主水热互结，病在胸胁；承气者，主燥热结聚，病在胃肠。

138条 小结胸病，正在心下，按之则痛，脉浮滑者，小陷胸汤主之。

小陷胸汤方
黄连一两 半夏半升（洗） 栝蒌实大者一枚

右三味，以水六升，先煮栝蒌取三升，去滓，内诸药，煮取一升，去滓，分温三服。

小结胸的病机和证治。小结胸是热实结胸轻证，其成因与大结胸类似，亦多由表邪入里，或表证误下，邪热内陷与痰相结而成。"正在心下"说明病变范围比较局限，仅在心下胃脘部，所以胀满范围比大结胸小。按之则痛，不按不痛，说明邪热较轻，结聚程度比大结胸要浅，临证虽也有不按也痛的，但远比大结胸疼痛拒按、手不可近要轻。脉浮滑是痰热互结，病势轻浅的反映。浮主阳热之邪所结部位较浅，滑主痰涎。由于本证属痰热互结，病势轻浅，病位局限，这和大结胸证水热结实，病位广泛，邪结深重，从而脉沉紧、心下硬痛、手不可近不同，故称"小结胸"。治宜小陷胸汤清热化痰开结。小陷胸汤方：清热化痰开结。小陷胸汤为辛开苦降、清热化痰之方。方中黄连苦寒，清泄心下热结；半夏辛温滑利，化痰涤饮；瓜蒌实甘寒滑润，清热化痰开结，导痰浊下行；既能配黄连清热，又能协半夏化痰开结。三药合用，使痰热各自分消，结滞得以开散。本方以化痰开结为主，清热为辅。

139条 太阳病，二三日，不能卧，但欲起，心下必结，脉微弱者，此本有寒分也。反下之，若利止，必作结胸；未止者，四日复下之，此作协热利也。（本条论寒实结胸的成因。太阳表证兼内有寒饮，误用下法之后，可致寒实结胸或协热下利两种不同的变证。太阳病仅二三日，表证仍在，同时出现不能平卧，但欲起坐之证。其"心下必结"，即心下有水饮之邪结滞。水饮结于胃脘，卧则饮邪上壅，痞塞益甚，故"不能卧"；起则水邪下趋，痞塞减轻，故"但欲起"。其脉已由太阳表证之浮紧，变为微弱，提示邪有入里之趋势。此证为外有表邪，内有水饮，治当解表化饮，方为正确。若单凭心下结而用下法，使表邪内陷，则发变证。其病情发展可能有两种转归：若患者体质壮盛，下利虽可自止，而内陷之邪与痰水搏结，成为寒实结胸。若正气较弱，下利不止，则成为协热下利。）

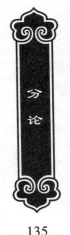

140 条　太阳病，下之，其脉促，不结胸者，此为欲解也；

脉浮者，必结胸；

脉紧者，必咽痛；

脉弦者，必两胁拘急；

脉细数者，头痛未止；

脉沉紧者，必欲呕；

脉沉滑者，协热利；

脉浮滑者，必下血。

本条以脉辨太阳病误下后的变证。本条脉证合参，举脉问证，辨太阳病误下后的多种变证。"其脉促，不结胸者，此为欲解"，这里的促脉不是脉来数中一止，止无定数之脉，而是指脉搏急促。促为阳脉，说明其人阳气盛，有抗邪外达之势，虽经误下，但邪未内陷，故不作结胸，为欲解。"脉浮者，必结胸"，若下后脉仍浮者，说明表邪仍盛，不为下衰，必将趁误下之里虚而内陷，与痰水互结于胸膈，而成结胸。"脉紧者，必咽痛"，脉紧为表寒入里。下后里虚，寒邪直入少阴，足少阴经脉循咽喉，挟舌本，寒邪上犯咽喉，故作咽痛。"脉弦者，必两胁拘急"，弦为少阳主脉，脉弦表示下后邪传少阳。少阳之脉循两胁，邪郁少阳，经气不利，故两胁拘急。"脉细数者，头痛未止"，脉细为阴虚，数则为热，阴虚阳亢，

135

故头痛未止。"脉沉紧者，必欲呕"，沉主里，紧主寒。脉沉紧为寒邪入里，上逆犯胃，故欲呕。"脉沉滑者，协热利"，沉脉候里，滑脉主热，是误下后，表邪入里化热，热迫大肠，传导失司，故作"协热利"。"脉浮滑者，必下血"，误下后，脉见浮滑者，为表邪未尽内陷，而入里之邪已经化热，热伤血络，则有便脓血之变。总之，太阳病误用下法后的变证颇多，本条是根据脉与证的关系，阐述举脉问证的辨证方法。凭脉辨证，固然是一个重要环节，但更为重要的还是应脉证合参，全面分析。

141条 病在阳，应以汗解之，反以冷水㵰之；若灌之，其热被劫不得去，弥更益烦，肉上粟起，意欲饮水，反不渴者，服文蛤散；若不差者，与五苓散。寒实结胸，无热证者，与三物小陷胸汤，白散亦可服。

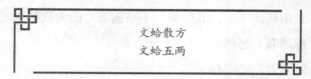

文蛤散方
文蛤五两

上一味为散，以沸汤和一方寸匕服，汤用五合。

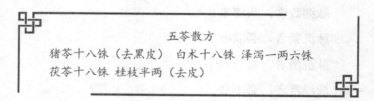

五苓散方
猪苓十八铢（去黑皮） 白术十八铢 泽泻一两六铢
茯苓十八铢 桂枝半两（去皮）

上五味为散，更于臼中治之，白饮和方寸匕服之，日三服，多饮暖水，汗出愈。

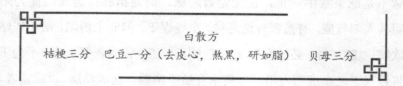

白散方
桔梗三分 巴豆一分（去皮心，熬黑，研如脂） 贝母三分

上三味，为散。内巴豆，更于臼中杵之，以白饮和服。强人半钱匕，羸者减之。病在膈上必吐，在膈下必利。不利，进热粥一杯；利过不止，进冷粥一杯。身热、皮粟不解，欲引衣自覆；若以水之洗之，益令热却不得出，当汗而不汗则烦。假令汗出已，腹中痛，与芍药三两如上法。

本条论寒实结胸与文蛤散证。寒实结胸是结胸证的一种，其病为寒邪与痰水相结于胸。因寒痰冷饮结聚于胸膈，心胸阳气受阻，故可出现胸胁或心下硬满疼痛等证。因水寒内结，阻滞胸阳，致气机不利、津液不布，故常见畏寒喜暖，喘咳气逆，甚至大便不通等证，脉多沉紧有力。因属寒实结胸，故无发热、烦渴，而有小便清利，口中和，苔滑。治疗可用三物白散，温寒逐水，涤痰破结。文蛤散证乃表邪不解，热与水结在表。病在表，当治以汗法，根据病情可选用桂枝或麻黄类发汗解表之剂。若反以冷水喷淋或冷水洗浴，这虽也是一种降温退热之法，但用于太阳表证，不仅表不能解，反使邪热郁伏于内，不得外散，即"其热被劫不得去"，故"弥更益烦"。烦者，热也，即发热比前加重。这是因为表热被冷水闭郁，皮毛腠理收敛，阳气郁而不宣所致。由于寒凝于外，热郁于内，皮肤上泛起如粟粒状的"鸡皮疙瘩"，此即"肉上粟起"。同时可有发热、无汗、身体疼痛等证。因寒凝热闭，体表的津液得不到宣通，热与水结于太阳之表，故虽口渴而不欲饮水。证属表邪不解，阳郁水结，治用文蛤散清热利湿。若服药后病不愈，又见烦渴、小便不利等证，为表邪不解，水蓄膀胱，则当用五苓散通阳化气、解表利水。本条分别论述了寒实结胸与文蛤散、五苓散的证治，以体现水邪有表里寒热的不同。文蛤散方：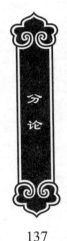清热利湿。三物白散方：温寒逐水，涤痰破结。文蛤，药材称海蛤，其性咸寒质燥，功能清肺化痰，软坚散结，微有利尿作用，故上能清肺化痰而治咳逆上气，下能利小便而治水气浮肿。本证表邪不解，阳郁水结，因水热之邪郁闭体表，故但用一味文蛤，既可清在表的阳郁之热，又能行皮下之水结。水热得解，阳郁得伸，则烦随除。若服药后病不愈，而又见烦渴，小便不利等蓄水证，则当用五苓散通阳化气，解表利水。寒实结胸，因胸中水寒结实，非热药不足以开水寒，非峻药不足以破结实。三物白散由巴豆、贝母、桔梗三味药组成。巴豆辛热有毒，攻逐寒水，泻下冷积，破其凝结，为本方之主药。贝母解郁开结去痰，桔梗开提肺气，既可利肺散结去痰，又可载药上浮使药力作用于上，更有助于水饮之邪泻下。三药并用，使寒痰冷饮一举而出。邪结于上者，可从吐而解；邪

分论

结于下者，可从泻下而解。因三药颜色皆白，故名"三物白散"。本方药性峻猛，吐下易伤胃气，故以白饮和服，既能和养胃气，又可制巴豆之毒性。若欲加强泻下之力，可进热粥以助药力；若泻下过猛，可进冷粥以抑制泻下。用粥之冷热以调节药物作用，又可借水谷以保胃气、存津液。因本方药性峻猛，属温下寒实之剂，故身体羸弱，应减量而行。原方剂量为桔梗三分、巴豆一分、贝母三分，为了便于控制剂量，现有的按三味药等分，研极细末，和匀备用。用此方的关键在于巴豆的炮制，为减低毒性，多制成巴豆霜用。

《伤寒论》条文释读

138

142条 太阳与少阳并病，头项强痛，或眩冒，时如结胸，心下痞硬者，当刺大椎第一间、肺俞、肝俞，慎不可发汗。发汗则谵语，脉弦。五六日谵语不止，当刺期门。（本条论太少并病当用刺法，慎勿汗之。太阳和少阳并病，先病太阳，后病少阳，太少俱病而有先后次第之分。头项强痛为太阳经脉受邪，气血运行受阻。头目昏眩为胆火沿少阳经脉上干空窍。邪郁少阳，经气疏泄不利，故心下痞塞硬满，时轻时重，重则可有疼痛，"时如结胸"状。如结胸者，实非结胸，说明本证与结胸虽有某些相似之处，但两者在本质上不同。本证病变重在太少两经经脉，故刺大椎、肺俞、肝俞以治之。大椎为三阳之会，刺之可祛风散邪；针刺肺俞可以理气散邪，两穴相配，以外解太阳之邪。刺肝俞可以疏泄胆火，以和解少阳之邪。三穴并刺，治太少并病有良效。切勿因头项强痛而纯施汗剂。因少阳禁汗，若误汗，非但不能祛邪，反徒伤津液，使少阳木火更为炽烈。木盛侮土，火热乘胃，胃燥不和则生谵语。这种谵语与阳明谵语不同，其鉴别要点是本证伴见脉弦。谵语脉弦并提，说明少阳之邪未解，木火正炽，故虽有阳明里证，亦不可下，因少阳亦禁下法。是以刺期门以泻肝胆之火，则谵语自止。）

143条 妇人中风，发热恶寒，得之八九日，经水适来，热除而脉迟身凉。胸胁下满，如结胸状，谵语者，此为热入血室也，当刺期门，随其实而泻之。

144条 妇人中风，七八日，续得寒热，发作有时，经水适断者，此为热入血室，其血必结，故使如疟状，发作有时，小柴胡汤主之。

145条 妇人伤寒，发热，经水适来，昼日明了，暮则谵语，如见鬼状者，此为热入血室，无犯胃气及上下焦，必自愈。

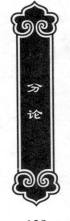

此3条论热入血室的证治及禁例。对血室的认识，历来医家意见不一，大致有三：有认为是子宫的，有认为是肝脏与肝经的，还有认为是冲任二脉的，近代多数医家倾向于血室即子宫。若是冲脉或肝，则男女皆有。然而，肝主藏血，冲为血海，皆与血室有密切联系；因此热入血室的证治，又和两者有关。143条妇人中风，适逢经水来潮，血室空虚，表邪乘机内陷，故外热去而身凉。热入血室，热与血结，脉道因而瘀滞不利，故脉迟。肝为藏血之脏，血室瘀滞，必致肝脉受阻，气血流行不利，所以胸胁下满，状如结胸。血热上扰，神明不安，故发谵语。治法可针刺期门。因肝藏血而主疏泄，与子宫有内在联系。期门为肝之募穴，刺之以泻肝胆邪热，子宫血分之热即可随之而解，其病可愈。热入血室"如结胸状"，并非真结胸，其与结胸证的区别主要有二：一是热入血室必与经水适来适断有关，而结胸证则与经水无关。二是热入血室虽有胸胁下满、谵语等证，但热除身凉或寒热发作有时；结胸证则心下痛，按之石硬，甚则从心下至少腹硬满而痛不可近，或日晡所小有潮热。144条妇人中风，初起当有发热恶寒等表证，以其得病之初，经水适来，发病之后，邪热内陷血室，与血相结，而经水适断。血室瘀阻，气血流行不畅，故延及 7、8 日后，正邪分争，寒热发作有时。"如疟状"，言其有似疟疾之寒热，但非疟疾之定时而发。因血属阴分，热入血室，郁极则热，故有时寒热，有时不发或较轻。结合 143 条热入血室，血热搏结，当有胸胁下硬满、谵语等证，治宜小柴胡汤和解枢机，扶正祛邪，邪去则寒热自止，血结可散。145 条妇人伤寒发热，适逢经水来潮，热入血室，上扰神明故发谵语。因病在血分，血属阴类，故患者白天神志清楚，入暮则神志迷糊，谵言妄语，如有所见。"无犯胃气及上二焦"是言治疗之禁忌。因本证之谵语，非胃实所致，故不可用下法伤其胃气。又因病不在上中二焦，亦不可妄用汗吐等法。因其经水适来而血不断，邪热有随血而去的机转，不同于经水适断之热入血室证，瘀血尚有出路，邪有外泄之机，病有可

139

分论

能自愈，故云"必自愈"。结合143条，可刺期门以泻邪热，令邪有去路。

146条 伤寒六七日，发热，微恶寒，支节烦疼，微呕，心下支结，外证未去者，柴胡桂枝汤主之。

> **柴胡桂枝汤方**
>
> 桂枝（去皮） 黄芩各一两半 芍药一两半 人参一两半
> 甘草一两（炙） 半夏二合半（洗） 大枣六枚（擘）
> 生姜一两半（切） 柴胡四两

右九味，以水七升，煮取三升，去滓，温服一升。本云：人参汤，作如桂枝法，加半夏、柴胡、黄芩；复如柴胡法，今用人参作半剂。

本条论太阳少阳并病的证治。伤寒六七日，发热、微恶寒、四肢关节烦疼，可见太阳表证未罢。同时又见轻微呕吐，并感心下支撑闷结，这是少阳病证已见，胆热犯胃，少阳经气不利。因此，本证是比较典型的太阳少阳并病，治宜采用太阳、少阳兼顾的方法。但从微恶寒，可知发热亦微，仅肢节烦疼，而无头项强痛及周身疼痛，说明太阳表邪已轻。微呕即心烦喜呕亦轻，心下支结与胸胁苦满同样不重，可见少阳证虽已见而未甚也。本证属太少并病而病情较轻者，故须小制其剂，用桂枝汤原剂之半治太阳，小柴胡汤原剂之半治少阳，合成柴胡桂枝汤。《伤寒论》原文101条："伤寒中风，有柴胡证，但见一证便是，不必悉具。"本证虽已有柴胡汤呕与心下支结二证，但病情较轻，而发热微恶寒、支节烦疼，虽不严重，却是明显的太阳表证，所以应该考虑表里兼顾。用柴胡桂枝汤既治少阳又治太阳，双解太少表里之邪。这种治法不仅符合"有柴胡证，但见一证便是，不必悉具"的理论，更符合表里先后的原则，是一种比较周全的治疗方法。柴胡桂枝汤方：解表清里，调和内外。本方取小柴胡汤、桂枝汤各半量合剂而成。用桂枝汤调和营卫、解肌辛散，以解太阳之表；用小柴胡汤和解少阳、畅达枢机，以治半表半里。因证情不重，用药剂量也较轻，故属太少表里双解之轻剂。综观本方，祛邪扶正，解表清里，益胃和中，故有调和内外、疏畅气机，护理三焦营卫之功。

147条 伤寒五六日，已发汗而复下之，胸胁满，微结，小便不利，渴而不呕，但头汗出，往来寒热，心烦者，此为未解也，柴胡桂枝干姜汤主之。

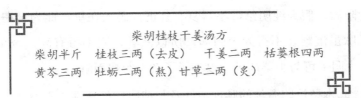

柴胡桂枝干姜汤方
柴胡半斤　桂枝三两（去皮）　　干姜二两　栝蒌根四两
黄芩三两　牡蛎二两（熬）甘草二两（炙）

右七味，以水一斗二升，煮取六升，去滓，再煎取三升，温服一升，日三服。初服微烦，复服，汗出便愈。

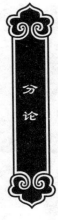

本条论少阳病兼水饮内结的证治。伤寒五六日，已经发汗、攻下等法治疗后，病仍不解，知已由太阳表证转化入里，故无发热恶寒。少阳证一般是胸胁满、呕而不渴，小便自可。今胸胁满微结，小便不利，渴而不呕，但头汗出，知非纯属少阳，而是兼水饮内结。因少阳主手足少阳两经及胆与三焦两腑，少阳枢机不利，胆火内郁，每可导致三焦决渎失职，以致水饮内结。水饮结于胸胁故胸胁满微结；水饮内结，气化失司，所以小便不利、口渴；水饮与邪热郁结于里，不能外达而上冲，所以但头汗出。本证少阳枢机不利、水饮内结，主要病变在胸胁，胃气尚和，所以不呕，这也是本证和小柴胡汤证区别之处。治当和解少阳与温化水饮兼顾，用柴胡桂枝干姜汤。146条柴胡桂枝汤证因有心下支结，本证有胸胁满微结，故列于此，与结胸证作鉴别。柴胡桂枝干姜汤：和解少阳，温化水饮。本方即小柴胡汤去半夏、人参、生姜、大枣加桂枝、干姜、瓜蒌根、牡蛎而成。柴胡、黄芩为主药，仍用于清解少阳之热；因不呕，故去半夏；水饮内停，胸胁满微结，故去人参、大枣之壅补。方中瓜蒌根、牡蛎逐饮开结；桂枝、干姜通阳散寒化饮；甘草调和诸药。是以寒温并用，攻补兼施，既有和解表里之功，又有温中散结之力。诸药合用，共奏和解表里，调和阴阳，宣痹散结，温化水饮之效。方后云"初服微烦，复服，汗出便愈"，此为初服药后，正气得药力相助，正邪相争，郁阳得伸，但气机一时尚未畅通，故有"微烦"之感。复服少阳枢机运转，气机得以宣通，郁阳得伸，表里协和，故周身汗出，内外阳气畅达而愈。

148条 伤寒五六日，头汗出，微恶寒，手足冷，心下满，口不欲食，大便硬，脉沉细者，此为阳微结，必有表，复有里也；脉沉，亦在里也。汗出为阳微，假令纯阴结，不得复有外证，悉入在里，此为半在里半在外也；脉虽沉紧，不得为少阴病。所以然者，阴不得有汗，今头汗出，故知非少阴；可与小柴胡汤，设不了了者，得屎而解。

本条论阳微结的脉证治法及与纯阴结的鉴别。阳微结，表证未罢但不重，故仍微有恶寒；里有郁热，不能宣发于外而熏蒸于上，故头汗出；热结于里，气机不调，邪踞胸胁，津液不下，胃气失和，故心下满，口不欲食，大便硬，脉沉紧而细；热郁于里，气机不能达于四肢，故手足冷。较之阳明腑实燥结之证，此证热结尚轻，表证未解，故称阳微结。本证证情虽与小柴胡汤证不同，但其病机总由阳邪微结，枢机不利，气血运行不畅所致，故仍选用小柴胡汤和解枢机。既能通上焦而透在表之外邪，又能解在里之郁结，和胃气而通大便，则表里之证随之而解。假若服药后身体仍不爽快者，是因里气未和大便未通之故，自当微通其便，可考虑在小柴胡汤中酌加通下药，使大便得下则愈。文中"必有表，复有里"与"半在里半在外"，其意是在说明阳微结证的病机特点，既有表证，又有里证，热虽结于里但病势轻浅。故汗下之法均非所宜，只宜用小柴胡汤和解少阳枢机。阳微结由于热郁于里，邪气郁闭，出现了手足冷、不欲食二症，有似阴寒证，因而须与阴结相鉴别。区别点就在于阴结没有表证，没有头汗出。阳微结表邪未解，因此在微恶寒同时，当有发热。论中未言发热，当系省文。阴结则有阳衰阴盛的证候，但恶寒不发热，纯属在里，无表证，此其一。阳微结因里有郁热，枢机不利，不能宣发于外，但熏蒸于上而有头汗出。阴结以其阳衰阴盛，不能化津作汗，故一般无汗，若因亡阳而见头汗出者，必伴少阴虚阳外越之危候，此其二。此外，脉沉紧，少阴病和阳微结皆有，然少阴病脉沉紧，法当咽痛并吐利。阳微结脉虽沉紧而细，但既无咽痛，也不吐利，且大便硬。因此，阳微结即使出现脉沉紧，仍不属少阴病。阳结、阴结为古代病名，现在临床不用此名。但本条对阳微结与阴结证的鉴别，对临床有一定的指导意义。另外本条列于此，还有更重要的一点，是为了与结胸作鉴别。阳微结为轻度热结于里，心下满而无硬痛；结胸为严重的实邪结聚，心下硬满而痛不可近，甚至满腹硬痛。充分体现了仲景辨证的周到详尽。

149条 伤寒五六日，呕而发热者，柴胡汤证具，而以他药下之，柴胡证仍在者，复与柴胡汤。此虽已下之，不为逆，必蒸蒸而振，却发热汗出而解。若心下满而硬痛者，此为结胸也，大陷胸汤主之。但满而不痛者，此为痞，柴胡不中与之，宜半夏泻心汤。

半夏半升，洗 黄芩 干姜 人参 甘草炙，各三两 黄连一两 大枣十二枚，上七味，以水一斗，煮取六升，去滓，再煎取三升，温服一升，日三服。须大陷胸汤者，方用前第二法。一方用半夏一升

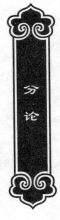

本条论述了柴胡证误下后的三种转归及治法。其一，为柴胡证仍在。伤寒表证，经五六日，见呕而发热之少阳主证，而无恶寒头痛等表证，据101条"柴胡证，但见一证便是，不必悉具"所言，可见太阳表邪已传入少阳，故曰"柴胡汤证具"，当以柴胡汤和解其邪，而医反误用攻下，所幸正气较强，病未因误下致变，"柴胡证仍在"，故仍以小柴胡汤和之，正气得药力之助而奋起抗邪，于是振寒颤栗，蒸蒸发热汗出，即后世所称之战汗而病解。其二，变为大陷胸汤证。若其人素有水饮内停，少阳病误下后，可致邪热内陷，与水饮结于胸膈，则成心下满而硬痛的结胸证，当以大陷胸汤，泻热逐水以夺其实。其三，成为半夏泻心汤证。若其人内无痰水实邪，误下后，可损伤脾胃之气，且邪陷入里，致寒热错杂于中，脾胃升降失常，气机痞塞，形成心下痞，按之濡软不痛的痞证。本条叙证较简，仅提及满而不痛，参《金匮要略·呕吐哕下利病脉证治》曰："呕而肠鸣，心下痞，半夏泻心汤主之。"说明本证当有呕吐与肠鸣。又据生姜泻心汤证、甘草泻心汤证条文记载均有下利，推之本证亦可有下利。治当与半夏泻心汤，辛开苦降，复其脾胃升降，令胃和而痞消。少阳病误下虽同，但变证则有柴胡、陷胸、痞证之异，临证当须明辨。柴胡证乃邪陷少阳，致胆火上炎，枢机不利，病位以胸胁为主，证见呕而发热，

胸胁苦满为着；大结胸证则因水热互结于胸胁心下，证以心下满而硬痛为特征；半夏泻心汤证则因寒热错杂于中焦，脾胃升降失司所致，系无形之邪气壅滞，故以心下"但满而不痛"为特征。临床所见，因误下致其变证非只此三种，文中提及柴胡、结胸、痞证，此仲景示人据证而辨，圆机活法也。半夏泻心汤方：和中降逆消痞。方以半夏为君，并以之为名，其性辛滑走散，和胃而降逆气，止烦呕；合干姜之辛温，能温中散寒，消痞结；又用芩连之苦寒泄降，清热和胃；佐以参、枣、草之甘温补中，助脾胃运化以复其升降之职。全方寒温并用，辛开苦降，佐以甘温，故能双解寒热之邪，令脾胃功能复常，共奏和胃降逆之功。本方既须泻心下之邪，又要扶脾胃之气，故辛、苦、甘温合用，是为和剂，方后云去滓再煎者，为其特殊的煎服法，意在使药性纯和，并停留胃中，利于和解。

150 条　太阳少阳并病，而反下之，成结胸，心下鞕，下利不止，水浆不下，其人心烦。（本条论太少并病，误下成结胸危候。太阳病未解，又见少阳之证，为太少并病，治当和解兼散表之法，此邪虽内陷，但无里实之候，断不可攻下，以免引邪深入。今医反下之，遂致太少两经邪气内陷，与体内痰水实邪相结，形成结胸证，故心下硬满。邪气内陷，损伤脾胃，胃气受损而水浆不入；脾气受损而下利不止；脾胃之气行将败绝，邪结不去，正虚邪扰，故致心烦。此为结胸正虚邪实之危候，治之欲攻其邪，则伤其正，欲扶脾胃，必助其邪，攻补两难，预后不良。）

151 条　脉浮而紧，而复下之，紧反入里，则作痞，按之自濡，但气痞耳。（本条论痞证的成因及主症。以脉测证，脉浮而紧，当为太阳伤寒表证，治当发汗解表，而反误用下法，徒伤里气，使脾胃之气受损。"紧反入里"言浮紧之脉，变为沉紧，是以脉象的变化，说明表邪乘机内陷，邪结于里，影响脾胃功能，导致升降失常，气机窒塞，而成痞证。痞证以心下痞，按之濡为其主要特征。心下痞，乃自觉心下堵闷不适；按之濡，是按之柔软而不痛。因是无形之邪气内陷，气机壅滞，内无有形实邪阻结，故又云"但气痞耳"。）

152 条　太阳中风，下利，呕逆，表解者，乃可攻之；其人𣤶𣤶汗出，发作有时，头痛，心下痞硬满，引胁下痛，干呕短气，汗出不恶寒者，此表解里未和也，十枣汤主之。

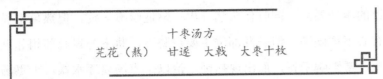

十枣汤方

芫花（熬）　甘遂　大戟　大枣十枚

右三味等分，分别捣为散。以水一升半，先煮大枣肥者十枚，取八合，去滓，内药末。强人服一钱匕，羸人服半钱，温服之，平旦服，若下少，病不除者，明日更服，加半钱，得快下利后，糜粥自养。

本条论悬饮的证治。太阳中风的病程中，续发水邪凝结，水饮结聚于胁下，阻碍气机升降，水饮上干于胃，则见呕逆；水饮下注于肠，则见下利。如若外有表邪，里停水饮，表里同病，则一般渗利之剂难以取效，而需用攻逐水饮之峻剂。但须先行解表，表解后方可攻逐饮邪，切不可先后失序，以免他变。故曰"表解者，乃可攻之"。饮为有形之邪，由于水饮结聚胁下，胸阳被阻，气机不利，以致"心下痞硬满，引胁下痛"；胸胁为阴阳升降之通路，水邪集居于此，气机升降失常，加之水性流溢，变动不居，往往因水邪影响的脏腑部位不同，而出现各种不同的表现。若水饮外溢肌肤，影响营卫失和，则其人漐漐汗出；正邪相争，时而气机暂通，饮邪暂不外攻，故汗出发作有时；饮邪上干，蒙蔽清阳则头痛；水饮犯胃，胃气上逆，则见干呕；若水饮迫肺，肺气不利，则呼吸气短。干呕、汗出、头痛类似太阳中风，而实非太阳中风，区别在于本证以心下痞硬满、引胁下痛为主证，虽见漐漐汗出，但发作有时；虽有头痛，但不恶寒。为表邪已解，里有悬饮，外证已不存在，故曰："此表解里未和也"。以上诸症，乃水饮结聚胁下不解，流走攻窜，上下充斥，妨碍三焦，牵连周身所致。一般的化饮祛水之剂，已无济于事，故用十枣汤攻逐水饮。本证"心下痞硬满"与大结胸证、痞证相似，应予鉴别。大结胸证为水热互结于胸膈，故心下痛，按之石硬，甚则从心下至少腹硬痛，手不可近，伴潮热、烦渴、舌苔黄燥等热象。治以大陷胸汤泻热逐水。痞证乃寒热互结，阻塞于中焦，故以心下痞，按之柔软为主证。治以泻心汤和

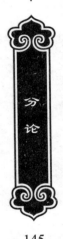

胃消痞。悬饮证水邪停积胸胁之间，故不仅心下痞硬满，更有转侧动身、或咳嗽、呼吸、说话等都可牵引胸胁疼痛，即文中所谓"引胁下痛"，此为悬饮的辨证要点。同时伴头痛汗出、呕逆咳嗽等症，但热象不显。本证虽有心下痞硬满，但病发部位主要在胁下，胁下与胃脘部相邻近，胁下病变，常影响于胃，而出现痞硬，治以十枣汤攻逐水饮。十枣汤方：攻逐水饮。十枣汤是芫花、甘遂、大戟三味药，等分研粉，用枣汤调服"半钱匕"或"一钱匕"。芫花、甘遂、大戟三味都是峻下逐水药，三药合用，药力尤猛。故用肥大枣煎汤调服，以顾护胃气，并缓和诸药的烈性和毒性，使邪去正不伤。因三味药都有一定的毒性，因此，用药要慎重，剂量要因人而异，要结合病人体质强弱及对药物的耐受程度，从小剂量（0.5～1g）开始，逐渐加大剂量。并视病情需要，或连续用药，或间隔一、二日或数日再用，同时要在清晨服药，服药得畅利后，糜粥自养，以补养正气。另外，体弱、孕妇等禁用。

153条 太阳病，医发汗，遂发热恶寒，因复下之，心下痞，表里俱虚，阴阳气并竭。无阳则阴独，复加烧针，因胸烦，面色青黄，肤瞤者，难治；今色微黄，手足温者，易愈。（本条进一步阐述痞证的形成及误治后的变证和预后。太阳病，本应以汗法治之，而医发汗后，仍发热恶寒，足见汗不如法，病必不除。表证仍在，当再行解表，医反用攻下之法，汗之已伤其表，复下又伤其里，故曰表里俱虚，阴阳气并竭。表邪因其误下，乘虚而入，结于心下，致气机窒塞，形成痞证。此时表证虽除，而心下痞之证独存，谓之曰："无阳则阴独"，表证罢为"无阳"，里有痞为"阴独"。误下成痞，当运用消痞之法，但医者不明表里俱虚，邪气内陷之机，反用烧针迫汗，火气内攻，既伤阴损阳，又助长热邪，故觉心烦。误治后，不仅心下痞之症未除，又增心烦，阴阳气受损，证候复杂，其判断预后之法，主要取决于正气之盛衰，尤其是脾胃之气的存亡。若面色青黄，青乃肝色，黄为脾色，此土虚木乘，阴阳俱虚，脾气溃败，肌肤失充而跳动不宁；中土败，阳气不布四末，当必手足不温，此邪气内盛，正气不支，故曰难治。若色微黄，手足温者，为邪陷于里，虽表里俱虚，但中焦之气尚存，脾土能主灌四旁，温煦肌肤手足，故曰易愈。痞证当与结胸证鉴别。151条阐明了脉不浮而沉，按之自濡为痞证的脉证特征，"但气痞耳"一句复指明为无形之气结，再与131条的"病发于阳，而反下之，热入因作结胸"，"病发于阴，而反下之，因作痞"及149条"但满而不痛，此作痞"合参，可见结胸与痞证，虽均为太阳病误下，邪陷于里而成，但结胸为内陷之邪与痰水实邪相结，故按之硬满而痛，而痞证为无形之邪气内陷，气机壅塞，内无痰水实邪结滞，故心下痞，按之濡软而不痛。二者病机、主证不同，治法迥异；临证须当明辨。）

154条　心下痞，按之濡，其脉关上浮者，大黄黄连泻心汤主之。

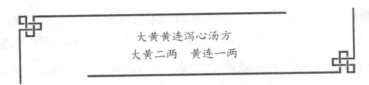

大黄黄连泻心汤方
大黄二两　黄连一两

右二味，以麻沸汤二升渍之，须臾，绞去滓，分温再服。

本条论热痞的证治。心下为胃脘部，钱天来《伤寒溯源集》曰："心下者，心之下，中脘之上，胃之上脘也，胃居心之下，故曰心下也。"心下痞，按之濡，指胃脘部堵闷不适，按之柔软。关脉以候中焦，浮主阳热在上，因邪热结于中焦，故关脉应之而浮。本证系无形之邪热阻于心下，致气机痞塞，乃气堵之证，内无实邪，故但觉心下痞塞，堵闷不适，按之柔软而不痛，与心下硬，按之痛，寸脉浮，关脉沉的结胸证显然有别。本证为热邪内阻，除心下痞，按之濡，关脉浮等主要脉证外，尚可见心烦、口渴、吐衄出血、小便短赤、舌红苔黄、脉数等热证表现。治当与大黄黄连泻心汤，清泄邪热，则痞证自除。大黄黄连泻心汤方：清热消痞。大黄黄连泻心汤，方中仅有大黄黄连二味，但按林亿等方后注及《千金翼方》等记载，当有黄芩为是。三者均为苦寒之味，大黄泄热和胃；黄连泄心胃之火；黄芩泄中焦实火，三者合用，使邪热得除，则痞结得开，气机流畅，心下痞闷之证自除。本方苦寒泄热，专治无形邪热壅滞之热痞，值得重视的是，三味药物用量轻，大黄二两，仅为承气之半，黄连、黄芩各一两，用量亦轻，且煎法特殊，以麻沸汤浸渍短时，去滓温服，是

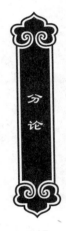

取其气之轻扬，以泄心下热结。不用煎煮法，系不取重浊之味，以免达下而导泻。全方重在泄心下热结而消痞，而不在于泻下燥结以荡实。

155条 心下痞，而复恶寒汗出者，附子泻心汤主之。

附子泻心汤方
大黄二两　黄连一两　黄芩一两
附子一枚（炮，去皮，破，别煮取汁）

右四味，切三味，以麻沸汤二升渍之，须臾，绞去滓，内附子汁，分温再服。

本条论述附子泻心汤的证治。本条承接154条言心下痞，当为热痞可知，复有恶寒汗出之症，而不曰"表未解"，且从附子泻心汤看，为大黄黄连泻心汤加温阳之附子而成，以方测证，当为热痞之证又兼见阳虚之候，其恶寒汗出，无头痛发热脉浮等表证，当是表阳虚，卫外不固，失于温分肉、充皮肤，肥腠理，司开合之故。本证寒热并见，虚实互呈，单与清热泻痞，则阳虚难复，纯与扶阳固表，则痞结难除，故治以附子泻心汤，寒温并用，消补兼施，使热痞除，表虚得固，则心下痞，恶寒汗出解矣。附子泻心汤：清热消痞扶阳固表。此方由大黄黄连泻心汤加附子而成。其配伍寒温并用，补泻兼施，以治心下热痞，兼见阳虚表气不固者，诚如尤在泾所曰："此证邪热有余而正阳不足，设治邪而遗正，则恶寒益甚，或补阳而遗热，则痞满愈增，此方寒热补泻，并投互治"。为使清热消痞，扶阳固表，共奏其功，采用了极为特殊的煎服法，当尤为重视。三黄苦寒，以沸水浸渍少顷，绞去滓，取其轻清之气薄，以泻心下热结而消痞，别煮附子，以温经扶阳而固表，令恶寒汗出愈。二者虽寒热异气，生熟异性，合和分温再服，各司其职，共奏消痞固表之功。

156条 本以下之，故心下痞，与泻心汤。痞不解，其人渴而口燥烦，小便不利者，五苓散主之。（蓄水而致心下痞的证治。本证因下而致邪气入里，形成心下痞，不论是热邪壅滞之痞，还是寒热错杂于中，升降失司之痞证，因证而施以泻心汤治之，理当有效，其痞当解，但药后痞不解，而见小便不利，渴而口燥烦之证，显然非泻心汤证。而是因下后邪陷，内犯膀胱，气化失职所致。膀胱者，州都之官，津液藏焉；气化则能出矣，因其气化失职，水停下焦，津液不得下行，故小便不利；水气上逆，障碍气机升降，心下气机痞塞，故心下痞；水津不化，气液不能上腾，故渴而口燥烦。治以五苓散，化气行水，则痞症自消。本条可见，心下痞一证，不惟热邪壅滞或寒热错杂者有之，而致痞之原因殊多，如本条水蓄下焦，水气上逆，升降逆乱，气机痞塞者，也致心下痞，故须谨守病机，各司其属。）

157条 伤寒，汗出解之后，胃中不和，心下痞硬，干噫食臭，胁下有水气，腹中雷鸣，下利者，生姜泻心汤主之。

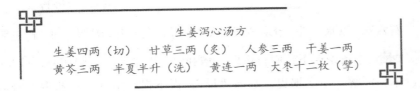

生姜泻心汤方

生姜四两（切） 甘草三两（炙） 人参三两 干姜一两
黄芩三两 半夏半升（洗） 黄连一两 大枣十二枚（擘）

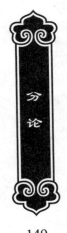

右八味，以水一斗，煮六升，去滓，再煎，取三升，温服一升，日三服。

本条论胃虚水饮食滞致痞的证治。伤寒汗出解后，说明表证已解，但胃中不和，其原因，可为汗后致虚，亦或是脾胃禀赋不足所致。胃乃水谷之海，因虚致寒热邪气滞于其中，损伤脾胃，则运化失健，转输不力，水饮内停，谷物不化，留滞而化作馊腐，障碍中焦气机流通，水饮食滞致气机痞塞较甚，故心下痞满而硬；中焦升降失司，胃中不和，胃气上逆，则干噫食臭；水气横逆下趋，流走肠间，气水相击，激荡有声，故胁下有水气，肠鸣下利。当用生姜泻心汤和胃散水而消痞。痞证可因误下邪陷所致，而本条不言误下，而言伤寒汗出解后，可见痞证不只误下可致，汗出表解后亦可形成，关键是辨认有邪气内陷，胃中不和，升降失司之病机及心下痞满，按之不痛，呕而下利之主证，即可诊断，绝不可为误下所印定。生姜泻心汤：和胃降逆，散水消痞。本方即半夏泻心汤减干姜二两，加生姜四两而成，为辛开苦降，和胃消痞之剂。因本证水饮食滞较甚，故重用生姜为君，其辛温善散；宣泄水饮，配半夏和胃化饮，降逆止呕；更以芩连之苦寒，清热泄痞；干姜、人参、枣、草甘温守中，补益脾胃。合而辛苦并用，开泄寒热痞结，水气得宣，谷物得化，中焦升降复常，则痞利诸症自除。

158 条　伤寒中风，医反下之，其人下利，日数十行，谷不化，腹中雷鸣，心下痞硬而满，干呕，心烦不得安，医见心下痞，谓病不尽，复下之，其痞益甚，此非结热，但以胃中虚，客气上逆，故使硬也，甘草泻心汤主之。

右六味，以水一斗，煮取六升，去滓，再煎取三升，温服一升，日三服。

本条论误下致脾胃虚弱，痞利俱甚的证治。太阳伤寒，或是中风，本当汗解，下之误也，故曰"反"。误下损伤中气，外邪乘虚内陷，致寒热之邪结于心下，气机痞塞，升降逆乱，遂成痞证。下后脾胃虚甚，运化失健，气机痞塞较重，故心下痞硬而满；脾胃失于腐熟运化之力，谷物不化，清浊难别，清阳不升，浊气下流，则腹中雷鸣有声，下利日数十行；浊阴不降，胃中虚气上逆，则干呕心烦不得安。此为寒热错杂于中，脾胃虚弱较甚，水谷不化的甘草泻心汤证。但医见心下痞证仍在，误以为心下之实邪未尽，复以下之，一误再误，重伤脾胃，中气愈虚，中焦升降愈复逆乱，阳陷阴凝，胃中虚甚，浊气因虚上逆更剧，故心下痞硬加重，文中特别指明"其痞益甚"之因，非是结热，而是胃中虚，客气上逆之故。所谓客气者，乃胃中之邪气。本证心下痞硬较甚，非实热结滞之实痞，岂容一下再下，犯虚虚实实之误。因其脾胃虚损较重，水谷难化；痞利俱甚，故以甘草泻心汤调中补虚，和胃消痞。半夏泻心汤证、生姜泻心汤证、甘草泻心汤证，三者皆有寒热错杂于中，中焦升降失司，气机痞塞，而致心下痞，呕而肠鸣，下利之证。但半夏泻心汤证，以心下痞，呕而肠鸣为主；生姜泻心汤证，水饮食滞较箸，故以心下痞硬，干噫食臭，腹中雷鸣下利为主；甘草泻心汤证，脾胃虚弱较甚，水谷不化，故以心下痞硬而满，腹中雷鸣，下利繁剧，干呕心烦不得安为主。三者病机、证候大体相似，但侧重不同，证候亦同中有异，其治法均以寒温并用，辛开苦降，和胃消痞为主，半夏泻心汤为其代表方剂，生姜泻心汤重在宣散水气，甘草泻心汤重在补中和胃，当细为鉴别。甘草泻心汤：和胃补中，消痞止利。本证为寒热错杂，中焦升降失司致痞。方以半夏泻心汤加重炙甘草用量而成。重用炙甘草，并以之为名，其甘温补中，健脾和胃，以缓客气之上逆；佐人参、大枣，更增其补中之力；干姜、半夏温中散寒，辛降和胃；芩连苦寒清热消痞。从而使脾胃健而中州得复，阴阳调而升降协和，故痞利干呕诸证自除。《伤寒论》之五泻心汤，均治心下痞，其病机不同，证候亦有差异，治法与煎服法亦同中有异。大黄黄连泻心汤治热邪阻结之心下痞，以三黄泄热消痞，渍之须臾者，取轻扬之气，专泄心下之痞热，不用煎剂，是免味厚达下。附子泻心汤治热痞兼表阳不固，故以三黄渍之，别煎附子，合而再煎，使寒热之味，各施其职，泄热消痞，固表之阳。半夏泻心汤、生姜泻心汤、甘草泻心汤均治寒热错杂于中，胃中不和之痞，芩连姜夏合用，佐以参枣草之甘温，辛开苦降，和中消痞。半夏泻心汤，以半夏为君，重在和胃止呕消痞；生姜泻心汤，重用生姜为君，意在宣散水气，和胃消痞；甘草泻心汤，重用炙甘草为君，以补虚和胃而消痞。三方去滓重煎，使药性合和，共奏和解之功。三者同中有异，不可不知，当细为辨别。注：众多医家认为甘草泻心汤中应有人参，本论中未提及应为遗漏。具体论述这里不在赘述。

159条　伤寒服汤药，下利不止，心下痞硬，服泻心汤已，复以他药下之，利不止，医以理中与之，利益甚；理中者，理中焦，此利在下焦，赤石脂禹余粮汤主之，复利不止者，当利其小便。

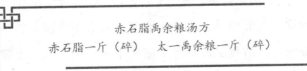

赤石脂禹余粮汤方
赤石脂一斤（碎）　　太一禹余粮一斤（碎）

右二味，以水六升，煮取二升，去滓，分温三服。

本条论误下致下利不止，心下痞硬的不同治法。在生姜泻心汤、甘草泻心汤后列出此条，意在阐明伤寒误下，而致心下痞硬，下利不止者，其病证不仅仅只是诸泻心汤证。伤寒邪在表，当以汗法，服汤药，当汗出表解。今药后，见下利不止，心下痞硬，显系误治，损伤脾胃之气，邪气内陷，寒热错杂，中焦升降失司，清阳不升，则下利不止；浊阴不降，气机痞塞、则心下痞硬。此痞利俱甚之候，当投甘草泻心汤一类方剂，补中和胃，消痞止利。服泻心汤后，其病未除，可能为病重药轻之故，然医者不别，以为痞利为实邪内阻所致，而用其他下药，再度攻下，一误再误，脾胃之气更为损伤，致下利不止，医以为其下利是中焦虚寒，脾阳不振，浊阴下注所致，故用理中汤治之。服理中汤后，下利更加严重，这是因为屡经误治，不仅中焦之气受损，且下焦元气亦遭损伤，以致脾肾阳微，统摄无权，关门不固，虽与理中汤，温运中阳，但药不对证，自然无效，故曰："理中者，理中焦，此利在下焦。"当以赤石脂禹余粮汤，温涩固脱，方可奏效。若利乃不止，又见小便不利者，是下焦气化失职，清浊不别，水液偏渗大肠之故，则当用分利之法，导水湿从小便去，而不偏渗大肠，其利自止。赤石脂禹余粮汤：涩肠固脱止利。赤石脂甘温酸涩，重镇固脱，涩肠止血、止利；禹余粮甘平无毒，敛涩固下，能治赤白下利。二药合用，直达下焦，共奏收涩止利，以固滑脱之功，为治下元不固，滑泄不禁之主方。

160条 伤寒吐下后，发汗，虚烦，脉甚微，八九日心下痞硬，胁下痛，气上冲咽喉，眩冒，经脉动惕者，久而成痿。（本条论伤寒误吐下发汗致虚及久而成痿的变证。伤寒，法当解表，若先吐下则为逆，盖吐下后里气已伤，脾胃受损，若再施汗法，必阳气大虚，津液虚劫，正虚邪扰，故心烦；阳气不足，则脉甚微。病延至八九日，阳气亏损愈甚，阳虚失运，则津液停聚为饮，饮邪内动，上逆于心下，则心下痞硬；留于胁下，则胁下痛；胃虚饮逆，故气上冲咽喉；阳气不足，加之水气上蒙清窍，则头目昏眩。阴阳两损，津液不足，经脉失养，则经脉跳动不宁，久则可致肢体痿软废用。本条与67条的苓桂术甘汤证较为相似，均由伤寒汗吐下后阳虚水气上逆所致，但本证阳虚更甚，证情更重，故彼证心下逆满，气上冲胸，起则头眩；而本证心下痞硬，气上冲咽喉，眩冒；彼证脉沉紧，而本证则脉甚微；彼证发汗则动经，身为振振摇；而本证则经脉跳动不宁，久则成痿。）

161条 伤寒，发汗，若吐，若下，解后心下痞硬，噫气不除者，旋覆代赭石汤主之。

旋覆代赭汤方
旋覆花三两　人参二两　生姜五两　代赭一两　甘草三两（炙）
半夏半升（洗）大枣十二枚（擘）

右七味，以水一斗，煮取六升，去滓，再煎取三升，温服一升，日三服。

本条论伤寒解后，胃虚气逆，心下痞硬的证治。伤寒发汗，乃正治之法，或吐或下，则为误治，所谓解后，指表邪已解，但却损伤中气，致脾胃腐熟运化失健，痰饮内生，阻于中焦，胃气不和，气机痞塞，故心下痞硬。胃气已虚，兼之土虚木横，肝胃气逆，故噫气不除。宜旋覆代赭汤和胃降逆，化痰消痞。本证与生姜泻心汤证均为伤寒误治，脾胃之气受损，而见心下痞硬，嗳气之证。但生姜泻心汤证不仅中气受损，且有水饮食滞，寒热错杂之邪阻滞心下，故在心下痞硬的同时伴见干噫食臭、腹中雷鸣下利，治用生姜泻心汤、寒温并用，辛开苦降，和胃散水，而痞利自除。而本证是伤寒误治后脾胃受损，胃中不和，痰浊内生，肝气横逆，致气机痞塞，肝胃气逆，见心下痞硬，更见噫气不除之主症，虽噫气而无食臭，亦无肠鸣下利，是以气逆为主的证候，故以旋覆代赭汤补中和胃，化痰蠲饮，镇肝降逆为治，当予鉴别。旋覆代赭汤方：和胃化痰，镇肝降逆。本证为胃虚痰阻，肝胃气逆之证，故以旋覆花、代赭石为伍，旋覆花苦辛而咸，主下气消痰，软坚散结消痞，降气行水，主治心下痞满，噫气不除；代赭石苦寒入肝，重而镇肝降逆，二者相合，下气消痰，镇肝胃之虚逆；佐以半夏、生姜，化痰散饮，和胃降逆；人

153

分
论

参、大枣、甘草补中益气，扶脾胃之虚，使脾胃之气得健，痰饮之邪得除，肝胃气逆得平，痞硬噫气之证可除。方后煎服法云：去滓再煎者，系因本方为和解之剂，再煎能使药性和合，共奏泻痞消痰镇逆之功。本方与生姜泻心汤均可治心下痞硬和噫气之证，均重用生姜、半夏之化痰散饮，和胃降逆及参枣草之补中益气，但因生姜泻心汤证有寒热错杂之邪，故干姜、芩连辛苦并用，而本证是肝胃气逆，无寒热之邪，故不用之，而取旋覆代赭之下气消痰，镇肝和胃。病机不同，证候各异，治法方药遂因证而施，当明其异同。

162条 下后，不可更行桂枝汤；若汗出而喘，无大热者，可与麻黄杏仁甘草石膏汤。

麻黄杏仁甘草石膏汤方
麻黄四两（去节）　杏仁五十个（去皮尖）　甘草二两（炙）
石膏半斤（碎，绵裹）

右四味，以水七升，煮麻黄减二升，去上沫，内诸药，煮取三升，去滓，温服一升。

"不可更行桂枝汤"，应接在"无大热者"之后，为倒装文法。今曰汗下后"不可更行桂枝汤"，则知表证已去，主要证候为"汗出而喘，无大热"。汗下后引邪深入，邪入化热，肺热炽盛，气逆发喘；又因肺合皮毛，肺热熏蒸，逼迫津液外走毛窍，故汗出而喘。无大热，是表无大热，而热壅于里，并非热势不甚。此为本条主要证候，若结合临床，其应与咳嗽、口渴、苔薄黄，脉数等证并见。麻黄杏仁甘草石膏汤：清热宣肺平喘。本方乃麻黄汤去桂枝加石膏而成。方中麻黄增至四两，杏仁减为五十个，炙甘草增至二两，另加石膏半斤。可见不单单是药味变化，而剂量亦变。加大麻黄用量，不为发散风寒，而在宣肺平喘；然麻黄辛温，对肺热不利，故用石膏半斤，辛甘大寒，相反而相成。二者相配，则麻黄存其宣肺平喘之功，而不显辛温之弊；石膏大寒清热，随麻黄升散之性，直达病所，而无凝滞之患。杏仁宣降肺气而治咳喘，协麻黄其功尤着，其所以减量，是麻黄增量在前，平喘之力胜于杏仁，故减量协同。炙甘草和中缓急，调和诸药，其增量行之，一则安奠中宫，使祛邪而无后顾之忧，再则协调寒温之性，勿使偏弊也。本证"汗出"而用麻黄、"无大热"而用石膏，似乎矛盾，然则，麻黄配桂枝，则发汗之效宏，若配石膏，则清热宣肺之力优，肺热得清，其汗自止。"无大热"者，表无大热也，其热在肺，正所以用上述配伍。

163条 太阳病，外证未除，而数下之，遂协热下利，利下不止，心下痞硬，表里不解者，桂枝人参汤主之。

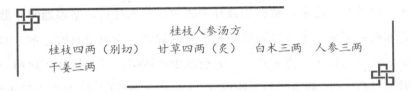

桂枝人参汤方

桂枝四两（别切）　甘草四两（炙）　白术三两　人参三两
干姜三两

右五味，以水九升，先煮四味，取五升，内桂，更煮取三升，去滓，温服一升，日再夜一服。

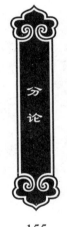

本条论太阳病误下脾虚寒湿兼表的证治。太阳病，表未解，当以汗解，而反屡用攻下，则不仅表邪不解，且更伤脾胃，致运化失职，腐熟不能，水谷不化，寒湿内生，阻于中焦，障碍气机流行，升降失常，浊阴不降，则心下痞硬；清阳不升，则利下不止。此乃中阳不振，脾虚寒湿之下利，同时兼表寒未解，故曰"协热而利"，当以桂枝人参汤温中解表。协热利，指兼表证发热下利，"热"指表证发热之象。协热利，在《伤寒论》中多处出现，其病机不同，施治各异，应当明辨寒热虚实之属性。有里虚寒协表热下利者，如本证，是脾虚寒湿兼表下利，故以桂枝人参汤双解表里；有里热兼表下利者，如34条之葛根芩连汤清热止利，兼以解表；32条太阳与阳明合病下利，其病机偏重于表，故用葛根汤解表为主，使表解里自和，则下利可止。桂枝人参汤证、葛根芩连汤证，均以里证下利为主，故治里为主;兼以解表。若里证危急，则又当先里后表。如91条之下利清谷，身疼痛，为少阴虚寒挟表下利，以少阴阳虚为急为重，故以四逆汤先温其里，后再以桂枝汤解表。上述情况，或先表后里，或表里同治，或解表为主，兼以治里，或治里为主，兼以解表，或先里后表，均有其原则，应详审明晰。本条太阳病误下，致心下痞硬，下利不止，列于泻心汤后，均为痞利之症，何不以甘草、生姜泻心汤治之？原因在于本证为协热利，表邪未解，164条有"表解乃可攻痞"之明训，故不用泻心汤，是虑其攻痞致表邪内陷。另外心下痞硬，下利不止，缘于脾虚寒湿，并无热邪错杂于内，故不可与泻心汤，而用桂枝人参汤，温里为主，兼以解表。桂枝人参汤：温中解表。本证为脾虚寒湿协表下利，方以理中汤加桂枝而成。理中汤温中散寒，补益脾胃，复其中焦升降之职而下利止，增炙甘草之量，意在加强补中之力。加入桂枝，辛温通阳，散肌表之邪而除表证。本方以温里为主，兼以解表，为表里双解之剂。本方煎服，应注意以下二点：其一，先煎理中汤四味，后入桂枝。煎药一般遵循治里药先煎，解表药后下的原则。本证中焦虚寒较甚；故理中汤先煎，使之更好地发挥温中补虚之力。桂枝后下，专为解表而设，正如吴仪洛所云："桂枝辛香，经火久煎，则气散而力有不及矣，故须迟入"。其二，方后注云"日再夜一服"，即白天服药二次，使药效分布均匀，有利于中焦虚寒，而下利较重者，类似理中汤服法。

164条 伤寒，大下后，复发汗，心下痞，恶寒者，表未解也。不可攻痞，当先解表，表解乃可攻痞。解表宜桂枝汤，攻痞宜大黄黄连泻心汤。（本条论热痞兼表不解的治法。伤寒治当发汗解表，但却先行攻下，再行发汗，此汗下失序，表邪不能解除，故恶寒。误汗使邪热内陷，结于心下，痞塞气机，形成热痞，故心下痞。此里有痞证，而外有表邪，为表里同病，当先解表，表解后再治其里，故曰："不可攻痞，当先解表，表解乃可攻痞"。若表未解而先攻痞，可引邪深入，易生变证。本条强调表里同病，当先表后里的原则，先以桂枝汤解表，表解后，再以大黄黄连泻心汤清热泄痞。本条既曰"伤寒，何以不用麻黄汤，反用桂枝汤？约如57条之例，即伤寒汗后，腠理开张，纵有表邪未解，亦不宜用麻黄汤之峻汗，以免过汗伤正，酿成变证，故用桂枝汤调和营卫，解肌祛风。表里同病的治疗原则，当据表里证情的轻重缓急而定。通常里证不急者，当先表后里；

里证危急时，可先里后表；表里均不甚急时，可表里同治。前条（163 条）桂枝人参汤证，太阳病下后，心下痞硬，是以里证为重为急，而表证尚轻，故以温里为主，解表次之。本证亦为伤寒误下，心下痞，是热痞而兼表不解，里证不甚急，故宜先表后里。此外 124 条之抵当汤证；91 条、92 条之少阴兼表证，是里证急重，故宜先里后表。）

165 条　伤寒，发热，汗出不解，心中痞硬，呕吐而下利者，大柴胡汤主之。（本条论少阳兼阳明里实的证治。伤寒发热，若得汗出，应表解而热退，而本证汗出不解，热不为汗衰，且无恶寒之症，说明并非表邪不解，而是邪已深入少阳，并兼阳明里实，是里热之实证不解。邪犯少阳，枢机不利，气机阻滞，故心中（下）痞硬；经云："邪在胆，逆在胃。"少阳枢机不利，病兼阳明里实，腑气不通，热壅气滞，胆胃气逆，故呕吐；阳明燥实内结，热邪迫津下泄，故下利，其利污浊臭秽，量少灼肛，属热结旁流之类。本条应与 103 条大柴胡汤证的呕不止，心下急，郁郁微烦合参，均为少阳郁热兼阳明里实之证，故以大柴胡汤和解少阳，兼泻阳明腑实。本条在伤寒发汗后，汗出不解，出现心下痞硬之症，应与心下痞硬的其他证候鉴别，如生姜泻心汤证、甘草泻心汤证、桂枝人参汤证、旋覆代赭汤证等等。本证是少阳郁热兼阳明腑实证，心下痞硬因少阳枢机不利，气机痞塞所致，可伴见往来寒热，或发热，呕不止，心下急迫疼痛，大便秘结或下利等；生姜泻心汤、甘草泻心汤证，是寒热错杂于中，脾胃受损，中焦升降失司所致，除心下痞硬外，伴见呕吐、肠鸣、下利，干噫食臭，谷不化等；桂枝人参汤证，是太阴虚寒下利，兼表不解，其心下痞硬是脾失健运，浊阴上逆之故，下利属虚寒性质，与本证实热之性截然不同；旋覆代精汤证，乃胃虚痰阻，虚气上逆，证见心下痞硬，噫气不除，而无呕吐、心下急、下利等证。）

166 条　病如桂枝证，头不痛，项不强，寸脉微浮，胸中痞硬，气上冲咽喉，不得息者，此为胸有寒也，当吐之，宜瓜蒂散。

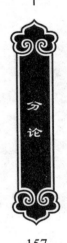

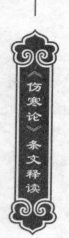

瓜蒂散方

瓜蒂一分（熬黄）　赤小豆一分

右二味，各别捣筛，为散已，合治之，取一钱匕。以香豉一合，用热汤七合，煮作稀糜，去滓、取汁合散，温顿服之。不吐者，少少加。得快吐乃止。诸亡血虚家，不可与瓜蒂散。

本条辨胸膈痰实证及与桂枝汤证的鉴别。本条主要论述痰实阻于胸膈的瓜蒂散证，因其证候表现与桂枝证有相似之处，故言病如桂枝证，以此而知证有恶寒发热汗出等，但头不痛，项不强，寸脉微浮但不同于桂枝证。"此为胸有寒也"，指痰涎、宿食之类，揭示本证由于胸膈有痰实邪气阻滞所致。寸以候上，痰实阻于胸膈，病位偏上，邪有上越之势，故寸脉微浮；痰实之邪障碍气机流行，故胸中痞硬；邪气内阻，正气欲驱邪外出，以致肺气上逆，故气上冲咽喉，呼吸不利；卫气源于脾胃，出于上焦，赖胸阳之宣发而行于脉外，有充皮肤，肥腠理，司开合之功能，由于痰实阻于胸膈，卫气失于宣发，故见恶寒发热汗出等，此非是风寒之邪阻于太阳经输，故头不痛，项不强。本证为痰实阻遏胸膈，以胸中痞硬，气上冲咽喉不得息为其主证。邪在上者，因而越之，故而因势利导，用瓜蒂散吐之，令邪去正安。张仲景论吐法，除本条外，尚有少阴篇 324 条之"饮食入口则吐，心中温温欲吐，复不能吐"；厥阴篇 355 条之"心下满而烦，饥不能食"；《金匮要略》"宿食在上脘，当吐之，宜瓜蒂散"，均是论述实邪阻滞胸膈、胃脘，以瓜蒂散涌吐之例，宜相互参考。本证形如桂枝证，实则不同，桂枝证是风寒袭表，营卫不和，故恶寒、发热、汗出、头项强痛，寸关尺三部脉俱为浮缓，故以桂枝汤调和营卫，驱除肌表之邪。本证是痰食阻遏胸膈，卫气失宣所致，并无外邪客于太阳，故虽恶寒发热，而头不痛，项不强，仅寸脉微浮，并以胸中痞硬，气上冲咽喉不得息为主。二者病机不同，须当明辨。本证胸中痞硬，当与泻心汤之心下痞鉴别。本证为有形之痰涎、宿食阻滞胸膈，病位偏高，以胸中痞硬，气上冲咽喉不得息为主，并无肠鸣下利等症，而痞证为无形之邪内阻，脾胃升降失职，以心下痞，呕而肠鸣为主，所辨不难。瓜蒂散方：涌吐痰实。本证胸膈为痰实之邪所阻，《素问·阴阳应象大论》曰："其高者，因而越之"。方中瓜蒂极苦，入阳明胃经，为催吐之主药，吴仪洛《本草从新》谓："能吐风热痰涎，膈上宿食"；赤小豆甘酸平为臣药，二者合用，有酸苦涌泄之功；香豉轻清宣泄为使，助其涌吐胸中实邪。共为涌吐之峻剂，适于胸膈痰实阻遏之实证。本方涌吐之力峻猛，用之得当，则行速效捷，邪祛正安，若用之太过，或不当，最易损伤胃气，故须注意以下几点：其一，先煮香豉为稀粥状，去滓合散，温而顿服。其二，本方峻猛，用之宜慎，适于确有痰涎、宿食阻滞胸膈，形体壮实者，若气血亏虚之人，则不可服，以免酿成不良后果。其三，服后得快吐即止，切莫过剂。若药后不吐者，可少少增其量，以知为度。

167 条　病胁下素有痞，连在脐旁，痛引少腹，入阴筋者，此为脏结，死。（本条论述三阴脏结死证。病者素日在胁下就有痞积，并连于脐旁部位，说明了其病位深，时日久，范围大。"阴筋"指男生殖器。痞积疼痛发作，从胁牵引少腹，甚至筋脉挛急，使"阴筋"内缩。胁下为脾经分野，脐旁为脾经所主，少腹属下焦，为肝肾所居，肝脉络阴器，肾开窍于二阴。故上述证候为肝、脾、肾三脏阳衰，阴寒凝滞，筋脉拘急所致，证情危笃，故为藏结之死证。）

168 条　伤寒，若吐，若下后，七八日不解，热结在里，表里俱热，时时恶风，大渴，舌上干燥而烦，欲饮水数升者，白虎加人参汤主之。

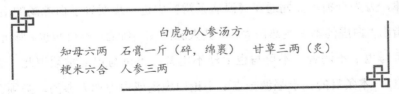

白虎加人参汤方
知母六两　石膏一斤（碎，绵裹）　甘草三两（炙）
粳米六合　人参三两

右五味，以水一斗，煮米熟，汤成去滓，温服一升，日三服。

169 条　伤寒，无大热，口燥渴，心烦，背微恶寒者，白虎加人参汤主之。

170 条　伤寒，脉浮，发热，无汗，其表不解者，不可与白虎汤，渴

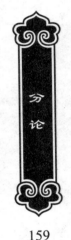

欲饮水，无表证者，白虎加人参汤主之。

此三条论白虎加人参汤证的证治，以及白虎汤的禁例。太阳伤寒因治疗不当，病邪由表化热入里，邪传阳明，邪热炽盛，充斥内外，不仅伤津，而且耗气。论中"热结在里，表里俱热"，是指里热炽盛，充斥内外，所以高热持续；邪热迫津外出则汗出；热盛伤津，故口燥而渴；热盛于里上扰神明则心烦。由于热盛伤津，汗出过多，故表热不显，轻按皮肤并无灼手感；热极汗多，发展到脱液耗气，所以口燥渴，舌上干燥而烦，大量饮水仍不解渴；同样，由于热极汗多，肌腠疏松，所以在高热同时出现轻微恶寒，即论中所谓"时时恶风"、"背微恶寒"。结合原文 26 条，因热盛耗气，脉当洪大。治宜白虎加人参汤清热益气生津。白虎加人参汤证之恶寒与太阳之恶寒不同。太阳恶寒，常与病俱来，与病俱去，一般较重，且无口渴心烦之象。本证"时时恶风"与"背微恶寒"系阳明里热炽盛，汗出肌疏，气阴两伤，不胜风寒所致，所以见风则恶。因背为阳之府，是阳气会聚的地方，热迫汗出津气两伤，卫阳失于固密和温煦职能时，就可以引起背部微恶寒，程度一般较轻，故加人参以益气生津。170 条指出，伤寒表证未罢，发热、无汗恶寒，治当发汗解表，不可用白虎汤，因邪在表当治以汗法，此时即或兼见烦渴等里热之证，亦应表里两解，或先解表后清里，而不可先以白虎汤清其里热。白虎汤为清热重剂，用之则冰伏表邪，郁遏阳气，甚至引邪内陷，病必不除。这就是"其表不解者，不可与白虎汤"的用意。若里热已成，表证已解，出现津气两伤的证候，则不仅应以白虎汤清热，更须加人参益气生津，方为合拍。吴鞠通在《温病条辨》中进一步明确了白虎汤的治禁，他指出"白虎汤本为达热出表，若其人脉浮弦而细者，不可与也；脉沉者，不可与也；不渴者，不可与也；汗不出者，不可与也；常须识此，勿令误也。"本条目的在于强调一点：不论白虎汤或白虎加人参汤，必须在无表证的情况下方可使用。白虎加人参汤方：热清烦除，津生渴止。白虎汤中石膏辛甘大寒，清热除烦止渴。知母苦寒质润清热生津，既能助石膏清肺胃之热，又能苦寒润燥滋阴。知母与石膏相须为用，则清热除烦止渴的作用增强。甘草、粳米和胃气、养胃阴，且可防石膏、知母大寒伤中之偏。本方药虽四味，但配伍精当，具有清热生津之功，使其热清烦除，津生渴止。本方适应证一般以"四大（即身大热、汗大出、大烦渴、脉洪大）典型症状为依据，但在实际使用中遇脉数有力、高热、大汗、烦渴者即可使用。白虎加人参汤是清热与益气生津并用的方剂。盖壮火可以食气、热盛可以伤津。故以白虎汤辛寒清热，加人参益气生津，为热盛津气两伤之良方。白虎加人参汤证之所以需要加参，其辨证关键是在白虎汤证基础上出现汗出过多、大烦渴、微恶风寒与脉洪大无力。其机理为热邪炽盛，不仅伤津，而且耗气。

171条 太阳少阳并病，心下硬，颈项强而眩者，当刺大椎、肺俞、肝俞，慎勿下之。（本条论太少并病的治法及禁忌。太阳病不解，而后又病入少阳，则为太少并病。太阳经表邪不解，故见"颈项强"，少阳受邪，经气不利，故见"心下硬"，头目眩晕。此时治疗宜用针刺方法，当刺大椎、肺俞以解太阳之邪；刺肝俞以解少阳之邪，"慎勿下之"，乃叮咛医者不要一见"心下硬"，便认为是实证而妄用下法，因太少二经之证均禁用下法，下则引邪入里而成结胸等病。）

172条 太阳与少阳合病，自下利者，与黄芩汤；若呕者，黄芩加半夏生姜汤主之。

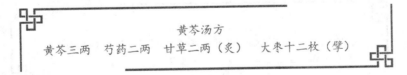

黄芩汤方

黄芩三两　芍药二两　甘草二两（炙）　大枣十二枚（擘）

右四味，以水一斗，煮取三升，去滓，温服一升，日再夜一服。

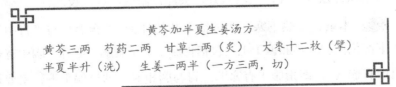

黄芩加半夏生姜汤方

黄芩三两　芍药二两　甘草二两（炙）　大枣十二枚（擘）
半夏半升（洗）　生姜一两半（一方三两，切）

右六味，以水一斗，煮取三升，去滓，温服一升，日再夜一服。

　　本条论黄芩汤与黄芩加半夏生姜汤证治。本条句首所言太少合病，是指邪之来路和病之初始阶段，可能有头痛发热等症，故称太阳；同时可能有口苦、咽干、心烦、腹痛、不欲食等症，故称少阳。但证情转而即以下利或呕作为主证，乃少阳邪热逆阻于胃肠所致。本条述证简略，以药测证，可知少阳邪热下迫于肠，疏泄不利，故下利常伴有肛门灼热、泄下粘秽、腹痛，甚至里急后重，同时可见发热口苦、咽干、目眩等症。治宜清少阳邪热以止利，方用黄芩汤。若少阳邪热上逆于胃，胃失和降，则见呕吐，以黄芩加半夏生姜汤清热止利，和胃降逆。1.清热坚阴，缓急止利——黄芩汤；2.清热止利，和胃降逆——黄芩加半夏生姜汤。黄芩汤由黄芩、芍药、甘草、大枣组成。以黄芩为主，苦寒坚阴而清里热；芍药味酸微苦，敛阴和营，缓急止痛；芩芍配伍，酸苦相济，调中存阴以止利，是治热利之要药。甘草大枣益气和中，调补正气。诸药合用，共奏清热止利之功。若胃气上逆而呕吐者，则加半夏生姜，和胃降逆止呕。《伤寒论》中论合病下利者，共三条，证治各异，应予鉴别：32 条太阳与阳明合病下利，病变重在表，治用葛根汤，解表和里。256 条阳明与少阳合病，病变重在阳明，其下利属内有宿食之热结旁流，治用大承气汤泻热通腑而止利。本条则是太阳与少阳合病下利，病变重在少阳，治用黄芩汤清热止利。

173条 伤寒，胸中有热，胃中有邪气，腹中痛，欲呕吐者，黄连汤主之。

162

黄连汤方

黄连三两　甘草三两（炙）　干姜三两　桂枝三两（去皮）
人参二两　半夏半升（洗）　大枣十二枚（擘）

右七味，以水一斗，煮取六升，去滓，温服，昼三夜二。

本条论上热下寒，腹痛欲呕吐的证治。"胸中"与"胃中"乃指上下部位而言。热邪偏于上，包括胃脘，上至胸膈，故称"胸中有热"。"胃中有邪气"，即指腹中有寒邪。胃与胸相对，部位偏于下，主要是肠中有寒气。胸胃有热而气逆，所以欲呕吐；肠中有寒邪而气滞，所以腹中痛。腹中痛与欲呕吐同见，亦是热在上而寒在下的标志。之所以胃热肠寒，主要是阴阳升降失其常度，阳在上不能下交于阴，则下寒者自寒；阴在下不能上交于阳，则上热者自然。此外，还可出现心烦、痞胀、腹泻等证。本证与三泻心汤证都是寒热夹杂，气机升降失常，但病机却有不同。三泻心汤证寒热互结，阻塞于中焦，故以心下痞为主症。复因清阳不升浊阴不降，故伴见肠鸣呕利；本证是寒自为寒，热自为热，寒热上下互阻，胃热气逆于上，肠寒气滞于下，故以欲呕吐、腹中痛为主症。黄连汤方：清上温下，和胃降逆。黄连苦寒，以清在上之热；干姜辛热，以温在下之寒；桂枝辛温，既可温散下寒，又可交通上下之阳气，共为本方主药。配人参、甘草、大枣之甘温，补脾益气、和胃安中，以复中焦升降之职；半夏辛温和胃，降逆止呕。全方寒温并用，辛开苦降，清上温下，有平调寒热、和胃降逆、升降阴阳的作用。本方即半夏泻心汤去黄芩加桂枝。腹痛提示寒邪凝聚比较明显，所以去黄芩；加桂枝交通阴阳以温寒邪，降冲逆。半夏泻心汤偏于苦降，以消心下寒热之痞；本方则偏重于辛开，治寒热之邪分踞于上下之腹中痛、欲呕吐。在煎服法上，二方也有所不同：半夏泻心汤去滓再煎，取其药性和合，每日三服，温服一升。本方只煎一次，取其各自功效，日三夜二，采用小量频服，可免药后呕吐，利于提高疗效。

174条 伤寒，八九日，风湿相搏，身体烦疼，不能自转侧，不呕，不渴，脉浮虚而涩者，桂枝附子汤主之；若其人大便硬（一云脐下心下硬），小便自利者，去桂枝加白术汤主之。

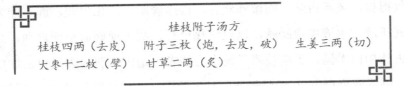

桂枝附子汤方

桂枝四两（去皮）　附子三枚（炮，去皮，破）　生姜三两（切）

大枣十二枚（擘）　甘草二两（炙）

右五味，以水六升，煮取二升，去滓，分温三服。

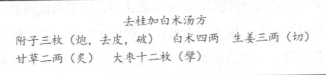

去桂加白术汤方

附子三枚（炮，去皮，破）　白术四两　生姜三两（切）

甘草二两（炙）　大枣十二枚（擘）

右五味，以水六升，煮取二升，去滓，分温三服，初一服，其人身如痹，半日许复服之，三服都尽，其人如冒状，勿怪，此以附子白术并走皮内，逐水气未得除，故使之耳，法当加桂四两，此本一方二法，以大便鞭，小便自利，去桂；以大便不硬，小便不利，当加桂，附子三枚恐多也，虚弱家及产妇，宜减服。

　　本条论风湿痹阻肌表的证治。伤寒八九日，说明本证感受风寒而引发，日久不愈，风寒湿三气相搏，闭阻于肌表，障碍气血流行。风淫所胜，则周身疼烦；湿淫所胜，则身重不能自转侧；风寒湿邪留着于肌表，未干于里，故不呕，是无少阳之证；不渴，是无阳明之证；风邪在表，卫气不足，故脉浮而虚；寒湿郁滞于表，经脉不利，故兼涩象。还可见恶寒、发热、汗出等，总由风寒湿留着肌表所致，故以桂枝附子汤，温经散寒，祛风除湿。风湿证，属杂病范畴，正如《素问·痹论》所曰："风寒湿三气杂至合而为痹也"。风寒湿邪侵犯肌表，以致营卫不和，卫阳不固，而见恶寒、发热、汗出、脉浮等。此证形似太阳证，而实非太阳证，盖太阳表证，为风寒袭表，虽有恶寒、发热、身痛等，但正气不虚；脉浮紧或浮缓，并非浮虚而涩；虽有身痛，但非不可转侧。然风湿痹证以身体或骨节疼痛最为突出，虽有某症状类似太阳表证，但因正气虚损，脉浮虚而涩等，足以与太阳表证相区别。"其人大便硬，小便自利。"是风去湿存之象。根据《金匮要略·痉湿暍篇》所说"湿痹之候，小便不利，大便反快。"推之，本证原有小便不利，大便稀溏之症，今服桂枝附子汤后，阳气得振，风邪得除，而湿邪犹存，湿困脾阳，运化失职，脾不能为胃行其津液，水液偏渗膀胱，以致气化已行，故大便硬而小便自利，故治以去桂加白术汤。于桂枝附子汤中去桂者，是因风邪已去故也；加白术者，以湿邪仍存也。1.温经散寒，祛风除湿——桂枝附子汤，2.温经散寒，除湿止痛——白术附子汤。桂枝附子汤：桂枝辛温，以疏通经脉，祛风散寒；附子辛温大热，温经扶阳，逐寒湿而止痛，助卫阳以固表，二药合为温经散寒除湿之主药。生姜、大枣、甘草辛甘发散，调营和卫，助正以祛邪，诸药合用，共奏温经散寒，祛风除湿之功。去桂加白术汤，即桂枝附子汤去桂加白术四两而成。是在桂枝附子汤证的基础上，若见大便硬，小便自利，乃风去湿存，湿邪困脾，转输不力，故不取桂枝之祛风，加术者，以用其健脾燥湿之力着，本方较桂枝附子汤更重于培土以胜湿。桂枝附子汤是桂枝去芍药加附子汤增加桂枝一两（四两）；附子二枚（三枚）而成，药味相同，用量不同，而功效有别。彼方用于表虚兼胸满、脉微、恶寒之证，故于桂枝汤中去芍药之阴柔，以免恋邪不去；用附子一枚，以温经扶阳；本证是风寒湿邪，痹阻于肌表，故重用桂枝、附子，温经通阳祛风散寒胜湿，尤可止痛。服药应注意以下几点：1. 方后注云"初一服，其人身如痹，半日许复服之，三服都尽，其人如冒状，勿怪。此以附子、术并走皮内，逐水气未得除，故使之耳，法当加桂四两。"是指服药后，病人可出现身体麻木，头目眩晕之症，这是因为白术，附子并走皮内，发挥祛风散寒胜湿作用，正邪交争，邪气尚未得除之故，可加桂枝四两，以增强温经通阳、化气祛邪之力，然则，附子用量较大，还应留心是否为附子中毒现象，若是中毒现象，则应减少其用量。2. 本方一方二法：若大便硬，小便自利者，为风去湿存，当去桂枝，加白术。3. 虚家及产妇，气血亏少，难胜此辛温燥烈之剂，故宜减量。

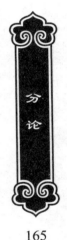

175条 风湿相搏，骨节疼烦，掣痛，不得屈伸，近之则痛剧，汗出，短气，小便不利，恶风不欲去衣，或身微肿者，甘草附子汤主之。

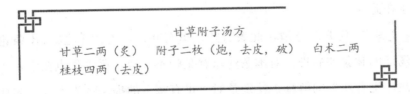

甘草附子汤方

甘草二两（炙）　附子二枚（炮，去皮，破）　白术二两

桂枝四两（去皮）

右四味，以水六升，煮取三升，去滓，温服一升，日三服。初服得微汗则解，能食，汗止复烦者，将服五合，恐一升多者，宜服六七合为始。

本条论风湿留着关节的证治。由于风寒湿邪留注于筋骨关节，气血凝涩，经脉不利，故骨节疼痛至甚，牵扯拘急，屈伸不能，近之则疼痛剧烈。风湿郁表，卫阳不固，腠理开泄，不胜风袭，则恶风汗出，不欲去衣。湿邪内阻，三焦不畅，上则呼吸短气，下则小便不利。湿闭肌肤，则其身微肿。本证邪结较深，病情较重，治以甘草附子汤，扶阳温经，散寒除湿，峻药缓图。本条与 174 条均论述了风寒湿痹的证候，但二者邪气痹阻的病位不同，证情亦有轻重之别。上条桂枝附子汤证，为风湿痹证初期，风寒湿邪搏结于肌表，邪结较浅，病情较轻，以身体疼烦，不能自转侧为主。又因初病，尚未影响于脏腑，故不呕、不渴。因其病位较浅，故以桂枝附子汤之大剂量桂、附，以速取温通经脉、祛风散寒除湿之效。本条风寒湿邪留着于关节筋骨，病位较深，病情较重，病邪凝结难解，故以骨节疼烦更甚，掣痛不得屈伸，近之则痛剧为主。其病甚于内，湿胜阳微，气化失宣，故治以甘草附子汤，峻药缓图。甘草附子汤：扶阳温经，散寒除湿。本方以附子辛热，扶阳温经，散寒除湿。桂枝通阳化气，祛风和营，白术苦温，健脾燥湿，又主风寒湿痹。桂附合用，使表阳得固，自汗可止；术附为伍，以振奋脾肾之阳，则筋肉骨节之寒湿可除；而桂枝附术相配，既能扶阳温经，又能通阳化气，逐除风寒湿邪，故誉为治风湿之圣药。甘草之缓，不仅调中补虚，助正祛邪，且可甘缓守中，以尽药力，是恐欲速则不达也。本方与桂枝附子汤，均为治疗风湿之主方，但彼方主治风湿留着肌表，其效欲速，故用附子3枚；本方主治邪留关节，是病位较深，凝结难除，故用附子 2 枚，缓而图功，使邪祛正安，方为上乘。方后云"服药一升为多者，宜服六七合为始"意于在此。

176条 伤寒脉浮滑，此表有热，里有寒，白虎汤主之。（本条论白虎汤证的脉象和病理。对本条注家意见颇不一致，争论焦点在于对"表有热，里有寒"的解释，特别是对"里有寒"的提法认为不妥。宋代林亿校正时已发现原文有误，提出应改正为"表有寒，里有热"。因为以方测证，白虎汤为甘寒重剂，主治阳明热盛，充斥表里。论中有关白虎汤证的条文，均讲的是"表里俱热"或"里有热"，所以本条"表有热，里有寒"当改为"表里有热"或"表里俱热"，才合乎情理。本条论述详于脉而略于证。"脉浮滑"，不仅言其脉象，而且也是对病机的概括。滑为热炽于里，为里有热；兼见浮象，是气血外达，热在内而见于外的表现。

脉浮滑，表明其证属阳，反映了阳热亢盛，与表里俱热相符。因阳明里热蒸腾，充斥于表里，弥漫于周身、故除脉浮滑或洪大外，当有身热、汗出，口渴以及心烦等气分大热的见证。因气分热势炽盛而正气尚未虚衰，故以白虎汤清气分之热则愈。）

177 条 伤寒，脉结代，心动悸，炙甘草汤主之。

炙甘草汤方

甘草四两（炙）　生姜三两（切）　人参二两　生地黄一斤
桂枝三两（去皮）　阿胶二两　麦门冬半升（去心）
麻仁半升　大枣三十枚（擘）

右九味，以清酒七升，水八升，先煮八味，取三升，去滓，内胶烊消尽，温服一升，日三服。一名复脉汤。

178 条 脉按之来缓，时一止复来者，名曰结。又脉来动而中止，更来小数，中有还者反动，名曰结，阴也。脉来动而中止，不能自还，因而复动者，名曰代，阴也。得此脉者，必难治。

此两条论伤寒兼心阴心阳两虚的证治及辨结代脉的特征与预后。177 条以"伤寒"二字冠首，说明其病因是感受风寒而起，且表邪尚未解除，又见脉结代，心动悸之证，乃少阴里虚，心失所养之故。太阳与少阴互为表里，少阴为心肾所主，若心主素虚，气血不足，则太阳之邪难以外解，而反内陷少阴，损伤心之气血阴阳，出现脉结代，心动悸之证候。然本证始于表里合病，终以心阴心阳两虚，故与炙甘草汤以复其脉，如《医宗金鉴》所云："以其人平日血气衰微，不任寒邪，故脉不能续行也。此时虽有伤寒之表未罢，亦在所不顾，总以补中生血复脉为急，通行营卫为主也"。脉结代，心动悸为本证的辨证要点。结脉、代脉，指脉律不齐，脉来间歇。《素问·痿论》云："心主身之血脉"，血液的运行，全赖心气的推动。心阳不足，则鼓动无力；心血亏虚，则脉道失充，今心之阴阳两虚，气血流行艰涩，故悸动不宁，脉难连续，而现结代。178 条补述结脉、代脉的特征、性质及其预后。结脉、代脉，都是脉律不齐，有暂歇征象，二者均属阴脉，但各有特征：结脉，指脉搏缓中一止，止后复来，或是在脉搏的跳动中发生歇止，后续之脉，有一二次跳动较快，即论中所云："更来小数"之意。钱天来谓："小数者，郁而复伸之象也。"即指此意。一般说来，结脉之止，止无定数，间歇时间较短，止复来；代脉指脉在搏动中出现歇止，良久方至，不能自还，须下一次脉搏动而替代，一般来说，止有定数，歇止时间较长。钱天来云：代脉为"气血虚惫，真气衰微，力不支给，如欲求代也。"可见其程度较重，宿有"结为病脉，代为危候"之说，故曰难治。此外，脉结代、心动悸，亦有因邪气阻遏所致者，如瘀血凝滞，水饮内停，痰气阻遏，热邪内扰，吐泻繁剧，卒然失血，七情太过，跌仆重伤、剧烈疼痛等。其治疗或活瘀通络，或化饮利水，或理气化痰，……当随证而施，不可独恃炙甘草汤一法。

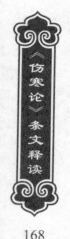

就间歇脉言，除结脉、代脉外，尚有促脉。王叔和《脉经》谓："促脉来去数，时一止，复来。"其促而有力者，主阳热亢盛，或气滞血瘀或痰食停积等病证；若促而细小无力，多为气血难续，虚脱之象。促、结、代三者共同之处在于脉律不整，均有歇止。不同之处在于，促脉乃数而中止，止无定数，止后复来；结脉则缓而中止，止无定数，止后复来，其间歇较短；代脉是缓而中止，止有定数，且歇止较长，不能自还。三者虽均为间歇脉，但性状各异，促脉多为阳脉，或为极虚；结脉、代脉均为阴脉，须当明辨。炙甘草汤主治心之气血不足，阴阳两虚之脉结代、心动悸，就其病机而言，可见太阳与少阴心之密切关系，亦体现了由表入里，由阳转阴的病理变化。辨证当抓住脉结代、心动悸之主要脉证，脉之有力、无力，间歇情况，止后有无代偿，是判断促、结、代之关键。本方适于虚多邪少者，若属邪气阻遏甚者，当行加减。177条论述伤寒，兼及杂病，为内外合论之例，如柯韵伯所言："伤寒之中，最多杂病。内外夹杂，虚实互呈，故将伤寒杂病合参之。"故本方临证多用于杂病，心脏疾患，或外感引发心之宿疾者，只要审得心之气血不足，阴阳两虚，不论外感有无，均可运用。炙甘草汤方。通阳复脉，滋阴养血。本方以炙甘草为主药而命名，其用量较重，甘温益气，以资气血生化之源，《本经别录》谓其"通经脉，利血气"为复脉之要药；人参、桂枝，补益心气，温通心阳；地、麦、胶、麻，滋阴养血，以充血脉。人参配大枣，补气滋液。本方大剂滋阴，而阴无阳则不能化气故用桂枝、生姜、清酒之辛通，宣阳化阴，助心行血而利脉道。全方具有通经脉，利血气，益气通阳，滋阴养血，阴阳并调，气血双补之功，遂使气血充，阴阳调，其脉可复，心悸自安。本方功在复脉，故又名复脉汤。方中炙甘草的运用尤为重要，为通经复脉的主药，用量宜重，以增强通经脉，利血气之功。此外，本方生地用至 500g，为仲景群药之冠，考《神农本草经》载地黄"主伤中，逐血痹"。《本经别录》谓"通血脉，利气力"，故大剂生地不仅具滋阴养血之效，且能通行血脉。大枣用至 30 枚之多，亦为群方之最，《神农本草经》谓大枣"补少气。少津液"，故大枣重用，不仅补益脾胃，又能益气滋液，助其复脉。可见生地、大枣之重用，既可填补真阴，滋养心血，"又能补脾益气，通行血脉，助炙甘草以复脉。本方煎煮时加"清酒"久煎，则酒力不峻，为虚家用酒之法。据现代药理研究报道，加酒久煎，利于药物有效成份析出，且地黄、麦冬乃阴柔之品，得酒之辛通，使补而不滞，故"地黄麦冬得酒良"之说。

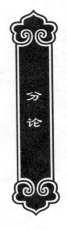

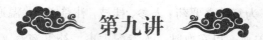

第九讲

辩阳明病脉证并治

为什么太阳病后就是阳明病？其实是正气不足，或者误治伤正后，邪气入里，化热伤及阴津后出现的，阖机不利。

179 条 问曰：病有太阳阳明，有正阳阳明，有少阳阳明，何谓也？答曰：太阳阳明者，脾约是也；阳阳明者，胃家实是也；少阳阳明者，发汗利小便已，胃中燥烦实，大便难是也。（本条以问答形式论述阳明病的成因与来路。"太阳阳明"是指由太阳病发展而来。太阳病或发汗太过或误治，导致病邪化热入里，胃热肠燥，津液损伤，脾不能为胃行津液，而出现便秘等症状，故又称"脾约证"。"正阳阳明"是指外邪直接侵犯阳明，而出现阳明病的临床表现，故称"胃家实"。"少阳阳明"是指病在少阳由于误用发汗利小便等治法，损伤津液，热邪化燥成实，转入阳明出现烦、大便难等症状。由此可知，阳明病的成因有不同来路，太阳阳明、少阳阳明多为发汗利小便，损伤津液，热邪化燥所致。而正阳阳明为本经自受其邪，多发生于素体阳旺之人。它们的临床表现可以轻重不一，如"脾约"、"胃家实"、"大便难"等，但热邪化燥成实的病机是相同的。阳明病还可以有其他来路，如太阴病、少阴病在一定条件下，化热化燥，均可发展为阳明病，故不得拘泥。）

180 条 阳明之为病，胃家实是也。（本条论述了阳明病提纲。"阳明之为病"，即阳明病。六经病提纲均以此种句式，为《伤寒论》的体例特点。"胃家"当包括胃与大小肠，《灵枢·本输》篇有"大肠小肠皆属于胃"之说，《伤寒论》沿用了这个观点。"家"字在脏腑名词后构成双音词，无特殊意义。"实"指病邪实，《素问·通评虚实论》曰："邪气盛则实"，确切地说是指实热之邪。本条指出阳明病是一种胃肠有实热之邪的疾病，为阳明病提纲，故《金匮玉函经》《千金翼方》等将本条冠于阳明病篇首。

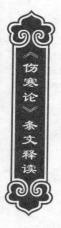

六经病提纲，其余五经病均以脉证为提纲，唯本条以病机为纲，揭示了阳明病的内涵本质，要全面理解阳明病当结合"阳明病外证"等条文方为完整。后世将阳明病分为经证与腑证。无形燥热充斥内外，表现为身大热，汗自出，不恶寒，反恶热，口渴，心烦，脉洪大或滑数等症的为阳明经证。实热之邪结聚胃肠，表现为发热，汗出，不恶寒，潮热，谵语或心烦，腹胀满，不大便，脉沉实等症的为阳明腑证。从阳明篇的内容来看，似乎以腑证为主，然从全论来看，阳明经证亦属显然，故胃家实，是赅二者而言。本病与《素向·热论》"身热，目疼而鼻干，不得卧"之阳明病不同。《热论》着重经络病证，此则又赋予了新的内涵。《伤寒论》为强调辨证论治，在阳明病篇还论述了阳明中寒、胃中虚冷等内容，当正确领会。）

181条 问曰：何缘转阳明病？答曰：太阳病，若发汗，若下，若利小便，此亡津液，胃中干燥，因转属阳明。不更衣，内实，大便难者，此名阳明也。（本条论太阳病误治，伤亡津液而成阳明病。太阳病发汗不得法，或误用攻下，或利小便而耗伤了津液。以致胃肠津液不足，大便因之不下，而转属为阳明病。"转"是转变"属"是归属，说明太阳病已转变为阳明病。太阳之邪以转属阳明，如腑实已成，燥屎内结，腑气不通，所以"不更衣"。"不更衣、大便难"是言证候，"内实"是对病变实质的概括。见到上面证候，即可确诊为阳明病无疑。）

182条 问曰：阳明病，外证云何？答曰：身热，汗自出，不恶寒，反恶热也。（本条指出了阳明病的外在表现。"身热"除指发热外，还有躯干灼热的涵义，为阳明里热炽盛，蒸腾于外的表现。"汗自出"为里证之汗出，与太阳中风证之汗出不同，为热盛迫津外泄所致。"不恶寒，反恶热"又称"但热不寒"，说明太阳表证已罢，病邪已经完全化热入里。既排除了太阳表证，又阐明了阳明病作为里实热证的特征，具有重要的辨证意义。上述外证为阳明经证与阳明腑证所共有。本条当与180条"阳明之为病，胃家实是也"对照学习，则阳明病的涵义才较为完整。）

183条 问曰：病有得之一日，不发热而恶寒者，何也？答曰：虽得

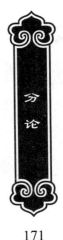

之一日，恶寒将自罢，即自汗出而恶热也。（本条论阳明病早期可有不发热而恶寒的见证。这种证型非由太阳病传入，而是发病即为阳明病，后世称为"本经自发"。恶寒的出现由于感受外邪，经气被遏，阳气郁而不伸所致。阳明为燥土，热变最速，故恶寒具有时间短、程度轻的特点，往往很快消失，继而出现"自汗出而恶热"等阳明病外证，足以区别于发热恶寒并见的太阳病。）

184条 问曰：恶寒何故自罢？答曰：阳明居中，土也，万物所归，无所复传，始虽恶寒，二日自止，此为阳明病也。（本条运用五行学说阐述恶寒自罢的机理。足阳明胃居于中焦，就其生理而言具有土德之性，既能长养万物，也是万物之归宿。从病理而言，阳明以燥为本，诸经病证，无论表、里、寒、热，只要并入阳明，则必从燥化，因燥成实，故曰"万物所归"。一但邪从燥化成实，实则秘固，复得通畅则生，止于秘固则死，故曰"无所复传。"阳明病开始虽发热恶寒，第二日自止，这是因为阳明受邪之初，邪气在经，阳郁不伸而见恶寒，继则邪归于胃，从阳化燥，热从内生，表里俱热，故恶寒自罢，而反发热，此即阳明病的特征，也即正阳阳明。然则"无所复传"是相对的，不能认为病在阳明没有传变。从临床看，阳明病大有传变的可能性，决不能等闲视之。）

185条 本太阳病，初得病时发其汗，汗先出不彻，因转属阳明也。伤寒发热，无汗，呕不能食而反汗出濈濈然者是转属阳明也。（本条论太阳病汗出不彻表邪不解而转属阳明。太阳病，汗出不彻，则表闭不开，阳郁不伸，邪不能除，随即入里化热，损耗津液，而转属阳明。伤寒，发热，无汗，是寒邪客于太阳，表闭阳郁；"呕不能食"或是邪传少阳，胆热犯胃，胃失和降；或是邪传阳明，胃中不和，其气上逆。今见"汗出濈濈然"，是里热蒸腾，迫津外泄所致。是知邪已不在太阳，亦未传少阳，而转属阳明也。）

186条 伤寒三日，阳明脉大。（本条指出了阳明病的主脉。"伤寒"为广义伤寒，即泛指外感热病。三日为约略之辞，不可拘泥于日数。大脉为阳明病之主脉，邪入阳明，燥热炽盛，鼓动气血所致，同时反映了阳明病邪正斗争激烈的特征。《素问·脉要精微论》指出"大则病进"。王冰注"大为邪盛,故病进也"。说明热势驰张,病在发展。阳明病还可以出现其他脉象,阳明经证常表现为脉洪大,阳明腑证常表现为沉实有力而大。)

187条 伤寒脉浮而缓,手足自温者,是为系在太阴;太阴者,身当发黄,若小便自利者,不能发黄;至七八日,大便硬者,为阳明病也。(本条论述了太阴病的主症与发黄及转属阳明的特征。"脉浮而缓,手足自温"是太阴病的临床表现之一,为脾气虚弱寒湿中阻所致。然太阴为湿土,若脾虚湿郁,导致肝失疏泄,胆汁外溢,而出现黄疸。若小便通利则湿邪有去路而不能发黄。如化热伤津出现"大便硬"则是转属阳明。盖太阴与阳明同属中焦而互为表里,功能有别。阳明主燥热,太阴主寒湿,两者可互相转化,燥化则转为阳明,寒化则转为太阴,故有"实则阳明,虚则太阴"之说。本条也反映了《伤寒论》动态观察的辨证方法。)

188条 伤寒转系阳明者,其人濈然微汗出也。(本条承上条论述邪传阳明的另一见证。伤寒转系于阳明时,其人则濈然汗出,虽然初起汗出虽微,但连绵不断,汗出而热不衰,是为阳明内热炽盛,迫津外出所致。由于不断汗出,必致津伤化燥成实。阳明病是胃家实,导致胃家实的原因不外二个方面,一是燥热内蒸;一是津液亏乏。造成津液亏损的原因也有二,一为小便自利,一为汗出伤津。上条指出小便自利不能发黄,大便因硬转属阳明;本条则是濈然微汗出而转属阳明。虽上条是太阴转属阳明,本条是太阳转属阳明,然而机理则是一致的。)

189条 阳明中风,口苦咽干,腹满微喘,发热恶寒,脉浮而紧,若下之,则腹满小便难也((一云胃中空虚,客气动膈)(本条论阳明经腑同病时,不能下之太早的道理。文中虽言"阳明中风",实为三阳合病。"口苦、咽干"乃少阳证;"发热恶寒"为太阳伤寒证;"腹满而喘"是阳明经证。本证三阳证见,以阳明经热为主,论治当从阳明经证以清法为妥,若认为腹满微喘是阳明腑实,不应下而下之,反使太少二经之邪尽陷阳明,则腹满益增,津伤液耗,而小便困难。)

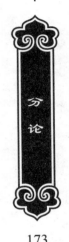

173

190条 阳明病，若能食，名中风不能食，名中寒。（本条以能食不能食辨阳明中风中寒之不同。风为阳邪，容易化热，能助胃阳消谷，故表现为能食。寒为阴邪，易伤胃阳，不能腐熟水谷，故表现为不能食。阳明中风中寒证均为不典型之阳明病，其意在区分阳明病之寒热虚实。但临证，阳明中风证有不能食者，中寒证也有能食者，非绝对也。当结合脉证分析辨别，不可不知。）

191条 阳明病，若中寒者，不能食，小便不利，手足濈然汗出，此欲作固瘕，必大便初硬后溏。所以然者，以胃中冷，水谷不别故也。（本条论阳明中寒欲作固瘕之证。"小便不利"为阳明中寒，膀胱气化失司所致。"手足濈然汗出"为胃中虚冷，阳不外固，与阳明实热证迥然有别。以上为欲作固瘕之先兆，可出现大便先硬后溏等见证，为胃中虚冷，不别水谷所致。）

192条 阳明病，初欲食，小便反不利，大便自调，其人骨节疼，翕翕如有热状，奄然发狂，濈然汗出而解者，此水不胜谷气，与汗共并，脉紧则愈。（本条论水湿郁表证。由于水湿之邪留滞于体表，故有"骨节疼，翕翕如有热状"，"小便反不利"与"大便自调"相对而言，为水湿内蕴，膀胱气化不利所致。"初欲食"，"大便自调"，说明证情尚轻，"奄然发狂"是神志症状，为正邪斗争时的一种特殊表现，可出现烦躁不安等症。结合"濈然汗出而解"一句，可理解为是一个战汗的过程。因而脉紧为战汗前之脉象，提示即将战汗而解。其机理为水湿之邪不胜正气，病邪随汗出而解。）

193条 阳明病，欲解时，从申至戌上。（本条论述阳明病欲解的时辰。阳明属燥，燥气与自然界六气之金气相通，燥金之气旺盛于申、酉、戌三个时辰，故阳明之气旺于此时，则正气旺盛，而易于病解。提示医者，在阳明欲解时，勿失其时地采取必要的治疗措施，借助自然界旺气而促使疾病解除。）

194条 阳明病，不能食，攻其热必哕；所以然者，胃中虚冷故也。以其人本虚，攻其热必哕。（本条论胃中虚寒勿攻其热。阳明病表现为"不能食"的，不能攻其热。盖"不能食"为中寒证，体质素虚，胃中虚冷，不任承气汤类苦寒攻下，若攻之则可见哕逆等变证。）

195条 阳明病，脉迟，食难用饱，饱则微烦，头眩，必小便难，此欲作谷疸，虽下之，腹满如故。所以然者，脉迟故也。（本条论阳明中寒欲作谷疸及治禁。脉迟，可见于阳明腑实证，为腑气阻滞，气血流行不畅所致，故迟而有力，可用承气汤治疗。本证为中寒证，脉迟为中阳不足，寒湿内阻而成，故迟而无力。由于寒湿内阻，脾失健运，气机阻滞，故食难用饱，饱则微烦腹满，寒湿内阻，清阳不升又可见头眩。中阳不足，寒湿内阻，影响膀胱气化功能，则小便困难。小便难则湿无去路，使证情增重，故欲作谷疸。谷疸为黄疸病之一，可见寒热不食，头眩，心胸不安，小便难，发黄等症。有湿热与寒湿之不同，前者可用茵陈蒿汤治疗，后者当"于寒湿中求之"。本条为欲作而未作，当以温中散寒除湿为法。而不应用攻下之法，下之则中阳更虚而腹满如故。"所以然者，脉迟故也"此以脉象概括病机，即脉迟主中寒，寒湿发黄不可下也。）

196条 阳明病，法当多汗，反无汗，其身如虫行皮中状者，此以久虚故也。（本条论久虚之人，阳明津伤无汗证。阳明病为里实热证，里热炽盛，则迫津外泄，故汗出为阳明病常见之证。阳明病无汗，常见以下两种情况：一是湿成蕴郁，不能发越，而必发黄；一是本条因阳明中虚，水谷无以化生津液，汗失其源，无以为汗，且因气血不足，阳明之气不能借汗透达肌表，故皮中有如虫子爬行的感觉。"此以久虚故也"，是言阳明中气虚并非短期形成，它是无汗身痒的原因。本条同第〔23〕条桂枝麻黄各半汤证同有身痒一证，但彼为阳气郁遏不得宣泄，小邪稽留不解，治以小发其汗，阳郁得泄、身痒则止；本条为阳明气虚，气血不足，不能作汗畅达肌表，治当养阴益气，清解郁热。）

197条 阳明病，反无汗，而小便利，二三日呕而咳手足厥者，必苦头痛若不咳，不呕，手足不厥者，头不痛。（一云冬阳明）（本条论阳明中寒，饮邪内停之证。阳明病当多汗，本条反无汗而小便利，为阳明中寒，饮邪内停。由于饮邪停于里，无以蒸化津液故无汗，小便利为膀胱气化

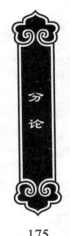

175

功能尚未受到影响。饮停于胃，上逆则呕，犯肺则咳。饮停中焦，阳气不达四肢则见手足厥冷；上蒙清窍则头痛。所有见证为饮邪内扰所致。可见阳明中寒，饮邪内扰为本证之关键。）

198条　阳明病，但头眩，不恶寒，故能食；若咳，其人必咽痛；若不咳者，咽不痛。（一云冬阳明）（本条论阳明中风，热邪上扰证。阳明病以能食不能食辨中风与伤寒。本证见能食属阳明中风无疑。"不恶寒"排除了表证的可能性，提示为阳明里热证。热邪上扰清窍则头眩，上逆犯肺则咳。咽喉为肺之门户，故又可见咽痛等症。若热邪无犯肺气，则无咳亦无咽痛之证。）

199条　阳明病，无汗，小便不利，心中懊憹者，身必发黄。（本条论阳明湿热郁蒸发黄之先兆。发黄为湿热之邪所致，若湿热之邪有去路则可避免发黄，或如小便通利，则湿可外泄；或汗出则热能外越。本证为湿热内蕴，气机不畅、故无汗，或可表现为但头汗出，余处无汗，以致热邪不得外越。同时气化失司，小便不利，而湿无去路。湿热郁蒸则心中懊憹；湿热之邪影响肝胆功能，致肝失疏泄，胆汁横逆，则见身黄、目黄、尿黄等黄疸表现。因而无汗、小便不利、心中懊憹往往是黄疸的先期表现。故柯韵伯云："无汗、小便不利是发黄之源，心中懊憹是发黄先兆。"本证的"心中懊憹"当与栀子豉汤证鉴别，彼证为无形之邪热留扰胸膈所致，无湿邪亦无黄疸。本证为湿热郁蒸，肝失疏泄，胆汁外溢而见黄疸。）

200条　阳明病，被火，额上微汗出，而小便者，必发黄。（本条论阳明病误用火法而发黄。阳明病为里实热证，当用清法下法。若用火法为误治，可使热邪更盛，津液更伤。若全身气机通畅能够作汗，或小便通利，则邪能外泄，而不致发黄。火毒之邪内蕴，当见汗出，但本证津液损伤，加之气机不利，故仅额上微汗出，膀胱气化失司则小便不利。因而火毒之邪不能外泄，熏蒸肝胆而发为黄疸。）

201条　阳明病，脉浮而紧者，必潮热，发作有时但浮者，必盗汗出。（本条论辨阳明病脉浮紧。脉浮紧为太阳伤寒之脉，浮主表，紧主寒，为风寒外束所致。阳明病见浮紧之脉，其临床意义不同，浮为热盛，阳明热盛，气血充盈于体表故脉浮，乃阳明在经之邪不解；紧为邪实，肠胃有结聚，乃里实之象。故阳明病见浮紧之脉，是阳明热盛腑实已成的阳明经腑同病之反映。潮热者，如潮之有信，于日晡前后届时即发，所以叫"发作有时"。若脉浮而不紧，是阳明经热炽盛，尚未壅实肠胃，阳热既炽，阴为所迫，夜时阳气入于阴，卫表不固，在经之邪热，蒸迫津液，阴津不得内守，即"必盗汗出"。）

202条 阳明病，口燥，但欲漱水，不欲咽者，此必衄。（本条论阳明经热致衄的机理与见症。吴鞠通《温病条辨》有"太阴温病，舌绛而干，法当渴，今反不渴者，热在荣中也"之论述，阳明病，热在气分，里热炽盛，充斥内外，故见身热，汗自出，心烦，口渴，欲饮水数升。若只见口中干燥，欲漱水而不欲咽下，即口干不能饮者，说明热邪非在阳明气分，乃热在血分的反映。因血属阴，主濡润，血热蒸腾，热势上炎，血不滋润，故口中干燥，但因胃腑尚无燥热津伤，故虽口燥而不欲饮水。本证还当有舌绛等营分之证。营热炽盛，波及血分，血热妄行，灼伤脉络，则"此必衄"。）

203条 阳明病，本自汗出，医更重发汗，病已瘥，尚微烦不了了者此必大便硬故也。以亡津液，胃中干燥，故令大便硬。当问其小便日几行，若本小便日三四行，今日再行，故知大便不久出。今为小便数少，以津液当还入胃中，故知不久必大便也。（本条论述阳明病恢复期，津伤便秘不可攻下。阳明病本有汗出津伤之虞，但医者还是多次使用汗法，属误治。因其津伤便秘，腑气未通，故有微烦，精神不爽等症。本证"微烦不了了"，说明证情较轻，唯津伤便硬而已，故不宜攻下，待津液恢复则大便自然通畅。并提出了观察方法，即通过小便的量来推测大便的情况。若小便量较往日减少，平日小便日三四行，今日两行，是津液还入肠胃中，故不久必大便。通过观察小便来推测大便的方法，是《伤寒论》中经常使用的方法，具有一定的临床意义。）

204条 伤寒呕多虽有阳明证，不可攻之。（本条论述阳明病禁下证，

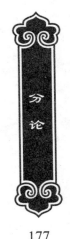

以示阳明病有可下、禁下之辨。"呕多"为病势向上，故不可攻下。"伤寒"两字属广义，即外感热病中，即使有阳明病可下之证，若呕吐频繁的也不可盲目用大承气汤攻下。呕多表示病位在胃脘部，位置较高，病势向上，不可逆其病势而攻下。然则亦有阳明腑实证，大便完全不通，而呕吐频繁者，必有腹满硬痛等证相随，常可酌情急下。另外，"呕"为少阳病主症之一；或为少阳阳明同病。属前者，定然不可攻下；属后者，可考虑和解兼通下之法，如原文103条有"呕不止，心下急"用大柴胡汤者。）

205条 阳明病，心下硬满者，不可攻之，攻之，利遂不止者死，利止者愈。（本条论"心下硬满"故不可攻下。心下硬满，不同于肠中燥屎内结之腹部胀满，说明病位在胃脘，病位较高，故不可攻下。若攻下太过，势必损伤脾胃之气，而下利不止，甚至危殆。若脾胃之气恢复则利止而愈。总之对于"心下硬满"，当详加辨证，其有可攻者；如原文137条有"心下至少腹硬满而痛，不可近者"，大陷胸汤主之。）

206条 阳明病，发热，面合色赤，不可攻之。攻之，小便不利者，必发黄也。（本条论"面合色赤"故不可攻。"面合色赤"即满脸通红，为无形邪热盛于阳明之经，蒸腾于上所致。此非有形之燥屎积于阳明，故不可用承气汤攻下。若误攻则损伤脾胃之气，则水湿内停，与热相结，致气化失司，而见发热，小便不利，黄疸等变证。由上可知，凡津伤便秘，伤寒呕多，心下硬满，面合色赤者，不可妄自用承气汤攻下。此外 194条的"胃中虚冷"，208条"表不解"、"热不潮"也为不可攻之例。）

207条 阳明病，不吐，不下，心烦者可与调胃承气汤。（本条论阳明燥热内盛而心烦者用调胃承气汤治疗。阳明病不吐不下而心烦者，为阳明燥热内盛所致。胃热上扰神明，则心烦，还可有发热，腹胀满，不大便等里热证。本条突出"心烦"而不强调便秘，说明用调胃承气汤，旨在泻热和胃。成无己云："吐后心烦，谓之内烦，下后心烦，谓之虚烦。今阳明病不吐不下心烦，则是胃有郁热也"。）

208条 阳明病，脉迟，虽汗出，不恶寒，其身必重，短气，腹满而喘，有潮热者，此外欲解，可攻里也。手足濈然汗出者，此大便已硬也，大承气汤主之。若汗多，微发热恶寒者，外未解也，其热不潮，未可与大承气汤。若腹大满不通者，可与小承气汤，微和胃气，勿令至大泄下。

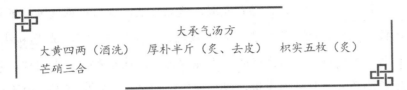

大承气汤方
大黄四两（酒洗）　厚朴半斤（炙、去皮）　枳实五枚（炙）
芒硝三合

右四味，以水一斗，先煮二物，取五升，去滓，内大黄，更煮取二升，去滓，内芒硝，更上微火一二沸，分温再服，得下，余勿服。

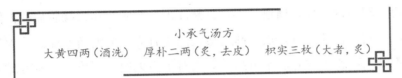

小承气汤方
大黄四两（酒洗）　厚朴二两（炙，去皮）　枳实三枚（大者，炙）

右三味，以水四升，煮取一升二合，去滓，分温二服，初服当更衣，不尔，尽饮之。若更衣者，勿服之。

本条论大小承气汤证及其用法。本条可分三段读：从"阳明病"至"大承气汤主之"为第一段，"脉迟"一般主寒，而阳明病出现脉迟为实热之邪结聚，腑气壅滞，气血流行不畅，脉道郁滞所致，故当迟而有力；"汗出不恶寒"为阳明病外证，提示表证已去，里热炽盛；热盛伤气，气机不利则身重；腑气壅滞，上逆犯肺，则短气腹满而喘；"潮热"，为腑实结聚所致，是阳明腑实证的辨证要点，故曰"外欲解，可攻里"。若又见"手足濈然汗出"者，为热盛迫津外泄所致，如此反复映证，则可断言大便已硬也。以上为阳明里热炽盛、腑实已成之候，故用大承气汤攻下。"若汗多"至"未可与承气汤"为第二段。指出仅见汗多与微发热恶寒，而潮热未出现者，不得用大承气汤攻下，强调表证未解、腑实尚未形成的不可与大承气汤。从"腹大满不通者"至"勿令至大泄下"为第三段，说明外证已解而腹部胀满严重，大便不通，为阳明腑实结聚较轻，而气滞较重，宜用小承气汤轻下，以胃气和降，大便通畅为度，不得大泄下，以免出现变证。本条提示阳明病是否可攻，既须辨表证之解否，又辨腑实之成与未成。而大小承气汤之选择又当辨其证情之轻重。

209 条 阳明病，潮热，大便微硬者，可与大承气汤；不硬者，不可与之。若不大便六七日，恐有燥屎，欲知之法，少与小承气汤，汤入腹中，转矢气者，此有燥屎也，乃可攻之，若不转矢气者，此但初头硬，后必溏，不可攻之，攻之必胀满不能食也，欲饮水者，与水则哕。其后发热者，必大便复硬而少也，以小承气汤和之。不转矢气者，慎不可攻也。（本条论大小承气汤的配合应用及误治之变证。阳明病发潮热为腑实已成之标志，故大便已硬，可用大承气汤攻下。但大承气汤为峻下之剂，适用于潮热，心烦，谵语，手足然汗出，腹满胀痛或绕脐痛，大便秘结或下利，舌红苔黄焦燥，脉滑数或沉实有力之典型腑实证。若大便结实不甚，腑实未成者，不可用之。而对于不大便六七日，可能有燥屎的腑实疑似证，可用小承气汤试探。若服小承气汤后，腹中转矢气者，为腑实结聚已成，且气机尚有通畅之机，为可攻之证，可进一步用大承气汤攻下。若不转矢气，为腑实未成，仅大便初硬，后必溏，为热而不实，或有虚寒，故不可攻，攻之则损伤脾胃之气，而出现腹部胀满，不能食，饮水则哕等变证。若攻下后又发热者，为邪热未尽而复炽，腑实尚存，大便当硬，但证情较前为轻，即"大便复硬而少也"，且前已用大承气汤攻下，故用小承气汤轻下以和之。三承气汤证是《伤寒论》阳明病的重要内容，约有条文 34 条。其中大承气汤有 19 条，主要在阳明病篇，仅 3 条在少阴病篇。从条文内容看，其见证有日晡潮热，汗出不恶寒，手足讝然汗出，谵语，心烦，独语如见鬼状，腹满胀痛，不大便，大便硬，燥屎，宿食，脉滑数或沉实有力等阳明腑实证，以及目中不了了，睛不和，大便难，身微热；发热汗多，腹满痛；口燥，咽干；自利清水，色纯青，心下痛；腹胀不大便等急下证。可见大承气汤在《伤寒论》中主要用于治疗典型的阳明腑实证以及急下证。小承气汤条文有 7 条，主要也在阳明病篇，仅 1 条在厥阴病篇。其见证有潮热，谵语，多汗，腹大满，大便硬，燥屎等阳明腑实证，但往往同时伴有一些与阳明腑实证不相符合的症状，如脉滑疾、脉弱、微烦等。可见小承气汤在《伤寒论》中主要用于治疗

《伤寒论》条文释读

不典型的阳明腑实证或较轻的阳明腑实证以及热结旁流证，此外还用作试探法。调胃承气汤条文有 8 条,5 条在太阳病篇,3 条在阳明病篇。其见证有蒸蒸发热，但热不寒，心烦，谵语，腹胀满，腹微满等阳明腑实证。但不强调燥屎内结，大便不通等。可知调胃承气汤在《伤寒论》中主要用于治疗热邪偏盛为主的阳明腑实证。三承气汤证既有联系，又有区别，临证当注意辨别。泻热润燥，软坚通便——调胃承气汤。攻下实热，荡涤燥结——大承气汤方。泻热通便，消痞除满——小承气汤方。调胃承气汤由炙甘草、芒硝、大黄三味组成。方中大黄苦寒，酒洗，除了清热泻火外，还有推陈致新之功。芒硝咸寒，润燥软坚，通利大便。甘草甘平和中，以缓药性，使攻下而不伤正。三药同用具有泻热润燥，软坚通便之功效。用于治疗阳明腑实证，燥热偏胜的证型，即通过泻大便，以达到清热润燥的目的。本方先煎甘草、大黄，后入芒硝。其服法有二：一为"温，顿服"，用于热邪偏盛为主的阳明腑实证，意在泻热润燥，即方后所言"调胃气"。一为"少少温服之"，用于温药复阳后胃热扰心之谵语，意在泄热。大承气汤由大黄、厚朴、枳实、芒硝四味组成，方中酒大黄清热泻火、推陈致新。芒硝咸寒，润燥软坚，通利大便。两药配伍具有清热通便之功。厚朴苦辛温，行气散满消胀。枳实苦微寒，破气宽中消痞。二者同用，具有破气消滞之功。全方相辅相成，具有攻下实热、荡涤燥结之功效。用于实热结聚、痞满燥热俱重之阳明腑实证。本方先煎厚朴枳实，去滓后再入大黄，避免了厚朴枳实吸收大黄的有效成分的不足，芒硝最后入药。分温再服，大便通畅后即停服。小承气汤由大承气汤去芒硝，除大黄用量不变外，减轻了厚朴枳实的用量。方中大黄亦当酒洗（疑本条有脱字），具有清热泻火，推陈致新之功，厚朴枳实破气消滞，本方功效与大承气汤略同，惟以去芒硝，则攻下之力较大承气汤弱。用于治疗较轻的阳明腑实证或不典型的阳明腑实证，以及试探法。本方三药同煎，分温二服。大便通畅后即停服。若大便不通，则可继续服用，意在泻热除满。上述三方均是苦寒攻下之剂，其治疗均为阳明腑实证，但由于药物组成之不同，剂量轻重之差异，故适应证也有轻重缓急之别，

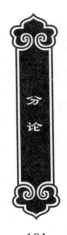

临床当灵活掌握，辨证应用。

210条　夫实则谵语，虚则郑声。郑声者，重语也。谵语，直视，喘满者死；下利者，亦死。（本条辨谵语郑声的性质，特征与预后。谵语与郑声都是指病人在神志不清情况下的妄言乱语。谵语大多属实证，表现为声高气粗，妄言乱语，由里热炽盛，扰乱神明所致，故曰"实则谵语"。郑声属虚证，表现为语言重复，声音低微，为精气虚衰，心失所养所致，故曰"虚则郑声"。然脾胃为水谷之海，后天之本。阳明胃为阳土，主热、主燥。今阳明胃家实，燥热之气上扰心神则谵语。燥热之邪下伤肝肾阴精，因肝开窍于目，肾之精上灌瞳子，阴精亏乏，自失所养，则直视不能瞬。燥热内炽，阴精告竭，阳失依附，气从上脱，则见喘满，其证危笃，故曰"死"。若又见下利，为中气衰败，肝肾气阴亡脱于下，阴液欲竭之象，故曰死证。）

211条　发汗多，若重发汗者，亡其阳；谵语，脉短者），死；脉自和者，生。（本条论谵语属虚证之脉证。由于误汗损伤心阳，神明无主而出现谵语，其预后可从脉象辨别。脉短为气血虚，阴液衰竭，故预后不良。脉自和是指脉象不短，并能逐渐恢复正常，为正气尚存有生机，则非死证。）

212条　伤寒，若吐若下后，不解，不大便五六日，上至十余日，日晡所发潮热，不恶寒，独语如见鬼状。若剧者，发则不识人，循衣摸床，惕而不安，微喘，直视，脉弦者生，涩者死。微者，但发热，谵语者，大承气汤主之，若一服利，止后服。（本条论阳明腑实重证的辨治及预后。伤寒经吐法下法治疗后仍不解，为表邪入里化热伤津，故不大便多日。日晡潮热，为阳明经气旺（申酉）时，热势升高。不恶寒为表证已除，必见反恶热、自汗出等阳明病外证。独语如见鬼状与谵语同义，可表现为声高气粗，若有所见等，为阳明热盛上扰神明所致。上述为典型的阳明腑实证，当及时用大承气汤攻下燥热邪气。如未用大承气汤攻下，使病势进一步发展，其严重者可见神识昏糊而不识人，无意识地循衣摸床，躁扰不安，且心神不稳，气粗似喘，目睛上视，这不仅阳明腑实燥结，而且又波及厥阴、少阴二经。阴从下竭，风自内生，病属危笃。若脉见弦者，乃少阳生发有余之脉，说明正气犹存，生机未泯，故曰"脉弦者生"；若脉见涩者，为营血虚少，阴液涸竭，生机已绝，命已难续，故曰"涩者死"。）

213条　阳明病，其人多汗，以津液外出，胃中燥，大便必硬，硬则谵语，小承气汤主之。若一服谵语止，更莫再服。（本条论阳明热盛伤津致便硬谵语的治法。阳明病多汗为热盛迫津外泄所致，津伤则胃肠津液不足，大便干结而硬。同时由于里热炽盛，上扰神明则谵语。本证热盛伤津致大便硬而谵语，为阳明腑实轻证，故用小承气汤泻热通下。若腑气通畅，谵语消失，即当停止服用。）

214条　阳明病，谵语，发潮热，脉滑而疾（一云虚）者，小承气汤主之；因与承气汤一升，汤入腹中转矢气者，更服一升；若不转矢气，勿更与之。明日不大便，脉反微涩者，里虚者，为难治，不可更与承气汤也。（本条续论小承气汤证治。阳明病见谵语，发潮热，脉滑，为里热炽盛，腑实已成，热扰神明所致，似可投大承气汤，泻其实邪。而本条却用小承气汤轻下，究其原因，关键在于已见疾脉，为阳亢无制，真阴垂绝之候。既然脉呈虚象则不得妄用大承气汤峻下，当谨慎行事，故先服小承气汤一升作试探，服药后腹中转矢气者，为气机尚通畅，可继续用小承气汤攻下。若不转矢气，为虽有阳明腑实证，但气机闭塞，是病情复杂危重之象，不得再妄投承气汤。若明日又不大便，脉反微涩，为阳明腑实证气机闭塞，虚象明显。实中央虚，攻补两难，故曰难治。此时万不能纯用承气汤攻下，当拟攻补兼施之法，吴鞠通《温病条辨》新加黄龙汤之类可参考。）

215条　阳明病，谵语，有潮热，反不能食者，胃中必有燥屎五六枚也；若能食者，但硬耳，宜大承气汤。（本条续论谵语潮热的治疗，并以能食不能食辨便硬之程度。谵语潮热为阳明腑实证之主要表现，但其程度又有轻重之别。轻者，仅大便硬；重者，燥屎坚结。其鉴别之法，要参照饮食情况。若"不能食"，是燥屎坚结，肠实胃满，腑气不通，食物难容之故，故曰"胃中必有燥屎五六枚也"，此时当用大承气汤以攻下其内结之燥屎。若能食者，知其燥屎未至坚结，腑气犹能下达，胃满未甚，

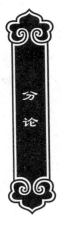

分论

腑实较轻，结聚不重，故曰"但硬耳"，故不能妄用大承气汤。另190条有"能食名中风"，"不能食名中寒"之论述，与本条迥然有别。190条以能食不能食辨中风与中寒，本条谵语潮热并见，则以能食不能食，辨便硬及腑实证之轻重，应知有别。）

216条 阳明病，下血，谵语者，此为热入血室，但头汗出者，刺期门，随其实而泻之，濈然汗出则愈。（本条论阳明病谵语见热入血室的证治。热入血室证太阳病篇曾有论述，表现为发热恶寒，经水适来适断，谵语等。本条为阳明病热入血室，主症为下血谵语。阳明热盛与血结于血室，血热妄行损伤脉络则下血，血热上扰，影响神明则谵语。由于里热蒸腾，气机不畅，故表现为但头汗出。此外还可见胸胁下满，少腹不舒等症。本证与阳明病的主要区别在于下血，故下血为本证的主症。由于血室隶属于肝经，故用针刺肝之募穴——期门的方法，泻肝经之实热。濈然汗出，为针刺后气机通畅，热邪外泄的表现。故曰"濈然汗出则愈"。）

217条 汗出谵语者，以有燥屎在胃中，此为风也，须下者，过经乃可下之，下之若早，语言必乱，以表虚里实故也。下之愈，宜大承气汤。（一云大柴胡汤）（本条论谵语兼表证的证治。汗出谵语为阳明病的主要表现，阳明热盛，迫津外泄则汗出；热盛上扰神明则谵语，故知必"有燥屎在胃中"。但"汗出"一症也可见于表证，本条之汗出即属表证，故曰"此为风"。因而本条实为阳明腑实兼表邪未解之证。腑实证除谵语外还可见腹满不大便等症，表证还可见恶寒头痛等症。既为表里同病，其治疗须按表里先后缓急而行。"过经乃可下之"是说其表未解者，不可攻下；须表证已罢，阳明证显，方可攻下。因本证为表虚里实，若表证未除，而过早攻下，则表邪内陷，会使谵语等症加重。"下之愈，宜大承气汤"一句，当移于"过经乃可下之"后，亦为倒装文法。）

218条 伤寒四五日，脉沉而喘满，沉为在里，反发其汗，津液越出，大便为难，表虚里实，久则谵语。（本条论误汗致津伤热盛而谵语。"脉沉而喘满"当辨为里证，里热炽盛，腑气壅滞，则可见腹满；里热炽盛，肺气不利则喘。故曰"沉为在里。若医者失察，而误用汗法，必致津液外泄，胃肠燥热更盛，而大便难出。盖误汗则虚其表，汗出津伤，里热更炽，因循失误，久必神明被扰，故发谵语。）

219条 三阳合病腹满身重，难以转侧，口不仁，面垢谵语遗尿。发汗则谵语。下之则额上生汗，手足厥冷。若自汗出者，白虎汤主之。

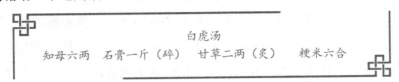

白虎汤

知母六两　石膏一斤（碎）　甘草二两（炙）　粳米六合

上四味，以水一斗，煮米熟汤成，去滓。温服一升，日三服。

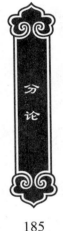

　　本条论三阳合病治从阳明的证治及禁例。本条叙述了三阳合病，病邪偏重于阳明的白虎汤证治及治禁。欲全面认识白虎汤证，当参阅176条"伤寒脉浮滑，此以表有热，里有寒，白虎汤主之。"、350条"伤寒脉滑而厥者，里有热，白虎汤主之。"以及26条"服桂枝汤，大汗出后，大烦渴不解，脉洪大者，白虎加人参汤主之"等条文。白虎汤证散见在太阳、阳明、厥阴病篇。但基本病机是一致的，均为阳明里热炽盛，邪热充斥表里；基本脉证为壮热、汗出、心烦、口渴、脉滑数，还可见厥等症状，后世归纳为身大热、大汗出、大烦渴、脉洪大等，对临床有指导意义。其治法为清燥热，救阴液，方用白虎汤。"三阳合病"当理解为发病初，太阳、阳明、少阳三经证候同时出现。随着病情的发展，太阳、少阳之邪已归并阳明，表现为阳明里热独盛之证。阳明主腹，热壅气滞，故见腹满；热盛耗气，经脉不利，则身重，难以转侧；里热炽盛，津液被灼，故口不仁，可见食不知味，语言不利等；里热熏蒸则可见脸部如蒙尘垢；热扰神明，膀胱失约，则谵语遗尿。若妄发汗则更伤津液，燥热愈盛，则转属阳明腑证，而谵语更甚。若妄攻下，则不仅伤阴，而且伤阳，阴伤于下，阳浮于上，则"额上生汗"；阳气不达四肢，阴阳气不相顺接，便见"手足逆冷"；因阳明热盛，热迫津液外泄，故自汗出。文中既未言潮热、便闭、脉沉实等症，又出现"自汗出"，故不用承气而用白虎汤清热养阴。文中的"若自汗出者，白虎汤主之"为倒装句，按文义应接在"谵语遗尿"句之后。清热养阴——白虎汤方。白虎汤是《伤寒论》中辛寒清气的代表方。知母苦寒，清热泻火，滋阴润燥，为君药。石膏辛甘大寒，清热泻火，善清肺胃之热。两者相配既能清阳明气分之热，又能润燥以滋阴。甘草甘平，补中益气，调和诸药。粳米甘平，益气和胃，与甘草同用，具有和中养胃之功。全方具有清燥热，救阴液之效，旨在清气分之热。白虎汤的煎服法，以煮至米熟汤成即可。从目前临床应用来看，石膏当打成细末，并宜先煎，治疗此类疾患，宜生用，并宜大剂量频服，则效果更好。

220条 二阳并病，太阳证罢但发潮热，手足漐漐汗出，大便难而谵语者，下之则愈，宜大承气汤。（本条论二阳并病转属阳明腑实的证治。本条二阳并病，即先是太阳病，继而又见阳明病。究其治法，若以表证为主的，可小发其汗，若表里证均较突出的，可用表里同治之法。今"太阳证已罢，但发潮热，手足漐漐汗出，大便难而谵语者"，则为典型的阳明腑实证。盖以潮热、谵语为腑实证之重要特征；手足浆浆汗出，由热盛迫津外泄所致，更兼大便难，为阳明腑实之确据，故用大承气汤峻下实热。）

221条 阳明病，脉浮而紧，咽燥口苦腹满而喘，发热汗出，不恶寒反恶热，身重者；若发汗则燥，心愦愦反谵语若加温针，必怵惕烦躁不得眠若下之，则胃中空虚，客气动膈心中懊憹，舌上胎者，栀子豉汤主之。

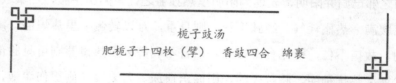

栀子豉汤
肥栀子十四枚（擘） 香豉四合 绵裹

上二味，以水四升，煮栀子取二升半，去滓，内豉，更煮取一升半，去滓。分二服，温进一服，得快吐者，止后服。

本条论述阳明热证误治后的各种变证。脉紧为阳明热盛于里，邪气盛实所致；脉浮为阳热内炽，气血为之浮盛之象；热蒸于上，煎烁津液，致津液不能上乘，故见"咽燥口苦"；热邪壅盛于里，气机不利，上下升降失宜，故"腹满而喘"；邪热弥漫，阳热壅盛，气机不利，故见身重；"发热汗出，不恶寒反恶热"乃邪热充斥阳明经脉，迫津外溢所致。本证属于阳明经热，当以清热之法治之。若医者误以"脉浮而紧"为太阳伤寒表证，妄投辛温发汗之剂，不仅劫伤津液，而且辛温助热，反使火势上炎，热扰心神，故见烦乱不安，神昏谵语等证；若因脉紧而断为寒证，误用温针，以热治热，犯实实之戒，致火气内攻，不仅劫伤心血，且有灼伤真阴之虑，因而壮火愈炽，心神被扰，阴不敛阳，心神不能内守，故惊恐不安，烦躁不得眠；若因腹满而误用下法，必损伤胃气而使胃中空虚，邪气乘虚而入，无形之热上扰胸膈，则上不得宣畅，下不得肃降，郁遏于胸膈，出现心中懊憹，心烦郁闷而无可奈何之状。热在膈上，舌上生苔，反映了邪热郁于胸膈之中，治当以栀子豉汤，清宣胸膈郁热。

222条 若渴欲饮水，口干舌燥者，白虎加人参汤主之。

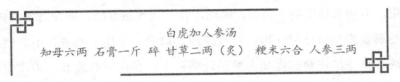

白虎加人参汤

知母六两 石膏一斤 碎 甘草二两（炙） 粳米六合 人参三两

上五味，以水一斗，煮米熟汤成，去滓，温服一升，日三服。

（本条承上条论热邪入于阳明，热盛伤津的证治。阳明热证误下之后，无形邪热不但未得清解，而且因误下使胃中津液严重损伤。然阳明经热亢盛，热伤气分，耗损津液，症见口渴欲饮，口干，舌燥，伴有身大热，汗大出，脉洪大，治宜用白虎加人参汤，大清里热，益气生津。）

223条 若脉浮发热，渴欲饮水，小便不利者猪苓汤主之。

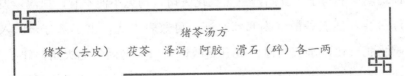

猪苓汤方

猪苓（去皮） 茯苓 泽泻 阿胶 滑石（碎）各一两

右五味，以水四升，先煮四味，取二升，去滓，内阿胶烊消，温服七合，日三服。

本条承上论述热入下焦与水相结而成水热互结的证治。阳明热证误下之后，热邪深入下焦，肾与膀胱居于下焦而为水脏水腑，热灼肾阴，伤其阴精，而使膀胱气化不利，水气内停，水热因而互结，故见"小便不利"、"渴欲饮水"；热邪盛于外，则见"脉浮发热"。此为阴虚水停，水热互结于下焦之证，治宜猪苓汤育阴清热利水。否则徒清热则不能救其津，独养阴又不能行其水也。清热利水养阴。猪苓汤方。猪苓汤中猪苓、茯苓、泽泻、滑石均有利水功能，其中猪苓、茯苓甘平，淡渗利水，泽泻、滑石性寒利水而兼有清热作用，阿胶养阴润燥，因此本方以利水为主，兼能清热养阴。此种宣通气机不用温药，而以利水为主的方式，对于停水兼里热伤阴证尤宜，使利水而不伤津液，养阴而不滞腻，清热而无寒凝之弊。

224 条 阳明病，汗出多而渴者，不可与猪苓汤，以汗多胃中燥，猪苓汤复利其小便故也。（本条论猪苓汤的使用禁忌。猪苓汤虽有清热养阴作用，但利水功能是主要的，因此，凡不属水热互结，即没有水气内停，只是表现为热盛迫津汗出，热耗津液之口渴、小便不利者，不能误用猪苓汤。猪苓汤证和白虎加人参汤证病机上均存在里有热邪，阴津受损的情况，但猪苓汤证邪热不如白虎加人参汤证重，因此，发热、汗出、口渴的程度较轻。从口渴一症的表现上看，亦有区别，白虎加人参汤证多为外感热病急性阶段，以津液的急性受损为主，表现为大烦渴不解，口舌干燥；而猪苓汤证多为外感病后期，病势较缓，多表现为口渴欲饮或口渴不欲多饮，舌红少苔等。此外，里热亢盛所致的小便不利，表现为小便短赤；猪苓汤证的小便不利多伴浮肿等水停症状。猪苓汤证与五苓散证均属病邪与水气互结，三焦气化失司，均见小便不利，口渴，发热，脉浮等症。然五苓散证为寒邪寒证，可兼表未解，由于部分寒邪入里，影响膀胱气化，水气内停，故五苓散证之口渴乃因气化失司，津不上承所致，表现为口渴或渴不欲饮，或水入则吐；猪苓汤证为热邪热证，且有伤阴，多见于外感病后期，一般不兼表证。）

225 条 脉浮而迟，表热里寒，下利清谷者，四逆汤主之。

226 条 若胃中虚冷，不能食者，饮水则哕。

225 和 226 条文论阳明病攻下后产生虚寒变证的证治。225 条出现下利清谷，乃脾肾阳虚所致，这是本证的主症。其脉浮而迟，迟为里寒，浮脉与迟脉同见，其意有二，一为里虚寒盛，阴盛格阳，虚阳外越，此种脉象多为浮迟而无力；二为里寒兼表邪未尽，此脉多呈浮迟而有力。本证同时见有下利清谷，因此属第一种证情较为贴切，故条文所言"表热里寒"是指真寒假热。治疗用四逆汤以回阳救逆，令真阳得助，阴寒驱散，则假热自除。226 条证属中阳受戕，胃中虚冷，受纳腐熟功能减退，故不能食。食停中焦，若勉强饮水则水寒相搏，胃失和降，上逆作哕，治疗可用温中健脾，降逆和胃之法，如吴茱萸汤或理中汤等皆可随证用之。本条以脾胃虚寒，中焦失运为主，故较之 225 条以脾胃为中心的全身性的阳气虚衰为轻。

227 条 脉浮，发热，口干，鼻燥，能食者，则衄。

228 条 阳明病，下之，其外有热，手足温，不结胸，心中懊憹，饥不能食，但头汗出者，栀子豉汤主之

227 和 228 条论阳明病攻下后产生胸中有热变证的论治。227 条脉浮发热而无恶寒，可知病不在表，此脉浮表示里有热；邪热伤津耗液，故见口干鼻燥；热在里而能食，可知病邪未结聚于腑，或在气分，或在血分；症见衄血，提示气分之热已波及血分，血热迫血妄行所致。228 条阳明病经攻下后，邪热大势已去，惟有余热，故见其外有热，手足温，如热邪郁蒸不得发越，可见但头汗出。不结胸表示无实邪结聚于里，而是无形之余热留扰胸膈，故见心中懊憹。胃受热扰可见嘈杂似饥，然则毕竟胃为邪热所扰，不能正常受纳腐熟，故饥不能食。本证与太阳病篇中 76 条、77 条和 78 条同为栀子豉汤证，只是病变的成因有别，太阳篇中所述为太阳病过汗或误用吐下后而成，本条为阳明病下后所致，但病变的性质相同，均属余热留扰胸膈和胃，故均取清热除烦和胃法治之。本证如病邪进一步亢盛并结聚于里，需与结胸证鉴别，本证心下（胃脘）部位按之濡或伴有轻微压痛，结胸证则按之硬满疼痛，甚或从心下至少腹硬满而痛不可近。

229 条　阳明病，发潮热，大便溏，小便自可，胸胁满不去者，与小柴胡汤。

230 条　阳明病，胁下鞕满，不大便而呕，舌上白苔者，可与小柴胡汤。上焦得通，津液得下，胃气因和，身濈然汗出而解。

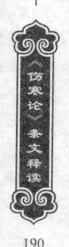

229 条、230 条论阳明少阳同病的证治及小柴胡汤的作用机理。此两条原文均为阳明病兼有少阳病，然阳明腑实证主症都未具备，不能轻用攻下，故治从少阳，都用小柴胡汤。229 条症见潮热，似属阳明腑实证的热型，如邪热确已结聚肠胃，应同时伴有腹胀满或腹痛，大便闭或大便硬，但本证大便溏，提示腑实未成；小便自可而非短赤，亦表示燥热不盛。此种证情无论从攻下宿滞，抑或攻下泻热等角度看，均不可用攻下法。潮热而见胸胁满不去，此属少阳证，乃邪热侵犯少阳，致经气不利所致，其证虽无往来寒热，心烦喜呕等症，但鉴于"有柴胡证，但见一证便是，不必悉具"，故可治从少阳而用小柴胡汤，以和解祛邪，疏利经气。230 条阳明病不大便，似乎燥热结于肠胃，然则舌苔不黄不燥而为白色，表示燥热不盛，且见呕吐，提示胃气上逆，病势向上，如 204 条所说"伤寒呕多，虽有阳明证，不可攻之。"故本证不能从阳明治之。综上所述，不大便而与呕吐、胁下硬满伴见，则属邪犯少阳，经气不利，胆胃不和，故与小柴胡汤。从上述两条原文所述病证及治法中可得到两点启示：1. 在太阳病向少阳病的转化过程中，可出现诸多不典型的证候，其表现似太阳、少阳合病，或阳明、少阳合病，或太阳、阳明、少阳三阳合病。若合病中太阳病或阳明病主症不明确，则不能轻用汗法或清法及下法，而可治从少阳，用和解法。2. 均可把两条原文看作"有柴胡证，但见一证便是，不必悉具。"的实际运用范例，由此可知是否选用小柴胡汤治疗，并不在于见到哪几个主症，而主要是从证候的病变性质上看是否与小柴胡汤证的病机相符合，大凡病邪已入里化热，而热势不盛，热邪有犯少阳经或肝、胆、胃等脏腑，则用小柴胡汤治疗。服小柴胡汤后病愈的表现及机理，《伤寒论》中描述有二，一是 101 条所述服药后出现蒸蒸而振，却复发热汗出而解，即战汗而解；二是 230 条所述，"上焦得通，津液得下，胃气因和，身濈然汗出而解"，乃服小柴胡汤后，使枢机运转，三焦通调，气机宣畅，表现为汗出，大便畅，病邪随之而去。可见小柴胡汤扶正祛邪的作用，除表现为补益正气，增强抗邪能力外，还可通过调理三焦气机，使全身脏腑功能恢复正常，而有助于祛邪外出，达到病愈的目的。

231条 阳明中风，脉弦浮大而短气，腹都满，胁下及心痛，久按之气不通，鼻干，不得汗，嗜卧，一身面目悉黄，小便难，有潮热，时时哕，耳前后肿，刺之稍瘥。外不解，病过十日，脉续浮者，与小柴胡汤。

232条 脉但浮，无余证者，与麻黄汤。若不尿，腹满加哕者，不治。

此两条论阳明中风发黄之证治及预后。

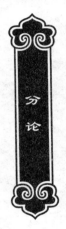

231条脉弦浮大，弦为少阳之脉，浮为太阳之脉，大为阳明之脉，此三阳合病之脉也，证属阳证无疑。病人有潮热，此属阳明可知。腹都满，即整个腹部胀满，表示肠胃受病。胁下为肝胆部位；心，此处并非确指心脏，而是指约当剑突周围部位。胁下及心痛，是指胁下及剑突处疼痛，如按压这些部位时间长一些，病人会出现窒闷感，即"久按之，气不通"，这是肝胆受病常见的症状之一。邪犯肝胆肠胃，气机阻滞，甚则影响全身气机、气化的宣通，若上焦肺气不利则短气、中焦气阻则腹满、下焦膀胱气化失司，则小便难。表证未除，卫气不利则无汗。由于气化失司，水液代谢失常，再加上无汗、小便难，水湿无出路，则水气内停与热互结，湿热内蕴，熏蒸肝胆，疏泄失常，胆汁外溢则身目发黄。湿热在里，湿性困着缠绵，故嗜卧。邪犯中焦，胃气为之不利而上逆，故见时时。湿热循胆经上犯，可见耳前后肿。诸多症状反映了本证三阳合病，病变的中心是湿热侵犯肝胆肠胃，本应治以清热利湿，疏利肝胆，调和肠胃，然表邪尚未尽解，恐早用攻下，有碍表证，若用发表，有碍里证，故先用刺法；以疏表泄热，宣通气机，疏利经脉，缓和病证。如刺后病情虽有缓解，但病过十日，脉象仍是弦而浮大，即其浮脉未因针刺散邪而去，且其他里证无明显变化，此时的浮脉已不能用表未解来解释了，而应看作是里热，然鉴于本证的证候为阳明、少阳同病，而偏重于少阳病，故治从少阳，用小柴胡汤。如经针刺治疗，病过十日，里证消失，脉不弦大而但浮，即"脉但浮，无余证"之含义，说明原有的少阳阳明证不复存在，此时仅以太阳病为主，治疗当用汗解，与麻黄汤。"若不尿，腹满加哕者，不治。"是承 231 条而论病之预后，即由原来小便难变为尿闭，腹满更重，哕呃更频，表示三焦壅滞气机闭阻，胃气衰败，呈现正虚邪实之状，病情危重，故曰"不治"。

233 条 阳明病，自汗出，若发汗，小便自利者，此为津液内竭，虽鞭不可攻之，当须自欲大便，宜蜜煎导而通之，若土瓜根及大猪胆汁皆可为导。

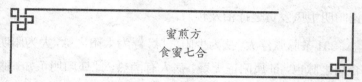

蜜煎方
食蜜七合

右一味，于铜器内，微火煎，当须凝如饴状，搅之勿令焦着，欲可丸，并手捻作挺，令头锐，大如指，长二寸许，当热时急作，冷则硬。以内谷道中，以手急抱，欲大便时乃去之。

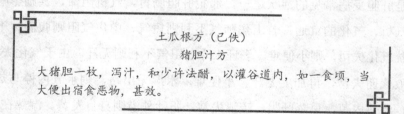

土瓜根方（已佚）
猪胆汁方

大猪胆一枚，泻汁，和少许法醋，以灌谷道内，如一食顷，当大便出宿食恶物，甚效。

本条论津伤便硬，或欲便不解者，宜用导法治疗。本证为外感病恢复期，由于在急性期，即阳明病阶段，里热亢盛迫津外出，汗多津伤，若再加上误汗，则更使津液损伤，导致肠胃干燥，大便硬结，此种大便干硬，不能用攻下法治疗，即原文所说"此为津液内竭，虽硬不可攻之。"当用润燥导便法治疗。大便硬者如何区分其属燥热内结抑或津液内竭？小便利与不利是为辨证要点。大凡邪热未去，燥实结聚肠胃者，大便硬的同时必伴有发热、汗出、小便短赤。如邪热去，气机宣通，则小便通利，然津伤尚未恢复，故肠胃干燥，大便硬。本证小便自利，属津伤便硬。

此外，在发热基本消退的病证中，见小便自利还可排除大便初硬后溏的可能，因大便初硬后溏者多见小便少，此属脾虚湿停，不能用攻下法或导法治疗，应治以健脾燥湿。本证的治疗有两种方法，一是用蜜煎纳入肛门内；就近润滑而导便外出，相当于通便栓剂。此法适用于硬便近在肛门处，便意窘迫，而不能排出，此即"当须自欲大便"时，"宜蜜煎导而通之"。二是用土瓜根捣汁或大猪胆汁和少许食醋灌入肛门内导便外出，此相当于灌肠通便，适用于大便干结迫于肛门者，亦可用于大便干结部位较高，大便硬而难下者。

234条　阳明病，脉迟，汗出多，微恶寒者，表未解也，可发汗，宜桂枝汤。（本条论阳明病兼太阳病的证治。阳明、太阳同病，文中未言发热，但应有发热，且伴微恶寒，故曰"表未解也"。本证热型呈太阳病发热恶寒，而非表现为但热不寒，说明阳明里热不盛。然文中句首冠阳明病，其很可能有大便不通，其乃病邪结于肠胃，使气血流行不利所致；且全身热象不重，故见脉迟，如原文208条："阳明病，脉迟，虽汗出不恶寒者，其身必重，短气，腹满而喘，有潮热者，此外欲解，可攻里也。"本证的阳明病无潮热，虽邪结肠胃而不大便，但证情不重不急，其突出表现是发热伴微恶寒、汗出多，太阳病证候较明显，故治疗不宜攻下而应解表，用桂枝汤。桂枝汤不独为太阳中风表虚证而设，亦为诸经表虚证之总方，正如柯韵伯所说："阳明病脉迟汗出多者宜之，太阳病脉浮者亦宜之，则知诸经外症之虚者"，咸得用之。）

235条　阳明病，脉浮，无汗而喘者，发汗则愈，宜麻黄汤。（承上条继续论阳明病兼太阳病的证治。阳明、太阳同病，其太阳伤寒证的表现尤为明显。由于风寒病邪在表，卫气奋起抗邪外出故见脉浮；其症当有发热恶寒，乃省其症但以脉象示之。寒邪侵犯营卫，腠理闭塞，营阴郁滞，故无汗；邪犯肺卫，肺气失宣，则上逆而喘，此均为麻黄汤证主症。本证阳明病表现条文中虽未提及，从证候分析看，似为大便不通，肠胃有病邪结聚，但病势较轻，故治疗当从太阳，即原文所言"发汗则愈，宜麻黄汤"。）

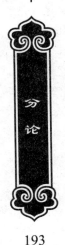

236条 阳明病，发热汗出者，此为越热不能发黄也但头汗出，身无汗，剂颈而还，小便不利，渴饮水浆者此为瘀热在里，身必发黄茵陈蒿汤主之。

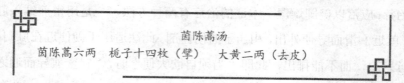

茵陈蒿汤
茵陈蒿六两　栀子十四枚（擘）　大黄二两（去皮）

右三味，以水一斗二升，先煮茵陈，减六升，内二味，煮取三升，去滓，分三服。小便当利，尿如皂荚汁状，色正赤，一宿腹减，黄从小便去也。

本条论阳明湿热发黄的证治。阳明病郁热在里，与湿相合，熏蒸肝胆则发为黄疸。阳明病里热内结，如若发热汗出，热邪得以外泄，则热势可减，气机得通，气化正常，湿有出路者，则不会发黄。若汗不得出或汗出不畅，则热郁于里，气机阻滞，进而气化失司，导致汗更不得出，小便亦不利，使湿无出路，停于体内，与热相合，致湿热内蕴，熏蒸肝胆，胆热液泄而发为黄疸。症见身黄、目黄、小便黄，因证属阳黄，故身黄如橘子色样鲜明。当湿热郁遏蒸腾于上时，则见头部有汗出，至颈而止，身无汗。当热多于湿时，则见渴引水浆。本证的证候表现可与260条互参。治当清热利湿退黄，用茵陈蒿汤。

237条 阳明证，其人善忘者，必有蓄血，所以然者，本有久瘀之血，故令善忘。屎虽硬，大便反易，其色必黑，宜抵当汤下之。（本条论阳明蓄血的证治。蓄血即瘀血，阳明病，里热亢盛，邪热与瘀血相结，瘀热阻滞脉络，气血流行不利。然心主血脉，又主藏神，脑为元神之府，主思维。血脉瘀阻，心脑首当其害，急则可见狂乱、谵语，久则可见健忘、反应迟钝，正如《内经》所说："血并于下，气并于上，乱而喜忘"；热入血脉，可致血热妄行而出血，且瘀血亦可致血不循常道而离经外溢，故可见出血症。然本证瘀热主要在阳明，瘀则日久故见大便色黑（上消化道出血）；阳明病瘀热结于肠胃，本当大便硬结难解，今大便反易者，是因血性濡润，瘀血在肠，与燥屎相混，故"屎虽硬，大便反易"也。阳明蓄血证与太阳蓄血证均有神志异常之症状，由于太阳蓄血证病程较短，病情较急，故见发狂或如狂；而本证病程稍久，故以健忘为主。太阳蓄血证瘀热主要结于下焦，本证主要结于中焦，故太阳蓄血证见下血同时伴有少腹硬满或急结；本证以大便黑硬易出为突出表现。二者主症虽有不同，但病变实质均属瘀热互结于里，故治疗均取活血逐瘀，方用抵当汤。）

238条 阳明病，下之，心中懊憹而烦，胃中有燥屎者，可攻。腹微满，初头硬，后必溏，不可攻之。若有燥屎者，宜大承气汤。

239条 病人不大便五六日，绕脐痛，烦躁，发作有时者，此有燥屎，故使不大便也。

240条 病人烦热，汗出则解又如疟状，日晡所发热者，属阳明也；脉实者，宜下之；脉浮虚者，宜发汗。下之与大承气汤。发汗宜桂枝汤。

241条 大下后，六七日不大便，烦不解，腹满痛者，此有燥屎也。所以然者，本有宿食故也，宜大承气汤。

242条 病人小便不利，大便乍难乍易，时有微热，喘冒不得卧者，有燥屎也宜大承气汤。

以上五条论燥屎的辨证论治。燥屎的形成与邪热结聚肠胃，或邪热与宿食夹杂结于肠胃，或误下导致病邪重新结聚等因素有关。燥屎的主症是不大便，腹痛绕脐，烦躁。其治疗取攻下法，方用大承气汤，然须注意燥屎未成，不可攻下。239条和241条均明确指出了燥屎的主要表现，一是不大便五六日，乃至六七日，大便闭是阳明腑实证的主症之一，乃燥热结聚肠胃，或燥热与宿食相结于肠胃所致；二是腹满痛或绕脐痛，此乃实邪结聚，气机阻滞，腹满痛者，肠胃皆受病，绕脐痛者以肠腑受病为主；三是烦躁不解或发作有时，乃邪热扰及心神及实邪在里，肠胃不和，气阻疼痛等所致。此大便闭，腹痛，烦躁是燥屎证的主症，然燥屎证亦有大便或闭或通者，即242条所云：大便乍难作易"这种下利多称热结旁流，大便稀臭，其量不多。大便虽有暂通之时，但实邪结聚肠胃仍然严重，且气机阻滞，影响肺气之宣肃，故见喘冒，是肠病累及于肺，乃肺与大肠相表里故也；证见微热，是热势不太高，此乃热邪深结

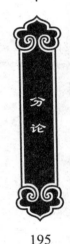

于里，尚未透发于外之象；小便不利亦属中焦气阻，影响下焦肾和膀胱之气化功能所致。本证关键在于实邪结聚肠胃，故治宜攻下，用大承气汤。有燥屎证尚未确定者，不可攻下，如燥化未盛，肠中仍有水湿停留，而出现如 238 条所述，大便"初头硬，后必溏"者，即属此类。其鉴别点是：腹满轻，疼痛轻或无。此外，脉象不实，或其热不潮，或烦躁不明显，或表证未罢等，均不宜攻下。又如 240 条所述，脉实表示实邪结于里，正气不虚，是用大承气汤攻下的适应症。反之，脉不实，表示燥结未成，或正气有亏，均不宜妄用攻下。此条所言脉浮虚，浮为表邪未尽，虚为里实未成，病偏于表，故宜用汗法，不可攻下。燥屎的成因主要有三，一是外感病发展到阳明病阶段，燥热内盛，结聚肠胃，是谓传经而来，或本经自发；二是原有宿食内停于肠胃，与邪热相结而发展形成；三是阳明病经攻下治疗后，病邪未尽，实邪重又结聚，亦可因攻下不当，扰乱肠胃气机、致肠胃运动无力，促使病邪食积等结聚肠胃。

243 条 食谷欲呕，属阳明也吴茱萸汤主之。得汤反剧者，属上焦也。

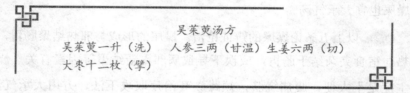

吴茱萸汤方

吴茱萸一升（洗） 人参三两（甘温）生姜六两（切）
大枣十二枚（擘）

右四味，以水七升，煮取二升，去滓，温服七合，日三服

本条论胃气虚寒，食谷欲呕的证治及上焦有热致呕的辨证。"食谷欲呕"病在中焦，故属阳明，然其性质有寒有热，本条治用吴茱萸汤，此方有温胃散寒，益气降逆止呕的功用，故本证当属虚寒。由于胃中虚冷，所进饮食不能熟腐蒸化，反生寒浊，以致胃气上逆，发为呕吐。本证之呕吐物多为痰涎清稀，其气不馊不腐，胃脘隐痛，喜温喜按，舌淡苔白，脉象缓弱，原文云："得汤反剧者，属上焦也。"此种证情有二，一是病变部位较高，近于胃上口，即贲门，或食管，由于邪结气阻，而致进食，甚至进汤水即呕吐；二是上焦及胃有热，而致胃失和降，气逆呕吐。其因热而呕，故吐出物多有酸腐之气，并兼舌红，苔黄，脉弦数或滑数，

如误投吴茱萸汤，是以热治热，则使呕吐增剧。

244 条　太阳病，寸缓，关浮，尺弱，（其人发热汗出，复恶寒，不呕，但心下痞者此以医下故也。如其不下者，病人不恶寒而渴者（在内形成实邪，伤及津液），此转属阳明也。小便数者，大便必硬，不更衣十日，无所苦也；渴欲饮水，少少与之，但以法救之。渴者，宜五苓散。（本条论太阳病向阳明病转化过程中可出现三种寒热不同的变证。本条所述病证初起为太阳中风证，症见发热恶寒汗出，脉见寸缓关浮尺弱，此即浮缓脉之意，盖寸缓即言寸关尺三部皆缓，尺弱是相对浮紧脉而言，即尺脉不显紧而有力。治疗本应解表，如误下，则致病邪内陷入里，而成心下痞，此是痞证的主症，由于表尚未解，故治当先解表，后治痞，此变证之一。如表证未经攻下，而见不恶寒而渴，表示病邪化热入里，此乃自然传变入阳明。传入阳明症见小便数，大便硬，不大便 10 日无所苦，从小便数可知里热不盛，虽有大便硬或闭，但无腹胀满痛等症，也说明热结肠胃不重，而以津液不足，肠胃干燥为主，可用润肠通便法治疗。邪热不重，而津液不足还可表现为口渴，治疗可用养阴生津清热，同时可给于少量饮水，此变证之二。如太阳中风证表证已罢或未罢，但部分病邪入里，影响三焦气化，尤其是膀胱气化失司，导致水气内停，症见小便不利，如水气内停气化失司，致津不上承，可见口渴，治当通阳化气利水，用五苓散，此乃变证之三。本条所论内容重在辨证：一辨表证误下成痞与自然传经入阳明的区别；二辨小便数，大便硬，无腹胀满痛的津亏肠胃的干燥证与邪热结聚肠胃的区别；三辨津伤口渴与停饮津不上承口渴的区别。）

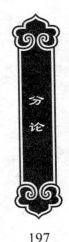

245 条　脉阳微而汗出少者，为自和也；汗出多者，为太过。阳脉实，因发其汗，出多者，亦为太过。太过为阳绝于里，亡津液，大便因硬也。（本条论表证因汗出多少，而有不同转归。盖表证之使用汗法，总以遍身微汗者佳，不可令如水流漓。若发汗如此，自能邪随汗解，脉亦逐渐趋于调匀和缓，故曰："脉阳微而汗出少者，为自和也"；若发汗太多，即令病解，亦为太过，恐正气有伤也。又有脉浮紧之类（阳脉实），固当发汗，若汗出太多，仍为太过，不但其病不除，而且损津液，助长邪热，使病邪入里，内热极盛，如此热盛津伤，病归阳明，则大便因硬也。）

246条 脉浮而芤，浮为阳，芤为阴，浮芤相搏，胃气生热，其阴（一云阳）则绝。（本条承接245条，脉浮为阳气盛，芤为阴血虚，此乃阴液伤，而胃气生热。且津愈伤，则热更炽，热愈炽，则津更伤，故曰"其阳则绝"。本证亦可因肠胃干燥而见大便硬。）

247条 趺阳脉浮而涩，浮则胃气强涩则小便数，浮涩相搏，大便则硬，其脾为约，麻子仁丸主之。

麻子仁丸

麻子仁二升　芍药半斤　枳实半斤（炙）　大黄一斤（去皮）
厚朴一尺（炙，去皮）　杏仁一升（去皮尖、熬、别作脂）

右六味，蜜和丸，如梧桐子大，饮服十丸，日三服，渐加，以知为度。

本条论脾约证的证治。趺阳脉属足阳明胃经，诊之可候胃气的盛衰，其脉浮为阳脉，主胃中有热，即"胃气强"；涩为阴脉，主脾阴不足。胃强脾弱，脾不能为胃行其津液，津液偏渗于膀胱，致使肠道津液减少，故小便数，大便硬，此是传统的解释。从本证的病变性质和临床实际看，本条所论脉象和症状当属外感热病后期阶段，病之初起为阳明腑实证，由于病邪结聚肠胃，趺阳脉可呈沉实之象，经治疗后病邪大部分去除，沉实脉亦去，故曰浮。同时胃气逐渐恢复，故曰强。此即原文"浮则胃气强"之意。由于邪去热退，人体气机逐渐恢复畅通，尤其是三焦气化的恢复，原来小便短赤逐渐恢复正常，故曰小便数，此小便数非指小便过多。另一方面，在外感病热盛期阶段津液受损的情况尚未恢复，机体仍处于阴液亏乏的状态，故脉涩。由于气机流通的恢复较之津液复原来得快，故小便数与脉涩在外感病恢复期的早期阶段可同见。由于津液未复、脾阴亏乏，故肠胃干燥，另方面病邪虽大部分已去，但尚留有余热，由此两方面的原因，致大便干硬，即"浮涩相搏，大便则硬"，此乃脾约证的病理变化实质。治疗当润肠滋液兼清热利气。脾约证的成因，除由阳明腑证而来以外，亦可由阳明经证变化而来，阳明经余热未清，趺阳脉亦可见浮，同时津液未复，肠胃干燥故大便硬。此外，亦可由太阳病变化而来，如原文179条所云，太阳病发汗，或误下，或误利小便可致津液受损，当太阳病表邪大部已去时，发热退，人体气机趋于正常，则小便通，而津液未复，如留有余邪，则易化热入里，转属阳明，加上津伤肠胃干燥，而见大便硬。脾约证属阳明病范畴，但与阳明腑实证不同，其鉴别要点是脾约证虽大便硬或大便难，但无腹胀满痛，无潮热谵语等实热病邪结聚肠胃和里热亢盛的症状，而是以肠胃干燥，无水行舟，为本病之关键，可以有热邪，但甚轻，处于次要地位。阳明腑实证是以热邪亢盛，邪结肠胃为契机，可以有津伤，但非腑实之关键，故脾约证治以润肠滋液通便，而腑实证需攻下实热，只有祛邪才能保津。润肠通便，兼清热利气。麻子仁丸方。麻子仁丸方中有小承气汤的药物组成，即大黄、枳实、厚朴，再加麻仁、杏仁、芍药、白蜜而成。麻子仁润肠滋燥，通便，是为主药。杏仁润肠，又能宣肃肺气，使表里通达，腑气自畅。芍药养阴增液，和里缓急。白蜜润燥通便。以上四味，共奏润肠滋燥通便之功，是本方的主要组成部分。方中佐以大黄、枳实、厚朴，是取清热泻下，行气导滞之功，以清除余热，同时辅助润肠药共起通便作用。本方合和，以蜜和丸，旨在缓行润下。又曰："渐加，以知为度"，可见其病有轻重，人之禀赋有厚薄，进药多少，可审情度势而定，见效即止，不使太过不及。调胃承气汤、小承气汤、大承气汤的基本治法均为攻下实热，用以治疗阳明腑实证。然根据病证、邪热结聚两方面的主次和轻重缓急不同，具体运用中可分为五种同中有异的攻下法。①泻热：以泻下邪热为主，攻积导滞为次，用调胃承气汤；②当下：阳明腑实热结具全，或结聚严重，需泻热、攻积导滞，用大承气汤；③轻下：泻热、攻滞力量较轻，用小承气汤；④缓下：虽有邪结肠胃，但尚不典型，用大承气汤宜缓，需确诊后再用；⑤急下：阳明腑实邪炽伤阴，或传变迅速，大承气汤证主症即使不全具备，亦宜急下。此外，如里实乃瘀血所致，则宜用下瘀血法，用抵当汤。合前共为六种不同的攻下法，是为本节论述的主要内容。

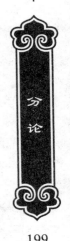

248条　太阳病三日发汗不解，蒸蒸发热者，属胃也，调胃承气汤主之。（本条论太阳病发汗后转属阳明腑实的证治。"太阳病三日，发汗不解，蒸蒸发热"。太阳病发热，其热型表现是发热恶寒，若治疗得法，则汗出热解。若发热不恶寒，反恶热，汗出热不退，此乃阳明病的外证，如原文182条所述，提示病邪已化热入里，本证即属太阳传入阳明，故原文云"属胃也"。蒸蒸发热，乃形容里热亢盛，热气蒸腾，尤其当汗出多时，里热随汗向外蒸腾，则症状更为明显。然汗出虽多，而发热不解，是因邪热深入肠胃，燥结于腑，此时病邪已不可能随汗而解，当治以泄热之法，仲景用调胃承气汤，旨在通腑泻下，以达到除热的目的。）

249条　伤寒吐后，腹胀满者，与调胃承气汤和之则愈。（本条论太阳病吐后转属阳明的证治。"伤寒吐后，腹胀满"，此系病邪不在上焦和胃脘，而是积于肠腑，或病邪在肠胃，而病无上逆之势，若妄用吐法，不但不能祛邪，反生弊端，或促使病邪热化成实，或损伤脾胃阳气，寒湿内停。两者均可见腹胀满，前者属实热证，即本条所述，其腹胀满多为持续不减，不喜按，或按之痛，且伴有里热症，如蒸蒸发热，心烦，甚或谵语，舌红苔黄，脉实或沉实，大便可干结难下，但亦可无大便闭结。后者属虚寒证，其证腹满时减，喜温喜按，并伴有里虚症，如少气乏力，舌淡苔白，脉弱，或濡细迟。《伤寒论》中调胃承气汤证的原文有三条，综合看，其主症是蒸蒸发热，心烦，腹胀满。其病机是里热亢盛伴轻度邪结肠胃。故仲景原文不强调大便闭，临床可见大便如常，或偏干，或大便难，但程度不重。本证当与阳明经证的白虎汤证相鉴别，白虎汤证亦属阳明里热亢盛，但以邪热充斥阳明经为主，无邪热结聚肠胃症，故表现为发热，汗出，口渴，谵语，脉滑等。此为无形邪热充斥全身，热扰心神其证，虽有腹满，但按之软，且无疼痛，乃因热郁气滞所致。）

250条　太阳病，若吐，若下，若发汗后，微烦，小便数，大便因硬者，与小承气汤和之。（数本条论述太阳病误治后，形成小便，大便硬的证治。太阳病或吐，或下，或发汗后，病邪未去，然津液受伤，促使病邪化热入里，热扰心神，则心烦不宁，由于邪热不盛，故烦躁轻，即"微烦"。因其邪热尚轻，故无小便短赤，即原文"小便数"之意。同时还有邪热结子肠腑，亦不严重，故大便硬而尚未闭结。此种既有里热，又有结聚的证候，治当泻热通便，攻积导滞，但由于热和结俱轻，故采用轻下法，用小承气汤和之。）

251条 得病二三日，脉弱，无太阳柴胡证，烦躁，心下硬，至四五日，虽能食，以小承气汤，少少与，微和之，令小安。至六日与小承气汤一升。若不大便六七日，小便少者虽不能食，但初头硬，后必溏，未定成硬，攻之必溏。须小便利，屎定硬，乃可攻之，宜大承气汤。（本条再论大、小承气汤的使用方法及其辨证要点。得病二三日，既无太阳表证，又无少阳柴胡证，而见烦躁，心下硬，且有不大便，从下文"不大便五六日"可推知，此等证候是阳明里实之证。本证的烦躁可因热扰心神，或邪结肠胃所致，不伴有明显的潮热，可见里热不盛。心下硬，提示邪结胃脘，合本证属阳明腑实证，原则上应取攻下法，但有不宜攻下的症状，于是心下硬为禁下证之一，因病邪部位较高，不能强攻；二是脉弱，正气不足，恐不能耐受攻下，故暂时不用下法，须动态观察，若至四五日，病人能食，一方面说明胃气尚可，虽脉弱，但能耐受攻下；另一方面，能食表示邪结已下入肠腑，因邪结在胃一般是不欲进食的。此时，心下硬一症当去，而可以出现轻微腹胀满，大便仍秘，可以用小承气汤"少少与，微和之"，望腑气能通，邪得去。若其效不显者，至六日再与小承气汤。若仍不大便，（即"不大便六七日"），要考虑两种情况，一是病证转为中虚湿停肠胃，原先的热结肠腑未进一步燥化成实，而转为脾胃运化失司，水湿内停，表现为肛门部大便硬结，肠中不全干（初硬后溏），如误用攻下，必然出现大便溏薄。二是热结肠胃证情加重，完全燥化成实，此时当用大承气汤峻下。两者的辨别要点是小便利与不利，因水湿停于内者，小便必然少，而肠胃燥实者，水湿必从小便去，故小便利，但此种现象多见于里热不盛，发热不太高者，否则小便必短赤。至于"不受食"一症两者均可见，因脾胃运化减弱，自然纳食减少；邪结肠胃甚者，亦不欲进食。本条原文似为一病案记录，从得病二三日，至四五日，至六日，到六七

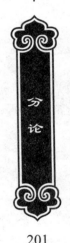

日，四个阶段，根据证情的逐步变化，采取相应的治疗措施，由此可见，对于邪热不重，但以邪结肠胃为主的腑实证，用攻下法尤其是用大承气汤要谨慎，需燥实确已形成，无禁忌症时才可用。倘未确诊之际，或有禁忌症之时，可先用小承气汤试探，以防误攻，伤人正气。）

252条 伤寒六七日，目中不了了，睛不和，无表里证，大便难，身微热者，此为实也，急下之，宜大承气汤。（本条论述阳明燥热劫伤肝肾之阴的证候和治法。"伤寒六七日"，言病程已久；"目中不了了"，谓视物不能清楚明了；"睛不和"，为两目呆滞不能瞬动。肝开窍于目，瞳神为肾精所注，今见此证，可知为肝肾阴精欲竭，目睛失养之重证。见肝肾阴精欲竭，自应寻求其病因，不见大热，大汗，大渴之外证，又不见腹满痛，绕脐痛等里证，只见大便难，身微热，则知此乃阳明燥热深伏之征，故曰"此为实也"。燥热深伏，灼伤肝肾阴精，证颇危笃，故应急下阳明之燥热，以救少阴之真阴，选大承气汤为宜。故程郊倩言"夺实之下可缓，存阴之下不可缓"。）

253条 阳明病，发热汗多者，急下之，宜大承气汤（一云大柴胡汤）。（本条论阳明燥热成实，逼津外脱，宜急下救治。阳明病发热汗多，此乃里热亢盛迫津汗出，汗多伤阴，甚则亡阴损阳，汗多津伤，则燥热愈甚；燥热愈甚，则汗出愈多，势必造成汗出不止，津液耗竭之重证。为遏止燥热亡阴之势，速去其邪为当务之急，故当选用大承气汤釜底抽薪，急下存阴。然发热汗多，是阳明病外证，可以是白虎汤证，也可能是白虎加人参汤证，今用大承气汤者，应有可下之证。本证与白虎加人参证需作鉴别，两者均有发热汗多，但本证可伴有腹微满，大便难或热结旁流之下利，舌红苔黄腻或焦黄、厚腻，脉沉实，或实而数。白虎加人参汤证则以高热，大汗，口烦渴引饮，舌红苔黄，脉洪大为主症。）

254条 发汗不解腹满痛者，急下之，宜大承气汤。（本条论发汗不解，化燥成实之证及急下存阴法。发汗不解，腹满痛，提示病邪迅速从表入里，也许表尚未解，而阳明腑实证已成且重，迅速出现腹满痛，此属邪热结聚肠胃之症。传变迅速的原因有二：一是邪盛，二是正气不足，此时如不速去其邪，则正气愈伤，病情将很快恶化，变端百出，所以急下祛邪，可防止病情的传变。由此可见，取急下之法，多为邪热亢盛，正气有伤，尤其有阴液的耗损，但总以实证为主，正气能够耐受攻下，同时有邪结肠胃等可下症，不必悉具而后下。盖以病情发展迅速，故需当机立断，急下存阴。）

255条 腹满不减，减不足言，当下之，宜大承气汤。（本条论阳明腑实腹满的特征和治法。"腹满不减，减不足言"，示腹满严重，持续不减，即使有所减轻，亦程度极微，不足言减。此属阳明腑实，腑气壅滞，其他热结肠胃症，如腹痛，或按之痛甚，大便秘，舌苔黄厚干燥等症当可并见。至于潮热，心烦等症，条文省言，临证可以伴有，但本证即使热象轻微，由于肠胃实热积聚如此严重，亦属当下之证。如《金匮要略·腹满寒疝宿食病》所言："病者腹满，按之不痛为虚，痛者为实，可下之"。）

256条 阳明少阳合病，必下利；其脉不负者，为顺也；负者，失也；互相克贼，名为负也。脉滑而数者，有宿食也；当下之，宜大承气汤。（本条论阳明少阳合病的顺逆之辨以及宿食化燥成实的证治。"脉滑而数者，有宿食也，当下之，宜大承气汤。"滑数之脉与腑有宿食之症相合。宿食者，可见有腹满，按之痛，大便秘或利而不爽等症，亦当用大承气汤通腑攻下。实证腹满当与虚证腹满鉴别，虚寒之腹满，其症为腹满时减，喜温喜按，如有腹痛，则为隐痛时作时减，舌淡苔白，脉象缓弱。《金匮要略·腹满寒疝宿食病》谓"腹满时减，复如故，此为寒，当与温药"者即是。此外，本条又据脉象来辨析疾病的顺逆。阳明少阳合病下利者，脉不负，为顺。负，为互相克贼，为逆。脉的胜与负、病情的顺与逆，是从五行生克学说的角度来分析的。今以阳明少阳合病为例，阳明胃腑属土，少阳胆腑属木。在生理状况下，木克土，为制约与促进之意，必无病象可言。在病理状况下，木邪克（乘）土，即胆木之邪，加害胃土，是病进一层。如少阳阳明合病下利时，阳明脉实大滑数，而未见少阳之弦紧，此为不负，反映了中土尚旺，木不能乘土，此为顺证。若阳明之脉负，即脉无实大滑数，而以弦紧相见，则为少阳之邪加害阳明，说明胃气不足，病情因之复杂，

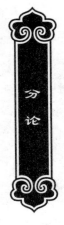

此为逆证，故曰"失也""负也"。其后文曰："脉滑而数者，有宿食也。"是初为少阳阳明合病，然则阳明之脉不负，知胃热较盛，其病归于阳明燥化一途，使燥热与宿食相结，腑气不通，故"当下之，宜大承气汤。"）

257条 病人无表里证发热七八日，虽脉浮数者，可下之。假令已下，脉数不解，合热则消谷喜饥，至六七日不大便者，有瘀血，宜抵当汤。（本条论述阳明病瘀血发热的证治。病人无表里证，此表里，意偏于表，指无表证。发热七八日，脉浮数，此为里热亢盛，充斥内外，气血流行偏旺，故脉见浮数，可以考虑用攻下法，以通腑泻热。若攻下泻热邪不尽去，故脉仍数。本证不属燥屎结聚肠胃，乃胃阳本旺，消灼烦扰，故消谷善饥。考其证当属瘀血内阻，与热邪互结不解，腑气不通而见"至六七日不大便"，尚可伴有腹中硬满疼痛。又因瘀血之新久，而有喜忘或发狂，或发黄。如瘀阻经脉，血不循经，离经外溢，还可见下血或大便色黑，反易等症，如237条所述。本条瘀血未离经，肠腑无所润滑，故见不大便，可用下瘀血法，宜抵当汤。）

258条 若脉数不解，而下不止，必协热便脓血也。（本条承上条论下后的另一变证。攻下之后而脉数不解，则是邪热未减，血分热盛。邪热下迫，灼伤阴络，迫血下行，则脓血杂下，故曰"便脓血"。"协热"，指发热不解，与脓血下利并作。治疗可参酌黄芩汤、白头翁汤等。）

259条 伤寒，发汗已，身目为黄所以然者，以寒湿在里不解故也。以为不可下也，于寒湿中求之。（本条论述寒湿发黄的证治。本证表现为身黄、目黄、尿黄，黄色晦暗，后世称之为阴黄。还可伴有脘腹胀闷，腹满时减，不欲食，苔白腻，脉濡弱等症。本证除有寒湿蕴结于里外，尚有中阳不足的病理变化，从"伤寒发汗已"来看，中阳不足的成因与发汗太过有关，另外，与病人素体脾阳不振，易受寒湿侵犯亦有关。本证的治疗，原文只讲"于寒湿中求之"，后世多以温脾、散寒化湿之方，如理中汤、四逆汤、茵陈五苓散等。）

260条 伤寒七八日，身黄如橘子色，小便不利，腹微满者，茵陈蒿汤主之。（本条论湿热发黄的证治。本证的特征是身目发黄、尿黄，黄色鲜明如橘子色，后世称为阳黄。本证的主要伴有症，结合 236 条可见：发热，口渴引饮，但头汗出身无汗，齐颈而还，小便不利，腹微满或便秘，舌红苔黄腻，脉滑数或濡数。本证由阳明里热不解，热郁于里，气机阻滞，从而影响三焦气化，水液不能从常道排出体外，留而成湿，导致湿热相结。亦可由受湿邪侵犯与热互结，进而影响三焦气化，水液排泄失司，使热之与湿纠缠不解。湿热蕴结中焦导致腑气壅滞，可见腹满，由于本证与阳明热燥结肠之腹满相比，其满尚轻，故称腹微满。本证总属湿热蕴结于里，肝胆疏泄失司，胆汁溢于肌肤所致。治宜茵陈蒿汤，清热利湿退黄。茵陈蒿汤方。茵陈蒿汤是清热利湿退黄的主方。方中茵陈苦泄下降，清利湿热，为治黄疸的主药，配栀子则清泄三焦，湿热从水道而去。配大黄则通导腑气，湿热郁毒从肠道而出。茵陈、栀子、大黄均属苦寒，苦能胜湿，寒能胜热，三药同用清热燥湿力明显增强，同时大小便得通，加速病邪的清除，黄疸随之而退。腹满便秘者方中的大黄宜用生大黄，以取较强的通便泻下作用。方后云"小便当利，尿如皂荚汁状，色正赤"，是全身之黄疸从小便而去，又云"一宿腹减"，可知瘀热得去，则病症随之而减。）

261 条 伤寒身黄发热者，栀子柏皮汤主之。

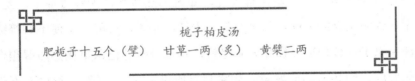

栀子柏皮汤
肥栀子十五个（擘） 甘草一两（炙） 黄檗二两

右三味，以水四升，煮取一升半，去滓，分温再服。

本条论湿热郁蒸三焦以致发黄的证治。本条亦为湿热发黄，原文论述较简，从栀子柏皮汤所用之药来推断证候，则应有两个特点，一是热多于湿，二是湿热内结较轻，因此本证的表现主要是身黄、目黄、尿黄，黄色鲜明，发热，无汗，口渴，小便欠利。文中不见恶寒，知病不在太阳之表；不见腹胀满、便秘、渴引水浆，知病不在阳明之里；此属湿热郁蒸三焦而不能泄越之发黄。治宜栀子柏皮汤，清解里热，除湿

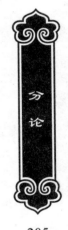
分论

退黄。栀子柏皮汤方。本方由栀子、黄柏、甘草组成。栀子苦寒泻三焦之火而通利小便，解郁热邪气而退黄；黄柏苦寒，善清下焦湿热；甘草甘温和中，以防苦寒伤胃。三药相配，用治湿热蕴于三焦，位于表里之间，黄疸日久不退者，效果较好。方中不配大黄，则通便泻下力小于茵陈蒿汤；不配茵陈，则清热利湿力不如茵陈蒿汤，因此本方的退黄利湿力较弱。

262条 伤寒瘀热在里（寒湿郁里化热），身必发黄，麻黄连翘赤小豆汤主之。

麻黄连翘赤小豆汤

麻黄二两（去节）　连翘根二两　　　　杏仁四十个（去皮尖）
赤小豆一升　　　　大枣十二枚（擘）　生梓白皮一升（切）
生姜二两（切）　　甘草二两（炙）

右八味，以潦水一斗，先煮麻黄再沸，去上沫，内诸药，煮取三升，去滓，分温三服，半日服尽。

本条论湿热发黄兼表证的证治。原文曰"瘀热在里"，点明了本证的性质属实热，故此种发黄亦具有阳黄的特征，即身目发黄、小便黄，色黄鲜明如橘子色。其他伴有症，原文虽没有详细描述，然据方测证，可有两种情况，一是伴有表证，如见发热恶寒，无汗等症；二是伴有湿热弥漫全身的证候，如见发热，无汗，头重，脘闷，小便不利等症。本证多见于发黄初期，往往表未尽解，则部分病邪已入里化热与湿相合，熏蒸肝胆，胆热液泄而发黄，如喻嘉言所说："伤寒之邪，得湿而不行，所以热瘀身中而发黄。"本证发黄，湿热弥漫全身，上、中、下三焦均波及，中焦积滞不明显，故无腑气壅滞之象。治宜麻黄连翘赤小豆汤，清热利湿，兼以解表。本条与 260 条的区别之处主要有二：一是本条可兼表证，260 条纯属里证；二是本条是湿热弥漫三焦，260 条为湿热壅滞中焦为主。解表散邪，清热除湿退黄。麻黄连翘赤小豆汤方。方中麻黄、杏仁、生姜具有发汗、辛散表邪的作用，麻黄、生姜又有散水气的作用，杏仁宣散肺气而通便，有利去邪。连翘、生梓白皮苦寒能清热解毒（梓白皮现多以桑白皮代之），与赤小豆同用可起清热利水除湿之效。甘草、大枣调和诸药，并和脾胃。全方具有清热利湿兼以解表发汗之功能。本方驱湿除通过利大小便外，还取由汗而发，此即《内经》"开鬼门"之法。本方集发汗、利水、通泄于一方，通达表里、上下，除湿退黄，但通腑泄满之力逊于茵陈蒿汤。方用"潦水"煎煮，即取地面流动之雨水，是取其味薄不助湿气之意。

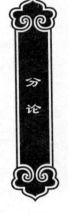

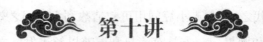

第十讲

辨少阳病脉证并治

少阳病的主要的特点是阳气不足，枢机不利。

263条 少阳之为病，口苦、咽干、目眩也。（本条论少阳病提纲。少阳病以其主要症状：口苦、咽干、目眩为提纲。目眩，即病人自觉眼前发黑、发花，又常与头昏并见，故为头昏目眩。太阳主表，阳明主里，而少阳病位较为特殊，既不在太阳之表，亦未入阳明之里，而在表里之间，故称少阳病为半表半里证。少阳病提纲证的病因病机是邪在少阳，胆火上炎，枢机不利。少阳包括手少阳三焦、足少阳胆，并分别与手厥阴心包，足厥阴肝为表里。手少阳之脉，布膻中，散络心包，下膈循属三焦。三焦主决渎而通调水道，故名"中渎之腑"，又为水火气机运行的道路。足少阳之脉，起于目锐眦，上头角，下耳后，至肩，入缺盆，下胸贯膈，络肝属胆，行人身之侧。胆附于肝，藏精汁而主疏泄，故名"中精之腑"。胆腑清和，则肝气条达，脾胃自无贼邪之患。又《伤寒》注家据《素问·阴阳离合论篇》等，提出"少阳为枢"之说。如前所述，少阳证为半表半里证，而少阳之生理功能，与厥阴（为表里）功能密切相关，因而用"少阳为枢"理论，解释少阳病，确有一定的指导意义。病至少阳，既可见于外感病由表入里的过渡阶段，属传经病证；又可见于外邪直犯少阳或病邪由阴转出少阳之时。然少阳为病，胆火郁结，胆热之气上溢于口，则口苦；胆热灼伤津液则咽干；胆热上扰，清窍不利则头昏眼花而目眩。太阳篇第96条小柴胡汤证往来寒热，胸胁苦满，嘿嘿不欲饮食，心烦喜呕，亦为少阳病主证，应与本条之口苦、咽干、目眩相互补充，而称为小柴胡汤八证。不过前者重在传经之邪，证候以全身反应为主；后者重在胆火上炎，故以口苦、咽干、目眩标示之。临证宜活看，既可偏此偏彼，亦可同时出现。）

264条 少阳中风，两耳无所闻，目赤，胸中满而烦者，不可吐下，

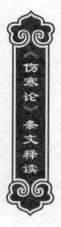

吐下则悸而惊。（本条论少阳中风证及治禁。本条论述两个内容：一是少阳中风证；二是少阳中风证治禁。少阳中风是指少阳感受风邪。风性为阳，而少阳主火，故少阳中风着重表现出风火炽盛、循经上扰证候。故见口苦，咽干，目眩，两耳无所闻，目赤，胸中满而烦等。足少阳之脉起于目锐眦，上头角，下耳后，入耳中，其支者入缺盆下胸中，贯膈，属胆……。手少阳三焦之脉，布膻中，散络心包，下膈，循属三焦。少阳中风，风火循经上扰空窍则两耳无所闻，目赤；邪阻少阳经脉，枢机不利则胸中满而烦。可见本条病证是无形之风火阻扰少阳经脉，而非有形实邪为患。就其治法而言，少阳中风只宜清热疏达，祛风散邪，绝不可用吐下之法。若误用吐下，耗气伤津，不但风火不去，而反助其深入，致心神失养，故心悸不安，惊惕等。本条通过论述少阳中风误用吐下发生变证，用反证法说明少阳中风禁用吐下。应该注意的是：病在少阳胆火上炎，必以和解枢机、清降胆火为法，不惟汗、下二法当禁，其他治法，亦属禁忌，不可不知也。）

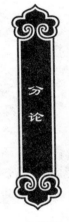

265条　伤寒，脉弦细，头痛发热者，属少阳。少阳不可发汗，发汗则谵语，此属胃。胃和则愈，胃不和，烦而悸。（本条补述少阳病脉证，指出少阳禁汗及误汗后的变证。"伤寒，脉弦细，头痛发热者属少阳"。说明本条少阳病是因外邪侵犯少阳，并从少阳之气化热形成。脉弦细为少阳主脉。胆火上扰，清窍不利故头痛发热。但若仅凭头痛发热，不足以辨为少阳病。因为三阳病证都可以出现头痛发热，这就应从病因、病机、病位、脉证等加以辨析。例如：太阳病，其脉浮，而头痛多在枕后，即头项强痛之类，并伴见发热恶寒。乃外感风寒，太阳经气不利，邪正相争于太阳之表所致；阳明病，其脉洪大，而头痛多在前额，伴有面垢目赤，发热不恶寒，反恶热等。由阳明燥热亢盛，邪气充斥表里上下而成；少阳病，其脉弦细，而头痛多在两侧，其发热多呈往来寒热之象。此少阳胆火上炎，枢机不利，邪正纷争于半表半里使然，故不可发汗。发汗则助长热势，更伤津液，促使邪气内传阳明，化燥成实而浊热之邪上攻心神，多有谵语征象。治当泄热攻实，以顺承胃气，胃气得和，谵语自止。

反之，若不急投清下之剂，阳明燥热不去，胃气不和，则热甚津伤更重，进而耗伤阴血，邪盛正虚，心神失养，故见心烦而悸动不安。可知"烦而悸"是邪扰正虚之象。本条"烦而悸"与上条"悸而惊"，粗看似乎总属风火扰乱心神，然仔细推敲，其病机各异。盖"烦而悸"者，为风火之邪内传阳明，故曰"此属胃，胃不和，烦而悸"，其"烦而悸"必与胃实并见；上条"悸而惊"者，乃少阳风火亢炎，阴液重伤。胆与肝主风木，同气相求，故惊者，是胆授病于肝也；悸者，是胆热扰心，母病及子也。）

266条 本太阳病，不解，转入少阳者，胁下硬满，干呕不能食者，往来寒热，尚未吐下，脉弦紧者，与小柴胡汤。

小柴胡汤方

| 柴胡八两 | 黄芩三两 | 人参三两 | 半夏半升（洗） |
| 甘草三两（炙） | 生姜三两（切） | 大枣十二枚（擘） | |

右七味，以水一斗二升，煮取六升，去滓，再煎，取三升，温服一升，日三服。

若胸中烦而不呕者，去半夏、人参，加栝蒌实一枚。若渴者，去半夏，加人参合前成四两半，栝蒌根四两。若腹中痛者，去黄芩，加芍药三两。若胁下痞硬，去大枣，加牡蛎四两。若心下悸、小便不利者，去黄芩，加茯苓四两。若不渴、外有微热者，去人参，加桂枝三两，温覆微汗愈。若咳者，去人参、大枣、生姜，加五味子半升，干姜二两。

本条论太阳病不解，邪传少阳的证治。太阳病，或因贻误病机，或因病情发展，导致太阳之邪转入少阳，从气化火，出现"胁下硬满，干呕不能食，往来寒热，脉沉紧"等，其病机为邪犯少阳，枢机不利，郁滞较甚，正邪相争。胁下硬满即胸胁苦满之甚者；干呕不能食与心烦喜呕、默默不欲饮食同义，乃木邪克害中土所致；往来寒热是典型的少阳热象，乃正邪相争之结果。唯脉沉紧，似乎与少阳病之脉弦细大异。此处脉沉紧是与太阳病脉浮紧对举，即脉不浮，相对之下，可谓之沉；弦脉之甚者，类似紧，故曰"沉紧"。此言脉象变化，而测知邪离太阳，而转入少阳。脉证合参，是病在少阳无疑。上述病情，若未经吐下者，知正气尚且不虚，故用小柴胡汤和解少阳，疏达气机则愈。

267条　若已吐、下、发汗、温针，谵语，柴胡汤证罢者，此为坏病。知犯何逆，以法治之。（本条论小柴胡汤证误治变为坏病的治则。少阳病证若误用吐、下、发汗、温针等法，使"柴胡汤证罢"，而见谵语者，是其邪始于少阳，而终为坏病。谵语由热盛神昏所致，多属阳明，但此处谵语则非阳明胃实。若少阳转系阳明腑实而见谵语。属少阳阳明之列，必伴阳明胃实之征，不得称为坏病。265条"发汗则谵语，此属胃，胃和则愈"，亦可佐证。究其机理，盖由误治使阴液耗伤，阴阳逆乱，病证严重而复杂，难以六经病正其名者，方为坏病。由此可见、本条谵语，仅是举例之言，并非坏病只有谵语一症。鉴于坏病阴阳逆乱，病机复杂，证候多变，难以一一列出具体治法，因而概括地说"知犯何逆，以法治之"，意在凭脉辨证，审证求因，审因论治。）

268条　三阳合病，脉浮大，上关上，但欲眠睡，目合则汗。（本条论以少阳病证为主的三阳合病脉证。三阳合病，指太阳、阳明、少阳同病。"脉浮大，上关上"者，浮为太阳之脉，大为阳明之脉，故脉浮大者，是太阳与阳明同病之脉。上关上者，言脉势有余，长直有力，与少阳之弦脉同矣。可见脉浮大，上关上，为三阳合病之脉。从症状看，"但欲眠睡"，是三阳合病，热邪嚣张，神昏耗气所致。此与少阴病因阳虚阴盛而"脉微细，但欲寐"，其寒热虚实判然有别，故不可混淆。目合则汗者，盗汗之属。三阳合病何以目合则汗？盖以入寐则阳入于阴，表阳稍减，里热转盛，蒸迫津液外泄，故有斯症。本条与阳明篇219条同为"三阳合病"，前者则曰"腹满身重，难以转侧，口不仁，面垢，谵语遗尿"是病情较重可知。而本条只曰"脉浮大，上关上，但欲眠睡，目合则汗"，是病情较轻可知。）

269条　伤寒六七日，无大热，其人燥烦者，此为阳去入阴故也。（本条辨表邪传里证。"伤寒六七日"既有向愈的可能，亦有传变的可能，若其人正气较旺，正胜邪却，则可向愈；若其人正气不足，或感邪太重，

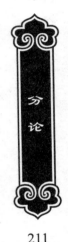

则可发生传变，便是病邪由表入里。总之，"伤寒六七日"传变与否，临床必须以脉证为依据，而不能以日数为依据。本条在伤寒六七日之后曰："无大热，其人躁烦"，这就是表邪入里。无大热，指表无大热，意为太阳证候不显。躁烦，多为病邪内陷，心神被扰所致。然则六经皆有烦躁或躁烦，或在少阳，或在阳明，或入三阴，仅凭躁烦二字，尚难确定，仍须辨析全部脉证。方可作出准确判断。如躁烦伴见脉弦细发热，或口苦、咽干、目眩之类，是邪传少阳之象；如伴见不恶寒反恶热、口渴、汗出等，是邪传阳明无疑；若伴见三阴虚寒证候，便是邪入三阴。凡此，皆阳去入阴之谓也。)

270条 伤寒三日，三阳为尽，三阴当受邪，其人反能食而不呕，此为三阴不受邪也。(本条辨少阳病不传三阴证。"伤寒三日"是仲景据《素问·热论》：一日巨阳、二日阳明、三日少阳之说，而假定之期。若依此而言，伤寒三日，则是病邪将离少阳、而将入三阴之期。如此假设在前，而实际辨论在后，此即《伤寒论》源于《素问·热论》而高于《热论》之一证也。因为病传三阴，其证候应不能食而呕。例如太阴病为"腹满而吐，食不下"；少阴病为"欲吐不吐"；厥阴病为"气上撞心，心中疼热，饥不欲食，食则吐蛔"等。但本条指出"能食而不呕"，说明胃气尚和，阳气未虚，故断为"三阴不受邪"。)

271条 伤寒三日，少阳脉小者，欲已也。(本条辨少阳病欲愈的脉象。伤寒三日，正如上条所述，是假设之词，至于是否发生传变，前二条重在辨证，本条重在辨脉。少阳以脉弦细为主，若见脉小而不弦，既非少阳之脉，又无少阳之证，可知是邪气已衰、病情欲解之兆，《素问·离合真邪论》："大则邪至小则平"，与此相符。反之，若其脉虽小，而少阳证不变，或反见加重，必非欲解之象。)

272条 少阳病欲解时，从寅至辰上。(本条辩少阳病欲解的有利时辰。寅、卯、辰即3时至9时。卯时是日出阳升之时。少阳属木，其气通于春，春建于寅，一日之中，少阳亦建于寅，犹一年之春也，是阳气生发之始。少阳病为枢机不运，胆火内郁之证，必欲木气条达，枢机运转，胆火疏泄，方可病愈，由是观之，则寅到辰，正是自然界阳气升发，万物清和之时，其利自不待言，故被郁之胆火易于透达，失运之枢机自能运转，三焦因之通畅，故为少阳病欲解时。）

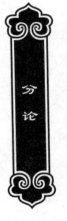

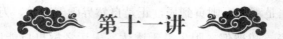

第十一讲

太阴病脉症并治

三阴病主要是因为阳气不足，用阴液来调节，其实阴液相对来说也是不足的。太阴病是三阴病中的开机不利。是精气不能进来和化。

273条 太阴之为病，腹满而吐食不下，自利益甚，时腹自痛。若下之，必胸下结硬。（本条论述太阴病提纲及治禁。本条反映了太阴脾阳虚衰、寒湿内盛的基本病机，故作为提纲。邪入太阴，无论是直中或传经，都标志着人体正气的衰退，但它只是三阴病的开始阶段。在三阴病中，相对而言，又是比较轻浅的病证。太阴病的成因，凡传经而成者，多因病在三阳之时，治疗不当，损伤脾阳，里气虚弱，邪气乘虚内陷太阴；直中太阴者，或因平素脾阳不足而感受寒湿，或因寒湿太重直犯脾阳而成。然总属中焦虚寒性质。足太阴脾属湿土,位居中宫,为阴中之阴,职司运化。病则脾阳虚衰，寒湿内盛。其基本证候为"腹满而吐，食不下，自利益甚，时腹自痛。"其腹满乃由脾阳不足，健运失职，寒湿不化而成。脾与胃同居中焦，而为表里，今寒湿困脾，脾气不运则必然升降失职，胃气不降，则呕吐；脾气不升，寒湿下注，故见下利；寒湿中阻，阳气无以温养筋脉，以致筋脉收引，故有腹痛。时腹自痛者谓腹痛时作时止，乃太阴腹痛之一般特征。论其治法，则非温中健脾莫属。若误以腹痛为实，而妄行攻下，则脾阳更伤，寒气凝结于内，致胃脘痞结胀硬，故言"必胸下结硬"。此症为太阴虚寒误用下法所致变证，而非太阴病之本证。说明太阴病禁用下法。有鉴于此，对太阴病的腹满痛，须与阳明的腹满痛鉴别，才不致误治。由于脾胃为表里，一主湿，一主燥，在生理情况下，两者互济，共同维持人体的燥湿平衡。在病理状态时，或湿化太过，燥化不及；或燥化太过，湿化不及，都会因燥湿的平衡关系失调而发生疾病。前者发为太阴病，后者则发为阳明病，两者是性质截然相反的病证，故不可不

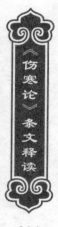

辨。例如，两者都有腹满痛，但太阴病腹满痛，其证属虚，特点是腹满痛时减复如故，且喜温喜按，并有吐利见证，口不渴，舌苔白滑或白腻，脉缓弱等；而阳明腹满痛，其证为满痛不减，减不足言，痛而拒按，大便闭结。舌苔黄燥或老黄，甚或焦黑起芒刺，脉多沉实。）

274 条 太阴中风，四肢烦疼，脉阳微阴涩而长者，为欲愈。（本条论述太阴中风欲愈的脉证。但凡邪入太阴，无论是传经或直中，虽然是以脾阳虚衰、寒湿内盛为主要病机，但对少阴病或厥阴病而言，尚属比较轻浅的病证。本条讨论太阴中风，换言之，太阴感受风邪，出现一定的表证，如"四肢烦疼"等，由本条讨论"欲愈"的情况来看，本条当以表证为主，太阴阳虚证象不明显，否则当有腹满吐利等，亦难以谓其欲愈。然则必竟太阴本虚，抗病力不强，邪正相争不激烈，故一般无发热恶风寒之象。虽然如此，但四肢烦疼。仍是太阴中风，邪正相争的表现，又以脾主四肢故也。其脉浮取而微，是风邪不盛；沉取而涩，知中焦不足，若阳微阴涩之脉，转化为和缓而长，是邪气欲退、正气来复之象，故主病欲愈。）

275 条 太阴病，欲解时，从亥至丑上。（本条论述了太阴病欲解的有利时辰。亥至丑，即 21 时至次日 3 时。子时正值夜半，为阴极阳气萌生之时。太阴病为至阴之脏，若阳虚寒盛者，此时未必欲愈，反之，得此阴消阳长之时，自有寒退阳复之机，故为太阴病欲解时。）

276 条 太阴病，脉浮者，可发汗，宜桂枝汤。（本条论述太阴病兼表证的治法。本条举脉略证，言太阴病，脉浮者，当有四肢烦疼等。太阴病，以脉弱为主，此处脉浮而不弱，更无自利，腹满痛，呕吐诸证，可见虽曰太阴，但虚寒不甚，里证不显，且脉浮大是病势向外，以表证为主，治宜解表为先。解表宜汗，然此证又不可过汗，故不用麻黄汤，即如"病人有寒，复发汗，胃中冷，必吐蛔"之例。选用桂枝汤者，外能调和营卫，解肌祛风，内能调和脾胃，以助营卫生化之源，是寓汗于和法之中。还须明确，此为太阴病的权变治法，而非主法，其主法乃温中健脾也。若里虚较甚，则当先温其里，乃攻其表；若表里同治，偏重于里，如桂枝人参汤法，则属太阴病活法。如此反复推求，则太阴治法备矣。）

277条　自利不渴者，属太阴，以其脏有寒故也，当温之，宜服四逆辈。（本条论太阴虚寒证辨证要点、病机、治则。本条较全面地论述了太阴虚寒下利的辨证要点、病机、治则和方药，虽然文字不多，有画龙点睛之妙。下利一症，六经病证皆有，但各有不同的病机和证候。就太阴下利而言，其病机是"以其脏有寒故也"。即是脾阳虚寒，湿困中焦，升降失司，清阳不升，寒湿下注而下利。故"自利不渴"，足以区别于下利、渴欲饮水之热利。此乃太阴下利之常，然亦有太阴阳虚，水湿不化，津液输布失调，不能上承者，亦见渴象，则是其变。这种口渴，须与热利口渴仔细鉴别，若能望闻问切四诊合参，则鉴别不难。太阴病属于里虚寒证，据"寒者温之"、"虚者补之"的原则，应以温中散寒、健脾燥湿为治。而在遣方用药方面，应根据病情的轻重不同，使用不同的处方。若属太阴病，当以理中丸（汤）为代表方；若虚寒较重，由脾及肾者，四逆汤类亦可酌用。量其轻重，总括而言：宜四逆辈。辈，类也，指理中、四逆汤一类方剂。）

278条　伤寒，脉浮而缓，手足自温者，系在太阴；太阴当身发黄，若小便自利者，不能发黄；至七八日，虽暴烦，下利日十余行，必自止，以脾家实，腐秽当去故也。（本文辨太阴病寒湿发黄及脾阳恢复的临床表现及其机理。伤寒之脉由浮紧变为浮缓，是表寒已解之象。"脉浮而缓，手足自温"是太阴病发热的辨证要点。盖以病在三阳，其发热为全身及手足俱热；病在三阴，一般不发热，且多伴手足冷，以真阳虚衰故也。然则太阴病阳虚较轻，有一定的抗邪能力，虽不能引起发热，而可表现为手足温，以脾主四肢，阳气尚能布于手足故也。由此可见，脉缓为太阴主脉之一，而兼浮则是感邪所致，此处脉浮缓颇似太阳中风之脉，但本证无发热恶风寒，头身疼痛，则区别明显。是以本条脉浮而缓手足自温者，其病已关乎太阴。上述脉证是病涉太阴，而不全在太阴，其进退出入未定，故在本条以举例方式，说明其转归：若小便自利者，是脾气尚能运化，湿邪有下泄之路，则不会湿郁发黄；反之，若脾虚不运，必小便不利，则湿无出路，可导致湿郁发黄。因此，小便之利与不利，是其辨证要点。其另一类转归是，至七八日，若脾阳恢复，正邪相争时，病人会突然感觉心烦，继之下利，甚至"日十余行"，但其后必能停止，这是病证向愈的佳兆。因为只有脾气充实，运化复常，则肠中的腐秽无所停留。"暴烦下利日十余行"，看似病情加重，其实是正气恢复的反应。临床上，在治疗脾虚腹胀食少证时使用健脾燥湿法治疗过程中，出现心烦腹泻、继而病愈之例，并不鲜见。但这种向愈的转归在一般临床病案少有提及，实为仲景丰富临床经验的写照。另外，本条"暴烦下利"，应与少阴阳衰阴盛的下利烦躁严格鉴别，此证暴烦下利，而手足自温，虽下利日十数行，而必自止；彼证下利烦躁，必四肢厥逆，不能自止，须回阳救逆，方可能挽回。本条与阳明病篇 187 条自"伤寒脉浮而缓"至"至七八日"内容完全相同。本条继之论述太阴病脾阳恢复的症状及自愈的转归；187 条则论述太阴阳复而燥化太过，病证由阴转阳，由虚转实，因而大便硬结，宜彼此参阅。）

279 条 本太阴病，医反下之，因而腹满时痛者，属太阴也，桂枝加芍药汤主之；大实痛者桂枝加大黄汤主之。

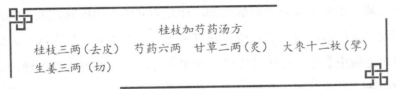

桂枝加芍药汤方

桂枝三两（去皮）　芍药六两　甘草二两（炙）　大枣十二枚（擘）
生姜三两（切）

右五味，以水七升，煮取三升，去滓，温分三服。本云桂枝汤，今加芍药。

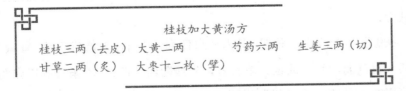

桂枝加大黄汤方

桂枝三两（去皮）　大黄二两　　芍药六两　生姜三两（切）
甘草二两（炙）　大枣十二枚（擘）

右六味，以水七升，煮取三升，去滓，温服一升，日三服。

本条论辨太阳病误下致邪陷太阴的证治。本条辨太阳病误下后，导致邪陷太阴的两种转归及证治。邪在太阳之表，当以汗解之。若医者失察，反用下法，是属误治，易致病邪内陷，陷入太阴则脾伤气滞络瘀，随病邪轻重，或体质不同，而呈现两种证候，其一腹满时痛者，桂枝加芍药汤主之。以方测证，此条之病机是邪陷太阴，脉络不和，筋脉拘急，而非脾阳虚损，故未见吐利、食不下及腹满痛等证。由于脾家气滞，络脉瘀阻，故曰属太阴也。因其脾阳无明显虚损，则有阳通之机。当其通时，疼痛自减；当其不通时，则腹痛时作，因之曰：腹满时痛。法当通阳和络，缓急止痛，方宜桂枝加芍药汤。其二，若气滞络瘀较重，而见"大实痛"者，即腹部持续而严重的胀满疼痛，则不仅是气血不和，且有阳明之实，证见腹部胀满疼痛拒按，大便不通。此为太阴阳明同病，故此时当通阳和络，缓急止痛，兼以泻实除满，方用桂枝加大黄汤。此证的腹满痛是属脾气不和，气滞络瘀兼挟积滞的虚中挟实证，故与阳明实证的单纯燥热邪气盛实不同。此证大实痛，并无燥热津伤之象，彼证腹满硬痛，燥热津伤显著，以此为辨。通阳益脾，调和气血，缓急止痛——桂枝加芍药汤方，大实痛者，佐以通滞泻实——桂枝加大黄汤方，桂枝加芍药汤即桂枝汤倍用芍药。以桂枝汤和脾通阳，倍用芍药以益阴和血，缓急止痛。本方并非表里双解之剂，而是为邪陷太阴经脉，太阴气血不和而设。此证若向虚转化，致使脾气不足，化源不充，气血两虚，经脉失养而见腹中急痛，心中悸而烦，脉来无力，则当在方中加饴糖，此即小建中汤，温中补虚，和里缓急；此证若向实转化，致使气滞血瘀，腐秽不运，壅滞停积，而见大实痛，此即阴实之证，则当在方中加大黄，亦即桂枝加大黄汤，调气活血，行积导滞。虚实之变，随证治之之意尽在其中。

280条 太阴为病，脉弱，其人续自便利，设当行大黄芍药者，宜减之，以其人胃气弱，易动故也。下利者，先煎芍药三沸。（本条辨脾胃虚弱证须慎用寒凉药物。本条举脉说明脾胃虚弱，慎用寒凉攻下药物。太阴病脉弱，是脾胃虚弱之象。即使暂时出现便秘，也是由于脾虚气弱，传送无力所致。因清阳不升，其后必续自腹泻，故曰"其人续自便利"，切不可因腹满时痛，误作邪实，而使用大黄、白芍等,更伤中焦。假设病情尚兼实邪，有不得不用者，亦须谨慎。因为脾胃本虚，宜减量行之，时时顾护后天之本。故仲景警示曰："以其人胃气弱，易动故也。"）

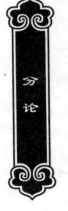

分
论

219

辨少阴病脉证并治

少阴病是阴阳不足时，转枢功能不利。

281 条 少阴之为病，脉微细，但欲寐也。（本条论少阴病（寒化证）脉证提纲。本条虽被视为少阴病提纲，但并不能统赅少阴病所有证型，只是少阴病阳虚阴盛寒化证的提纲。因少阴属心肾两脏，心主血，属火；肾藏精，主水。病则多心肾两虚。一般来说，阳气衰微，无力鼓动血行则脉微；阴血虚少，脉道不充则脉细，脉微细主气血两虚。但此脉微细并提，重点在于脉微，因为微脉的形状必细，王叔和在《脉经·脉形状指下秘诀》中指出："微脉极细而软，若有若无。"细脉主阴血虚少，不一定兼微，微脉主阳气虚，而其形必细，因此，脉微细是心肾阳虚的本质反映。但欲寐，非真能入寐，而是病人精神萎靡不振、所呈现的似睡非睡的状态。《素问·生气通天论》云："阳气者，精则养神。"心肾阳虚，阳气不振，阴寒内盛，神失所养，所以神疲而但欲寐。同时，少阴病确以心肾阳虚为多见。因此，列于首条作为少阴病的审证提纲，而对于少阴寒化证来说实寓有"见微知著"的积极意义。）

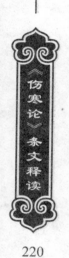

282 条 少阴病，欲吐不吐，心烦，但欲寐，五六日自利而渴者，属少阴也。虚故引水自救。若小便色白者，少阴病形悉具。小便白者，以下焦虚，有寒，不能制水，故令色白也。（本条论少阴病（寒化证）的辨证要点。本条是继"脉微细，但欲寐"之后补充论述少阴阳虚寒化证的辨证要点。少阴阳虚阴盛，下焦阳气衰微，寒邪上逆，使胃气失于和降，故欲吐，然由于肠胃空虚，胃中无物，所以虽欲吐而复不能吐；阴寒盛于下，则虚阳易于上扰，且虚阳与寒邪相争，故心烦，然少阴阳虚已甚，神疲不支，终难胜邪，所以心虽烦而仍但欲寐，诚《伤寒论译释》所说："但欲寐是少阴虚寒主要症状之一，和心烦并见，更证明这种心烦是属少阴虚寒，而非邪热内扰，心虽烦而仍但欲寐，则阳衰神疲可知。"既属少阴虚寒，其治便当温阳祛寒，若辨证不清，或被"欲吐不吐，心烦"所惑，而迟疑失治，及至五六日，则阳虚阴盛更甚，火不暖土，脾失升运，因而发生自利，阳衰不能蒸化津液，津不上承，故而口渴，此之口渴，必渴喜热饮，饮量亦必不多，所谓"虚故引水自救"，就是具体的说明，此为少阴下利的特点，故云"属少阴"。277条"自利不渴者，属太阴"，本条的"自利而渴者，属少阴"，可见下利一证是太、少二阴所同，其辨证要点在于口渴与否。太阴属脾家寒湿，所以自利不渴；少阴属下焦阳虚，不能蒸化津液上承，所以自利而渴。另外，此与阳经实热证的口渴下利，亦须进行鉴别，大凡阳证下利，利必臭秽，肛门灼热，苔必黄垢，且必伴身热脉数等脉证；而少阴阳虚的下利口渴，利必清稀溏泄，或完谷不化，苔白润，且必伴恶寒脉微等脉证。从辨证上来说，仅据欲吐不吐、心烦、自利而渴等证，即诊为阳虚寒盛，尚嫌依据不足，故仲景特补出"若小便色白者，少阴病形悉具"。这就是说，只有小便色白清长，才可完全排除属热的可能，从而确诊为阳虚寒盛，即所谓"少阴病形悉具"。"小便白者，以下焦虚有寒，不能制水，故令色白也。"正是对下焦阳虚阴盛而小便色白的机理阐述。所以，"小便色白"对确诊少阴阳虚寒化证有着重要的辨证意义。）

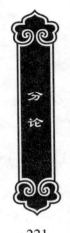

283条 病人脉阴阳俱紧，反汗出者，亡阳也，此属少阴，法当咽痛而复吐利。（本条辨少阴亡阳的脉证。脉阴阳俱紧，即寸、关、尺三部俱紧，紧脉见于少阴，当为沉紧，沉主里而紧主寒，表明少阴里寒偏盛。但里寒证不应有汗，仲景早有明训，谓"阴不得有汗"(148)，而今反有汗出者，是少阴阴寒太盛，逼迫虚阳外亡的征象，即所谓"亡阳也"。少阴阴盛亡阳何以"法当咽痛而复吐利"？因少阴脉循喉咙，虚阳循经上越，郁于咽嗌，故有咽痛之证，但这种咽痛由于阴寒极盛而虚阳上浮所致，多不红不肿，和实证之咽痛完全不同。阴寒内盛，中阳不守，阴寒上逆则吐，阴寒下注则利。本条仲景未出方治，《伤寒论译释》认为："少阴病既吐且利，阴寒已盛，若再见咽痛汗出，亡阳之变即在顷刻，此时应急投大剂姜附以回阳固脱，若因循失治，那是非常危险的。""本证至暴且急，治法当从通脉四逆汤、白通汤中求之，以急救回阳"亦有谓"少阴病阳虚阴盛，且见亡阳之变，自宜用四逆汤一类方剂以回阳救逆。"凡此皆可供参考。脉阴阳俱紧，有太阳和少阴之别。太阳伤寒，脉阴阳俱紧，是浮而紧，且必伴有发热恶寒、无汗、头痛等证，得汗出则邪可外解；少阴阳虚寒盛，脉阴阳俱紧，是沉而紧，当有恶寒、吐利等证，汗出则为阳气外亡的征象。临床上应详于辨证，"此属少阴"就是示人不得误认为太阳病。）

284条 少阴病，咳而下利。谵语者，被火气劫故也，小便必难，以强责少阴汗也。（本条论少阴病被火劫伤阴的变证。"少阴病，咳而下利"，既可见于阴盛阳虚兼水气证，又可见于阴虚有热兼水气证。见于阴盛阳虚兼水气证，治当温阳利水，宜用真武汤，（316 条）"少阴病，二三日不已，腹痛，小便不利，四肢沉重疼痛，自下利者，此为有水气。其人或咳，或小便利，或下利，或呕者，真武汤主之。"见于阴虚有热兼水气证，治当清热滋阴利水，宜用猪苓汤，（319条）"少阴病，下利六七日，咳而呕渴，心烦不得眠者，猪苓汤主之。"然而，无论是阴盛阳虚还是阴虚有热，其治疗都不可发汗，今反用火法，强发其汗，劫伤津液，津伤胃燥，火热之邪内扰心神，则见谵语；发汗更伤少阴阴液，肾阴伤则化源不继，故"小便必难"。"被火气劫故也"和"以强责少阴汗也"就是对"谵语"、"小便必难"病因病机的分析叙述。）

285条 少阴病，脉细沉数，病为在里，不可发汗。（本条论少阴里证，禁用发汗。本条"不可发汗"的着眼点在"病为在里"，因为汗法是治疗表证的大法，《素问·阴阳应象大论》曰："其在皮者，汗而发之"，就是对汗法适应证的具体阐述。因此，"病为在里"就非汗法之所宜，不当用而用之，极易导致疾病的传变，故仲景特申禁例，曰"病为在里，不可发汗"。既言"少阴病"，其脉当沉，无问其细、数、微、迟，"病为在里"是无可置疑的，所以当禁用汗法治疗。至于（301条）"少阴病，始得之，反发热，脉沉者，麻黄细辛附子汤主之。"（302条）"少阴病，得之二三日，

《伤寒论》条文释读

麻黄附子甘草汤微发汗，以二三日无证，故微发汗也。"，虽亦属少阴病使用汗法之例，但其为少阴病兼表，且少阴里虚寒尚不严重，论中所谓"无证"即无里证。然少阴病虽有寒化、热化之分，但均属里证，其禁汗则一也。)

286 条　少阴病，脉微，不可发汗，亡阳故也。阳已虚，尺脉弱涩者，复不可下之。(本条论少阴病汗、下禁例。上条以"少阴病，脉细沉数，病为在里，不可发汗"，立禁汗之例，本条则除论禁汗，更论禁下。从文字上看，似是阳虚禁汗、阴血虚禁下，实为互文见义之文法，决不意味阳虚可下、阴血虚可汗，汗、下为攻邪之法，少阴之病，无论阳虚、阴虚，汗、下皆不可用。"少阴病，脉微"，为阳气虚，若误用发汗，则有大汗亡阳之虞，故曰"不可发汗"，"亡阳故也"则是对"不可发汗"原因的补充说明。"阳已虚"是承前"脉微"而言。尺脉弱涩，为阴血不足。阳已虚，复见尺脉弱涩，则为阴阳两虚，虽有便秘之证，亦当禁用下法，误下则有虚虚之虞。)

287 条　少阴病，脉紧，至七八日，自下利，脉暴微，手足反温，脉紧反去者，为欲解也。虽烦，下利必自愈。(本条辩少阴病阳复阴退自愈的脉证。本条病势向愈的机转，与 278 条太阴病暴烦下利为脾家实的机转相同。"少阴病，脉紧"，其病机当然是里寒盛，病至七八日，证见自下利，且脉象突然微弱无力，此时是吉是凶？当据证而辨。若自利无度，手足逆冷，自汗蜷卧，神情躁扰不安，则是阴阳离决的危候。所喜虽"自下利，脉暴微"，但手足不逆冷而反温，脉紧反而消失，这是阳气来复、寒邪消退的表现，故仲景作出"为欲解也"的结论。阳气来复，寒邪消退，阳回阴退，阴阳渐趋平衡，故曰"虽烦下利，必自愈。"其时之烦乃是阳气恢复能与邪气相争的表现，下利则是正胜驱邪外出的缘故。由此可见，确诊本证为向愈，其关键在于"手足反温，脉紧反去"，这两个"反"字，正是辨证的眼目。然而，病至少阴阶段，证势必十分严重，虽有向愈趋势，却不等于必愈，还当综合各方面的情况，继续给予适当的治疗，始为妥当。)

288 条　少阴病，下利，若利自止，恶寒而蜷卧，手足温者，可治。

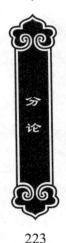

（本条论少阴虚寒证，手足温者可治。少阴病，阳虚阴盛之下利，必见恶寒而蜷卧等证，若下利自止，其转归则有吉凶之别，是吉是凶，当凭脉证以辨之。若下利自止，而其手足仍然厥冷，则利止不是阳复而是阴竭，即所谓（385 条）"利止，亡血也。"为病情转剧，其预后多凶；若下利止而手足渐转温和，则利止为阳复阴退之征，为病情好转，其预后一般较好。本条"利自止"而见"手足温"，属阳复阴退，故曰"可治"。但"可治"并不等于不药而愈，且病至少阴，病情一般较重，仍必须采取积极有效的治疗措施，扶阳抑阴之剂仍不可少亦。）

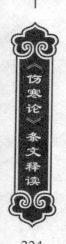

289 条 少阴病，恶寒而蜷，时自烦，欲去衣被者，可治。（本条辩少阴病，阳气来复，烦热欲去衣被者可治。"少阴病，恶寒而蜷"，是少阴阴盛阳虚之证，若见"时自烦，欲去衣被"，其转归有两种情况，一种是仲景原文中所说的"可治"，其"时自烦，欲去衣被"是阳气来复与阴邪相争，故断为"可治"，但必有手足温和而不厥冷等阳气来复之证同见；另一种则是"不可治"，《千金翼方》载："少阴病，恶寒而倦，时自烦，欲去衣被者，不可治。"与仲景之文大相径庭，若结合临床，则有异曲同工之妙，正是本条必须注意的辨证之处，更可示人详于辨证分析，若手足厥冷而下利更甚，则为阴寒更盛，且有阴盛阳亡之虞，故《千金翼方》有"不可治"之断言。由此可见，论中只据"时自烦，欲去衣被"就断言"可治"，显然是不够的，还应结合其他脉证，进行综合辨证，始为全面。）

290 条 少阴中风，脉阳微阴浮者，为欲愈。（本条辩少阴病欲愈的脉象。本条据脉推断病之欲愈，这里脉之阴、阳是指寸脉和尺脉而言，寸脉为阳，尺脉为阴。少阴中风，脉当沉细，今反见寸脉微而尺脉浮，尺脉浮是阳气来复之兆，正胜而邪衰，故曰"为欲愈"。然而，推断疾病之欲愈与否，仅据脉象是不够的，必须结合其他见证，脉证合参，综合分析，方为全面，才能得到确切的诊断。另外，欲愈不是必愈，临床上还应积极给予进一步治疗，以使之痊愈康复。）

291 条 少阴病欲解时，从子至寅上。（本条辩少阴病欲解的大概时间。六经病欲解时的推断是以人与自然的整体关系为依据，人体的阴阳消长与自然界的阴阳消长相一致，自然界的阴阳消长对人体气血阴阳的变化有一定的影响，在患病时，这种影响也同样起着一定作用，这就是预测和推断疾病欲解的有利时间的理论依据。少阴病欲解于"从子至寅上"，从子至寅就是指子、丑、寅三个时辰，相当于23时后至次日5时前的这段时间，这是阳气生长之时，阳长则阴消，阳进则阴退，而少阴病多为心肾阳衰之证，少阴得阳生之气，有利于消除全身阴寒之邪，寒退则病可解，为少阴病欲解时。疾病的欲解虽与自然界的阳气盛衰有关，但这只是一个外部影响，并不是唯一起决定作用的因素；因为病解与否，取决于邪正进退的情况，必须有一定的内在因素，同时也还有其他外在因素，是一个复杂的过程，因此对其欲解时必须灵活看待，不可过分拘执。)

292条　少阴病，吐利，手足不逆冷，反发热者，不死。脉不至者（至一作足）。灸少阴七壮。（本条论少阴病吐利，阳虚未甚，脉不至者，可用灸法。少阴病吐利，多属阳虚阴盛之证，其证多伴见手足逆冷、脉微欲绝等证，而判断阳虚阴盛证的预后，则以阳气的盛衰与存亡为关键，手足逆冷、脉微欲绝就是阳气虚衰的表现。今虽见吐利，但手足不逆冷，则表明阳虚不甚，中土之阳气尚强；且见"反发热"，手足逆冷而"反发热"，为阳气脱越或阴盛格阳于外之象，手足不逆冷而"反发热"，则为阳能胜阴，所以断为"不死"，"不死"则为"可治"。证属阳虚不甚而非阴阳离绝，何以反见"脉不至"？因吐利暴作，阳气乍虚，脉一时不能接续，故仲景只言"脉不至"而不言"脉绝"，其非阴阳离绝可知。其治疗当以温通阳气为法，使阳气通则脉自至，"灸少阴"正是取灸法有温通阳气之长而便于救急，更示人药物治疗之外可用灸法。至于应灸何穴，论中只谓"灸少阴七壮"，而未云具体穴位。然"肾之源出于太溪"，柯韵伯主张灸太溪、复溜；章虚谷主张灸太溪、涌泉；虽所指不同，但都是少阴经的穴位，临证可随证采用。吾认为欲其回阳驱阴，更可灸关元、气海等穴，则效果更好。)

293条　少阴病，八九日，一身手足尽热者，以热在膀胱，必便血也。（本条论少阴病热涉膀胱血分的变证。少阴病有寒化、热化之分，本条

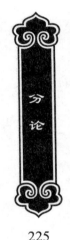

225

系属热化证之变证。其"一身手足尽热"为辨证要点，一则可与阴盛格阳证鉴别，阴盛格阳之身热不恶寒，必与手足厥冷同见，此证一身手足尽热，手足亦在其中；二则作为热在膀胱的标志，因膀胱外应皮毛，热在膀胱，故一身手足尽热。热涉膀胱血分，热伤血络，络伤则血不循经，故发生"便血"之变证。本证仲景未出方治，柯韵伯认为轻则猪苓汤，重则黄连阿胶汤，也有注家认为可用桃核承气汤、芍药地黄汤，皆可参考。更可结合叶天士"入血犹恐耗血动血，直须凉血散血"的治则进行辨证治疗。由于少阴与太阳互为表里，故有认为本证是脏邪传腑、由阴出阳，实与临床不符。陈亦人指出："不少注家认为本证是少阴移热于膀胱，为脏邪传腑，由阴出阳，如此则为病向好的方向转归。实际未必如此，临床上每见少阴病伴发血证时，往往是病邪深入，由气入血。因为膀胱有热，并不意味着少阴邪解，当与少阴三急下同理，所以本条的转归，值得讨论。")

294条 少阴病，但厥无汗，而强发之，必动其血。未知从何道出，或从口鼻，或从目出者，是名下厥上竭，为难治。（本条论强发少阴汗而导致动血的变证。少阴病"不可发汗"，前已论及，误发其汗，则有亡阳之变，"少阴病，脉微，不可发汗，亡阳故也。"（286条）即是其例。本条则是少阴病误用发汗而致伤阴动血的变证。病入少阴，气血阴阳均已虚损，"但厥无汗"者，厥为阳气虚衰；无汗乃少阴阴虚，化源不充，此本真阴真阳两虚，无汗还说明尚未至亡阳之程度，其治当以温肾回阳为法，切不可发汗。若强发其汗，不但伤阳，而且伤阴，更能扰动营血，血随虚阳上涌，循清窍而出，或从口鼻而出，或从眼目而出，仓卒之际，很难逆料，故云"未知从何道出"。厥逆因阳气衰于下，故称"下厥"，阴血又从口鼻眼目外出而竭于上，故称"上竭"。"下厥上竭"之证，下厥治当用温，而上竭又不宜用温，上竭当用清凉，但又碍于下厥，顾此失彼，故曰"为难治"。本条与上条同为少阴出血，但上条之证是少阴之邪热涉于膀胱，热邪迫血妄行，血从下出，无阳亡阴竭之变；本条之证血从上出，是阳厥于下而阴竭于上，阴阳两竭。二者病理机转完全不同，故上条不言"难治"而本条言"难治"。）

295 条 少阴病，恶寒，身踡而利，手足逆冷者，不治。（本条论少阴病纯阴无阳的不治证。少阴病有寒化证和热化证之分，寒化证为阳虚阴盛，其预后的吉凶决定于阳气的存亡。本条"恶寒身踡而利，手足逆冷"，显为阳虚阴盛之证，与前可治证中"恶寒而踡，时自烦，欲去衣被者，可治。"（289）"……恶寒而蜷卧，手足温者，可治。"（288）等条文对照，前云可治者，因虽阳虚阴盛，但有"时自烦，欲去衣被"的阳气来复和"手足温"的阳复阴退之象，故断为"可治"。本条恶寒而无身热，身蜷而手足不温，皆阴盛之象，毫无阳复之征，是谓有阴无阳之证，已属危候，又见下利而手足逆冷，所以断为"不治"。所谓"不治"，只是说明病情危重，预后较差，尚非必死之谓，如能采取积极有效措施，及时地投以四逆、白通等一类回阳之剂，或可挽救于万一而使之不死。）

296 条 少阴病，吐利，躁烦，四逆者，死。（本条论少阴病阳气衰竭的死候。少阴病吐利，是阴盛阳衰之候；出现躁烦，是已衰之阳与阴邪相争，其结果不外两种：一种是正能胜邪，则当阳回利止，病由重转轻，是时必见手足温之征；二是正不敌邪，病则进一步恶化。本条吐利躁烦而又增四逆，显是阴邪猖獗而致阳气达到竭绝的地步，正不胜邪，阳气衰竭，所以断为死候。本条与 309 条吴茱萸汤证相类似，但一则主死，一则可治。陈亦人指出："吴茱萸汤证是先见手足厥冷，后见烦躁欲死，且以烦为主，表明阴邪虽盛，而阳气尚能与之相争，故可用吴茱萸汤泄浊通阳；本条则先见吐利躁烦，后见四逆，以躁为主，说明虚阳虽勉强与邪抗争，但争而不胜，残阳欲绝，故预后不良，难以挽救。）

297 条 少阴病，下利止而头眩，时时自冒者，死。（本条论少阴病阴竭阳脱的死候。少阴阴盛阳虚之下利，若下利自止，则有阳气来复疾病向愈的希望，此时必须有"手足温"作为阳气来复的佐证，（288条）"少阴病，下利，若利自止，恶寒而踡卧，手足温者可治。"即是其例。本条虽亦下利止，但却未见"手足温"之证，反见"头眩"和"时时自冒"之证，可见这一"下利止"，并非阳气来复，而是阴液下竭，阳气上脱的

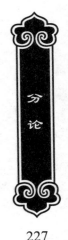

危象，阴液竭于下，无物可下而"下利止"，阴竭则阳失依附而飞越于上，故"头眩，时时自冒"。阴竭阳越，阴阳离绝在即，是以断为死候。）

298条 少阴病，四逆，恶寒而身蜷，脉不至，不烦而躁者，死。（一作吐利而躁逆者死）。（本条论少阴病阳绝神亡的死候。少阴病，四逆、恶寒、身倦，是阳虚阴盛之征，其脉不至，显较脉微欲绝为甚，血行脉中，须阳气以推动，真阳虚极，无力鼓动血脉运行，故"其脉不至"。阳虚至极，更见不烦而躁，不仅无阳复之望，且神气将绝，危重已极，故断为死候。本条与292条（"少阴病，吐利，手足不逆冷，反发热者，不死。脉不至者，灸少阴七壮。"）虽都有"脉不至"，但其病理变化则截然不同，故一则主死，一则不死。292条"脉不至"是因为骤然吐利，阳气一时不能接续，虽然脉不至，但其"手足不逆冷，反发热"，乃非阳气败绝，所以犹可用灸法治疗。本条"脉不至"阳虚阴盛已极，为阳绝神亡之征，脉不至且四逆恶寒而蜷卧，一派阴盛阳衰之征，手足不温，全无阳复之象，纯阴无阳，生气已绝，纵有大剂姜附回阳与艾灸助阳，亦难挽回已绝之阳，是以属于死候。然胸中热郁不安为烦，手足扰动不宁为躁，合而言之谓之烦躁，

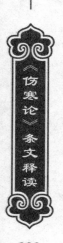

可见于外感、内伤多种疾病，有虚实寒热之分，原因很多。有谓烦属阳、躁属阴，单烦不躁尚有生机，单躁不烦多为死候。论中"恶寒而蜷，时自烦，欲去衣被者可治。"就是以烦为可治的依据；本证"不烦而躁者死"，就是根据单躁不烦多死来判断的。但临床上仍须根据全部脉证进行分析，始为可靠。）

299条 少阴病六七日，息高者，死。（本条论肾气绝于下的死候。肺主气而根于肾，肺主出气，肾主纳气，共同维持人之呼吸功能。少阴病六七日而见息高，息高乃呼吸浅表，气息浮游于上，不能下达胸腹，即不能纳气归根，这是肾气虚竭而不能纳气的表现，肾气绝于下，肺气脱于上，上下离决，故断为死候。）

300条 少阴病，脉微细沉，但欲卧，汗出不烦自欲吐，至五六日自利，复烦躁不得卧寐者，死。（本条论少阴病阴阳离决的死候。"脉微细沉，但欲卧"，正与"少阴之为病，脉微细，但欲寐"合，乃少阴阳虚阴盛之

证；然"阴不得有汗"，今"汗出"显是阳气外亡；"不烦"则是已虚之阳无力与阴邪抗争；更见阴寒之邪上逆之"自欲吐"。若失此不治而因循至五六日，以致阳气愈虚，阴寒愈盛，而且出现"自利，复烦躁不得卧寐"等证，是病情继续恶化，阴盛而阳脱于下则下利，阳气极虚不能入阴则烦躁不得卧寐。前欲吐，今且利；前不烦，今烦且躁；前欲卧，今不得卧。阳虚已脱，阴盛转加，阴盛阳脱，正不胜邪，阴阳离决，故断为死候。）

301条 少阴病，始得之，反发热，脉沉者，麻黄细辛附子汤主之。方一。

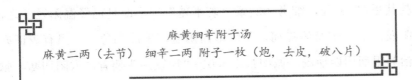

麻黄细辛附子汤
麻黄二两（去节） 细辛二两 附子一枚（炮，去皮，破八片）

右三味，以水一斗，先煮麻黄，减二升，去上沫，内诸药，煮取三升，去滓。温服一升，日三服。

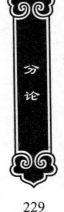

本条论少阴阳虚兼表的证治。"病有发热恶寒者，发于阳也；无热恶寒者，发于阴也。"少阴虚寒证，本不应发热，今始得病即见发热，故曰"反发热"。发热一般多为太阳表证，太阳病其脉当浮，现脉不浮而沉，沉脉主里，为少阴里虚，脉证合参，是证当属少阴阳虚兼太阳表寒证，亦即我们说的太阳与少阴两感证。此为两经兼病，亦即表里同病。其治当视表里证之轻重缓急而确定是先表后里还是先里后表，抑或表里同治。是证见少阴里虚之脉，但尚未见下利清谷、手足厥冷等少阴阳虚阴盛之证，即少阴阳虽虚而尚不太甚，所以用表里同治，温阳发汗法，方用麻黄细辛附子汤。如证见下利肢厥，则少阴阳虚较甚，里证为急，其治则当先温其里，急救少阴之阳，本方即不可用。以方测证，是证之太阳表证当属风寒表实，故还当有恶寒无汗等证。少阴与太阳为病，均当有恶寒之证，仲景虽未言及，当是省文。何以会太阳与少阴同病？陈亦人认为："乃阳虚之人感受外邪而病，由于阳气素虚，所以脉不浮而沉；但里阳虽虚，而尚能与外邪抗拒，未全陷入少阴，所以复见发热。以太阳证衡之，已见不足，以少阴证衡之，尚称有余，所以治疗方法，既不同于太阳，也不同于少阴，但又不离乎太阳和少阴，这是本条的特点。"《太阳病篇》92条云："病发热头痛，脉反沉，若不差，身体疼痛，当救其里，宜四逆汤。"本条云："少阴病，始得之，反发热，脉沉者，麻黄细辛附子汤主之。"同样发热脉沉，何以治疗却不相同？《伤寒论讲义》（五版）指出："虽然同属于太阳少阴两感，但病机并不全同。本条是少阴病为主，故云'反发热'；彼条以太阳病为主，故云"脉反沉"。本条虽是少阴为主，但里虚尚不太甚，所以表里同治；92条虽太阳为主，而里虚已甚，所以先救其里。"另外，细考92条"若不差"三字即是已经温阳发汗之治，温阳发汗后反增身体疼痛，是阳虚而阴盛，里虚为急，故虽有表证亦当先治其里而用四逆汤。诚如张路玉说："病发热头痛者，太阳伤寒，脉反沉者，其人本虚，或病后阳气弱也，虽脉沉体虚，以其有头痛表证，而用解肌药，病不差，反加身疼者，此阳虚阴盛可知，宜与四逆汤回阳散寒，不解表而表解矣。"（《伤寒缵论·太阳下篇》）李培生亦说："'少阴病，始得之，反发热，脉沉者，麻黄附子细辛汤主之'，与本条同为太阳与少阴表里同病。这里之若不差'，就是指服麻黄附子细辛汤，病仍不愈，虽有身疼痛等表证存在，亦应以四逆汤温里壮阳，固其根本。"（《高等中医院校教学参考丛书·伤寒论·第一章》）陈亦人认为："92条发热头痛脉反沉以下，应有下利清谷等证，虽有表证未解，亦以里虚为急，故用四逆汤以救其里。"本条里虚不甚，当然无下利肢厥等证，而表实无汗，自宜温阳发汗并行。同时，讨论本条当结合302条麻黄附子甘草汤证的无里证，只李培生在分析302条时指出："无里证，不仅是本条的审证用药要点，也同样是麻黄细辛附子汤证的审证用药要点。如果有下利清谷等里证，则当用四逆汤先温其里，而不可表里同治。"（《高等医药院校教材·伤寒论讲义》（五版））阳虚而见发热，更可见于阴盛于内而格阳于外的格阳证，临床亦当善于鉴别。本条阳虚兼表之发热为全身发热，且与恶寒并见，并无手足厥逆；阴盛格阳之发热，虽有发热，但手足厥逆，身反不恶寒，同时必有下利清谷、脉微欲绝之里虚寒证。温经解表，麻黄细辛附子汤方。本方由麻黄、附子、细辛三味药组成。方中麻黄解表邪，附子温肾阳，细辛气味辛温雄烈，佐附子以温经，佐麻黄以解表，三药合用，于温经中解表，于解表中温阳。本方虽为少阴太阳两感而设，但因其主要作用是温经通阳散寒，故凡属寒邪痹阻，阳气失展的病证，用之多有良效，并不限于少阴太阳两感也。

302条　少阴病，得之二三日，麻黄附子甘草汤微发汗。以二三日无证，故微发汗也。方二。

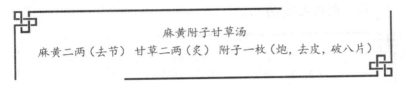

麻黄附子甘草汤
麻黄二两（去节）　甘草二两（炙）　附子一枚（炮，去皮，破八片）

右三味，以水七升，先煮麻黄一两沸，去上沫，内诸药，煮取三升，去滓。温服一升，日三服。

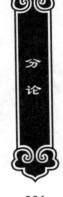

本条补充论述少阴病兼表的证治。本条与上条应当合看。上条以麻黄发汗，附子温经，本条也用麻黄、附子，所以亦当是少阴与太阳两感证，亦当有发热、无汗、脉沉等证。"无里证"是本条的审证要点，也是上条的审证要点，对少阴发汗有非常重大意义。所谓"无里证"；即是指无吐利等典型的里虚寒证而言。只有在无里证的情况下，才能采用表里同治的发汗与温经并用之法治疗，否则，如见吐利典型的里虚寒证，说明里虚寒已盛，其治疗则当采用先里后表之法，如论中(91条)所云"伤寒，医下之，续得下利，清谷不止，身疼痛者，急当救里。"而不能表里同治。诚刘渡舟所说："少阴、太阳两感，之所以可采用表里双解，温阳发汗之法，全在尚无少阴阳衰阴盛，下利清谷，四肢厥逆等里证，因此说'无里证，故微发汗也'。言外之意，一但出现上述里证，则不仅麻黄细辛附子汤不可用，而且麻黄附子甘草汤也不可用了，这就应先救其里，专用四逆汤来温阳了。"（《伤寒论讲解·辨少阴病脉证并治第十一》）本条与上条的差异，仅是证情的缓急不同，上条言"始得之"，是证情稍急；本条言"得之二三日"，是证情稍缓，且正气较虚。故在用药上，上条以细辛之升，温经散寒；本条以甘草之缓，取其微汗，且可益气和中，保护正气。温经解表，微发其汗。麻黄附子甘草汤方。麻黄附子甘草汤为麻黄细辛附子汤去细辛加炙甘草而成。因病情比较轻缓，故去辛窜之细辛，加甘缓之炙甘草。方中麻黄解表邪，附子温肾阳，炙草之用，既可扶中益气，又可缓麻黄之发散，以求微微得汗而解，不致过汗，使之成为温阳解表，微发汗而又不伤正气的平和之方。

303条 少阴病，得之二三日以上，心中烦，不得卧《黄连阿胶汤》主之（一派补阴祛火）。方三。

黄连阿胶汤
黄连四两 黄芩二两 芍药二两 鸡子黄二枚
阿胶三两（一云三挺）

右五味，以水六升，先煮三物，取二升，去滓，内胶烊尽，小冷，内鸡子黄，搅令相得。温服七合，日三服。

本条辩少阴病阴虚阳亢的证治。少阴病有寒化、热化之分，主要由于体质因素的差异，邪犯少阴，如素体阳虚，则外邪从阴化寒而形成少阴寒化证；素体阴虚，则外邪从阳化热而形成少阴热化证。少阴寒化证以"脉微细，但欲寐"为其典型脉证，本条"得之二三日以上，心中烦，不得卧"则是少阴热化证的脉证代表。然而，少阴热化证的形成，既可是邪从热化，即寒邪化热，也可是由阳明热邪灼伤真阴而成，还可由因感受温热之邪内灼真阴所致。总之，无论是由寒邪化热，或阳明之热灼阴，或温热之邪灼阴，只要具有真阴伤而邪热炽的脉证，就可确诊为少阴热化证。少阴病，得之二三日以上，便出现"心中烦，不得卧"之证，说明肾水素亏，即素体阴虚，邪从热化，肾水不足，心火亢盛，心肾不交，水火不济，故"心中烦，不得卧"。本条叙证较略，临证还当有咽干口燥、舌红苔黄、脉沉细数等证。是证并非纯属虚证，除有阴虚之虚外，尚有邪热之实，故治以黄连阿胶汤滋阴清热而交通心肾。本证的烦躁不得卧自与阳虚阴盛，虚阳浮越，阴阳离绝的烦躁不得卧不同，临床不难鉴别。而与栀子豉汤证虽皆有邪热，但其见证及病机不同，当予以鉴别。

栀子豉汤证的虚烦不得眠为热扰胸膈，其肾水不虚，而见证尚有反复颠倒、心中懊憹、胸中窒、心中结痛等，且舌苔多见黄白（舌上苔者），治宜清宣郁热而除烦。黄连阿胶汤证为阴虚阳亢而有热，其证当有咽干口燥，而无热扰胸膈的见证，其舌红绛苔黄而乏津，治宜滋阴清热而交通心肾。滋阴清热降火，交通心肾。黄连阿胶汤方。本方由黄连、黄芩、芍药、鸡子黄、阿胶等组成，方中芩、连清心火，除烦热；阿胶、芍药、鸡子黄滋肾阴，养营血，安心神。芍药与芩、连相伍、酸苦涌泄以泻火，与鸡子黄、阿胶相伍，酸甘化阴以滋液，又能敛阴安神以和阴阳，共成泻心火，滋肾水，交通心肾之剂。主要用于邪实正虚阴虚阳亢之证，特别是对心肾不交的顽固性失眠证尤有功效。

304 条 少阴病，得之一二日，口中和，其背恶寒者当灸之，附子汤主之。方四。

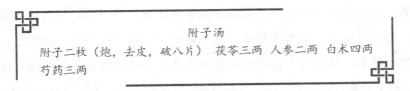

附子汤
附子二枚（炮，去皮，破八片） 茯苓三两 人参二两 白术四两
芍药三两

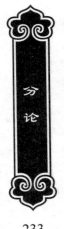

右五味，以水八升，煮取三升，去滓。温服一升，日三服。（本条论阳虚寒湿证证治。"口中和"是少阴阳虚寒湿证的审证要点。口中不苦、不燥、不渴谓之口中和，知里无邪热，是以背恶寒当是少阴阳虚，失于温煦所致。治以灸、药同用，用灸法以壮元阳、消阴寒，至于灸其何穴，一般认为可灸大椎、膈俞、关元、气海等穴。用附子汤以温经散寒，补益阳气。灸法与汤药配合使用，可增强药物温经散寒的作用，以提高治疗效果，且示人治病不可拘于一法。至于先用灸法还是先用汤药，刘渡舟认为："治疗少阴阳衰背恶寒，当先用灸法以消阴，继用附子汤以扶阳气。"而据临床实际，灸法方便可行，汤药尚须一定时间进行配制，故一般可先行灸法，刘氏之说符合临床实际，但也不可拘泥。本证"背恶寒"与白虎加人参汤证的"背微恶寒"的性质完全不同，白虎加人参汤证的背微恶寒，是由于邪热内炽，汗出太多，肌腠疏松，津气不足所致，

必口中燥渴引饮；本证背恶寒为阳虚寒盛，失于温煦所致，除口中和外，尚有脉沉肢冷而无热无汗等证。与太阳表证的恶寒也不相同，太阳表证的恶寒为邪袭肌表，卫阳被郁所致，必与发热头痛、脉浮等证并见。以上虽各皆有恶寒，但性质各异，治法自亦不同，临床必须详加辨证，才不致有误。当灸之"（大椎、膈俞、关元、气海等穴）。温经散寒，补益阳气。附子汤方。附子汤由附子、茯苓、人参、白术、芍药组成，方中重用炮附子温经散寒，伍以人参大补元阳；凡阳虚者多水湿凝滞不化，故配以茯苓、白术健脾以除寒湿；佐以芍药以和营血而通血痹；可加强温经止痛的效果。本方以附子、人参为主药，故其治在于补益脾肾而固根本。）

305条 少阴病，身体痛，手足寒，骨节痛，脉沉者，附子汤主之。五。用前第四方。（本条辩少阴阳虚寒湿凝滞身痛证的证治。此条与上条连类相及，相互发挥，同为少阴寒盛，表现证候不一，上条口中和，其背恶寒者，附子汤主之，侧重于阳虚；本条身体痛，骨节痛，手足寒，脉沉者，附子汤主之，侧重于寒盛。若二者兼有，则更可用附子汤主之。本条"手足寒，脉沉者"是辨证的关键所在，由于身体痛、骨节痛皆属虚寒，而手足寒、脉沉才能说明是阳气虚弱。里阳不足，生阳之气陷而不举，故其脉沉；阳气虚衰，不能充达于四末，故而手足寒；正由于阳气的虚衰，以致阴凝之气滞而不行，留着于经脉骨节之间，不通则痛，见身体痛、骨节痛等证。综言之，是证系少阴阳虚而寒湿凝滞之证，故治以附子汤温以驱寒除湿，俾阳气复而寒湿除，则身痛可愈。身痛一证，《伤寒论》中多处提及，除本证外尚见于麻黄汤证和桂枝新加汤证，临床必须详加辨别，以利准确治疗。麻黄汤证的身痛为风寒之邪束表，卫气闭塞，营阴郁滞所致，是证必伴有发热恶寒、无汗、脉浮，其手足不寒，治当发汗解表，得汗出则身痛自除；桂枝新加汤证的身痛为气阴两虚，肌体失养所致，其证以汗出身痛，脉沉迟为特点，治当补益气阴，俾气阴复，肌体得以温养，则身痛可止；本证之身痛为少阴阳虚，寒湿凝滞所致，证见手足寒、脉沉，治以附子汤温经驱寒除湿，使阳气复而寒湿去，则身痛自愈。）

306条 少阴病，下利便脓血者，桃花汤主之。方六。

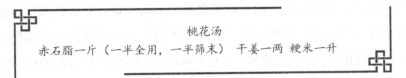

桃花汤

赤石脂一斤（一半全用，一半筛末） 干姜一两 粳米一升

右三味，以水七升，煮米令熟，去滓。温服七合，内赤石脂末方寸匕，日三服。若一服愈，余勿服。

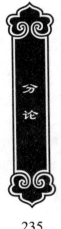

　本条论虚寒下利便脓血，滑脱不禁的证治。本条叙证太简，仅从"下利便脓血"很难言其属寒属热、属虚属实，虽下利便脓血一般多属热证，但本条治以桃花汤，以方测证，则非属热而当属寒，当属少阴病虚寒性的下利便脓血。证由脾肾阳气不足，肠胃虚寒，肾阳虚衰，火不暖土，中焦运化失司则下利。下利日久，肾阳愈衰，下焦失于固摄，以致滑脱不禁，甚则由气及血，气不摄血，而致下脓血。既属下焦虚寒性下利，是证当有以下特点：下利脓血，滑脱不禁，其色必晦暗不鲜，其气腥冷不臭，无里急后重和肛门灼热，而腹痛绵绵，喜温喜按，脉沉细等。治以桃花汤旨在温阳涩肠固脱。本条应结合下条（307条）桃花汤证，则知当有腹痛、小便不利、下利不止、便脓血等证。另《金匮要略·呕吐哕下利病脉证治第十七》中亦有"下利便脓血者，桃花汤主之"之论，足可证《伤寒论》乃伤寒与杂病合论。温阳涩肠固脱。桃花汤方。桃花汤由赤石脂、干姜、粳米三味组成，赤石脂性温而涩，入胃与大肠经，功能收涩固脱、止血止泻，以其为主药，辅以干姜温中，佐以粳米益脾胃，共奏温阳涩肠固脱之功效。赤石脂一半全用入煎，取其温涩之气，一半为末，并以小量粉末冲服，取其直接留着肠中，以增强固涩作用，对滑脱不禁者尤有重要意义。

307条 少阴病，二三日至四五日，腹痛，小便不利，下利不止，便脓血者，桃花汤主之。七。用前第六方。

　本条补充少阴虚寒便脓血的证治。本条承接上条，是对上条桃花汤证证治的补充。少阴病，二三日至四五日，则寒邪入里更深，虚寒更甚，阳虚阴盛，中焦失运，阴寒凝滞，故腹痛；脾肾阳衰，失于温化，统摄无权，故下利不止，且挟脓血，而呈滑脱之势；下利不止，势必伤阴，津液损伤则小便不利。因证属脾肾阳衰，滑脱不禁，仍以桃花汤温涩固脱。从辨证的角度出发，本证的腹痛、小便不利、下利便脓血都有虚寒证的特点，自与热证、实证不同，当详于辨别。①本证的腹痛是隐隐作痛，痛势绵绵，喜温喜按；与阳明腑实的腹痛疼痛剧烈而拒接有明显差异。②本证的小便不利，既不同于热盛津伤的小便不利，也不同于膀胱气化不利蓄水证的小便不利。热盛津伤的小便不利，必伴有高热、烦渴、舌苔黄燥等证；膀胱气化不利蓄水证的小便不利，必伴有脉浮、发热、口渴、少腹里急、苔白等证；本证的小便不利，是下利过多而致津液损伤，必先有虚寒下利，且无发热证。③本证的下利便脓血，证属虚寒，所下脓血色泽晦暗，或血色浅淡，状如鱼脑，其气不臭而腥冷，泻时滑脱不禁，无里急后重和肛门灼热之证；而热性下利便脓血，色泽鲜明，气味很臭，有里急后重及肛门灼热感。结合上条，桃花汤证当具有以下特点：一是下利不止，滑脱不禁，大便稀薄，脓血杂下，色泽晦暗，其气腥冷不臭，无里急后重及肛门灼热；二是伴有腹痛，痛势绵绵，喜温喜按；三是小便不利，以下利不止而津伤之故。

308条 少阴病，下利便脓血者，可刺。（本条论少阴病，下利便脓血，也可用刺法。少阴病，下利便脓血，其属虚寒者，可用桃花汤治之，已如306条、307条所述。本条则指出下利便脓血者，除用药物治疗外，也可以用针刺的方法来治疗。针刺有泄邪、固摄的双重作用，对下利便脓血证有很好的治疗作用。本条叙证简略，且未说明可刺的具体穴位，故对其证之寒热属性颇多争议，有谓属实热者，亦有谓属虚寒者，实难定夺。所以，欲知其属寒属热，属虚属实，当综合其所有脉证，全面分析，方能准确无误。至于当刺何穴，当待辨清其寒、热、虚、实，再据证而选穴，并进而确定其补、泻手法。）

309条 少阴病，吐利，手足逆冷，烦躁欲死者，吴茱萸汤主之。方八。

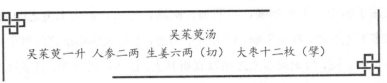

吴茱萸汤

吴茱萸一升　人参二两　生姜六两（切）　大枣十二枚（擘）

　　右四味，以水七升，煮取二升，去滓。温服七合，日三服。

　　本条辩阳虚阴盛，正虚邪争之证治。本条虽以少阴病冠首，且吐利、四逆亦酷似四逆汤证，但治疗却不用四逆汤而用吴茱萸汤，其关键在"烦躁欲死"一证，"欲死"是病人的自觉证，是形容烦躁之甚令病人难以忍受，说明阴寒之邪虽然很盛，但阳虚尚未至甚，尚能与阴寒之邪剧争。证属胃寒肝逆而浊阴上犯，而非心肾之阴寒至甚之阴盛阳亡，故其治疗不用四逆汤而用吴茱萸汤，旨在温降肝胃泄浊通阳。然既以少阴病冠首，说明少阴病并非皆为虚寒至盛之证，在少阴病发展过程中，亦可见少阴阳虚不甚，而见胃寒肝逆浊阴上犯之证。此证为胃寒肝逆而浊阴上犯，致使中焦升降逆乱，故见吐利；阳为阴寒所郁，而不能达于四末，是以手足逆冷；阴寒之气虽盛，但终非心肾阳虚阴盛可比，阳气与阴寒之邪剧争，故见烦躁欲死。既是胃寒肝逆而浊阴上犯，故是证当以呕吐为主，治以吴茱萸汤温降肝胃而泄浊通阳。本条所述与296条"少阴病，吐利，躁烦，四逆者，死。"在字面上颇为接近，但此则可用吴茱萸汤治疗，彼则为不治之死证，其区别之处已在 296 条述及，此处不再重复。

　　310 条　少阴病，下利，咽痛，胸满，心烦，猪肤汤主之。方九。

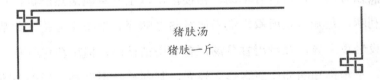

猪肤汤

猪肤一斤

　　右一味，以水一斗，煮取五升，去滓，加白蜜一升；白粉五合，熬香；和令相得。温分六服。

　　本条论少阴阴虚火炎咽痛的证治。本条之咽痛当属少阴阴虚火炎之证。少阴邪从热化，邪热下注则下利，利则阴气更伤，因而虚火上

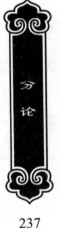

炎，注于胸中，上熏咽喉，故咽痛、胸满、心烦。虚火上炎之咽痛，其咽部多不太红肿，唯觉干痛，痛势也不剧烈，不若风热实证之红肿而痛甚。既非实热之证，故无须苦寒之品以直折其火，证属阴虚火炎，且虽属少阴，实与肺有关，即秦皇士所说："少阴咽痛，以肾水不足，水中火发，上刑肺金。"故以猪肤汤滋肾、润肺、补脾。滋肾润肺补脾。猪肤汤方。猪肤汤由猪肤合白蜜、米粉熬制而成。猪肤即去掉内层肥肉的猪皮，寒咸入肾，滋肾水而清热润燥；白蜜甘寒润肺，清上炎之虚火而利咽；米粉甘缓和中，扶土止利。三药合用，有滋肾、润肺、补脾之功，为治疗阴虚火炎咽之良方。

311条 少阴病二三日，咽痛者，可与甘草汤，不差，与桔梗汤。方十。

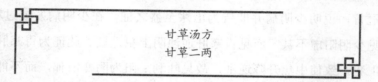

甘草汤方
甘草二两

右一味，以水三升，煮取一升半，去滓。温服七合，日二服。

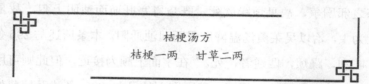

桔梗汤方
桔梗一两　　甘草二两

右二味，以水三升，煮取一升，去滓。温分再服。

本条辩少阴客热咽痛的证治。本条叙证太简，难以辨其寒热虚实，然以方测证，治以甘草汤、桔梗汤，以生甘草能清热解毒，桔梗能开肺利咽，是知本条所叙之证当属客热之咽痛。据条文分析，此咽痛尽管亦设轻重之异，轻者用甘草汤，重者用桔梗汤，但用药仅甘草、桔梗之属，不难推知咽痛尚属客热之轻者，其咽痛必不太甚，局部亦不太红肿。邪热客于咽喉，损伤脉络，以致咽痛不适，局部可见有轻度充血红肿。治以甘草汤清热解毒而止咽痛。若服甘草汤而咽痛不除，是肺气不宣而客热不解，可用桔梗汤，即于甘草清热解毒的基础上，加用桔梗以开肺利咽。清热利咽。1. 甘草汤方。2. 桔梗汤方。甘草汤仅用一味生甘草，

《伤寒论》中甘草多炙用，仅甘草汤、桔梗汤中甘草生用。甘草炙用温中，生用清热。本方用生甘草旨在清热解毒以利咽，用治客热咽痛。桔梗汤即甘草汤加桔梗，方中生甘草清热解毒，桔梗辛开散结，助生甘草清热解毒，且开肺利咽，以治客热咽痛之较重者。桔梗汤，后世名甘桔汤，是治咽喉疾病的基本方，后世治疗咽痛等咽喉疾病的诸多方剂多由本方加味而成。

312条 少阴病，咽中伤，生疮，不能语言，声不出者，苦酒汤主之。方十一。

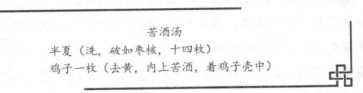

苦酒汤
半夏（洗，破如枣核，十四枚）
鸡子一枚（去黄，内上苦酒，着鸡子壳中）

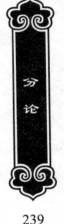

右二味，内半夏着苦酒中，以鸡子壳置刀环中，安火上，令三沸，去滓。少少含咽之，不差，更作三剂。

本条辩咽中疮伤，声不得出的证治。"咽中伤，生疮"，既可由外伤引起，如饮食不慎而被鱼刺、肉骨等刺伤或被热食等灼伤；也可由火热上炎或感受温热之邪而致咽部生疮破溃所致。但无论是何种原因所致，咽痛的程度一般都较重，咽部肯定有红肿破溃及脓性分泌物，疼痛较剧，以致难于言语，甚则声音不出，其证多为邪热痰浊损伤咽喉，而致咽部遗烂，声门不利。是证虽亦属热，系痰热郁闭，咽喉腐溃之证，故其治疗非甘草汤、桔梗汤所能胜任，须用苦酒汤涤痰消肿，敛疮止痛，利窍通声。清热涤痰，敛疮消肿。苦酒汤方。苦酒汤由半夏、鸡子白、苦酒组成，半夏涤痰散结，开喉痹；鸡子白甘寒利血脉，止疼痛，润咽喉，开声门；苦酒即米醋，味苦酸，消疮肿，敛疮面，活血行瘀止痛。半夏得鸡子白，有利窍通声之功，无燥津涸液之弊；半夏得苦酒，辛开苦泄，能加强劫涩敛疮的作用。全方共成涤痰消肿、敛疮止痛之剂。本方服法强调"少少含咽之"，可使药物直接作用于咽喉患部，有利于对咽喉局部疮面的治疗，以提高疗效。）

313 条 少阴病，咽中痛，半夏散及汤主之。方十二。

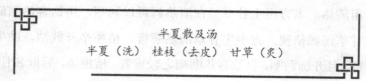

半夏散及汤
半夏（洗） 桂枝（去皮） 甘草（炙）

右三味，等分，各别捣散已，合治之。白饮和服方寸匕，日三服。

若不能散服者，以水一升，煎七沸，内散两方寸匕，更煮三沸，下火令小冷，少少咽之。半夏有毒，不当散服。

本条辩少阴客寒咽痛的证治。本条叙证简略，仅据咽中痛一证，是很难辨其寒热虚实的，辨证不明，何以论治？然从以方测证来看，治以半夏散及汤，半夏散及汤是由半夏、桂枝、甘草组成，桂枝辛温散寒，半夏辛燥涤痰，若无风寒，则不用桂枝，若无痰阻，则无须用半夏，是知此之咽痛当属风寒客于咽喉，且痰湿阻滞。寒邪痰湿客阻咽喉，其咽痛一般较甚，同时伴有恶寒，痰涎缠喉，咳吐不利，气逆欲呕等证。治以半夏散及汤散寒通咽，涤痰开结。

314 条 少阴病，下利，白通汤主之。方十三。

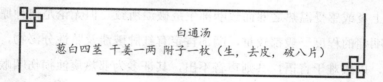

白通汤
葱白四茎 干姜一两 附子一枚（生，去皮，破八片）

右三味，以水三升，煮取一升，去滓。分温再服。

本条辩阴盛戴阳证证治。本条叙证太简，从前后对勘和以方测证来分析，本条之少阴病下利当属虚寒下利。根据 315 条"少阴病，下利，脉微者，与白通汤。"则知本证亦当是脉微；从方药来分析，方中用干姜、附子，则知本证亦属脾肾阳虚，阳气不能通达于四肢，是以本证还当有恶寒、四肢厥冷等证；白通汤即四逆汤去甘草加葱白，根据 317 条通脉四逆汤方后加减法，谓"面色赤者，加葱九茎"，因而推知白通汤证中应有"面色赤"一证，阳虚阴盛而见面赤，是阴盛格阳于上的表现，加葱白取其急通上下阳气。综上所析，白通汤证当有下利、恶寒、四肢厥冷、脉微、面赤等证，病机为阴盛于下，虚阳格于上，治以白通汤破阴回阳，宣通上下。破阴回阳，宣通上下。白通汤方。白通汤由葱白、千姜、附子组成。就其药物组成，可以说是四逆汤去甘草加葱白，也可以说是干姜附子汤加葱白。方中姜附辛热，温经散寒，葱白辛温而善通阳，能使被格于上之阳气得以下达，而起宣通上下之用。全方有破阴回阳，宣通上下之功。

315条 少阴病，下利，脉微者，与白通汤。利不止厥逆无脉，干呕烦者，白通加猪胆汁汤主之。服汤，脉暴出者，死，微续者，生。白通加猪胆汤。方十四。白通汤用上方。

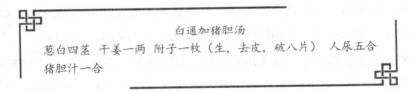

白通加猪胆汤
葱白四茎 干姜一两 附子一枚（生，去皮，破八片） 人尿五合
猪胆汁一合

右五味，以水三升，煮取一升，去滓，内胆汁、人尿，和令相得。分温再服。若无胆亦可用。

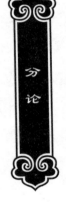

本条论阴盛戴阳证服热药发生格拒的证治及预后。本条内容分三个部分，一是承上条继续讨论白通汤证的证治；二是讨论服白通后发生格拒的证治；三是讨论发生格拒的预后。"少阴病，……与白通汤。"是承上条继续讨论白通汤证的证治。"下利，脉微"是补充出白通汤证的主证。脉微下利，证属少阴阴盛阳虚无疑，故当治以白通汤。"利不止，………白通加猪胆汁汤主之。"论述服白通后病势反而增剧的机理与治法。阳虚阴盛之下利，与白通汤治疗，理应病情有减，今病情不见轻减反而增剧，不但下利不止，反而增见厥逆无脉、干呕烦等证，原因何在？根据仲景以"白通加猪胆汁汤主之"推测，此非药不对证，而是由于过盛之阴邪与阳药发生格拒所致，诚王太仆说："甚大寒热，必能与违其性者争雄，异其气者相格也。"根据《素问·至真要大论》"甚者从之"的治疗原则，故仍主以白通汤，更加入咸寒苦降的猪胆汁、人尿以反佐，使热药不致于被阴寒之邪所格拒，从而达到破阴回阳的目的。"服汤脉暴出者死，微续者生。”论服白通加猪胆汁汤后的不同转归。阴寒之邪与阳药发生格拒，说明证情相当严重，并非一般的阳虚阴盛，所以即使采取了正确的治疗，其预后转归也未必尽如人意，必须严密观察药后的变化，以推测其预后。如药后“脉暴出”，则为虚阳完全发露于外，其预后多极坏，故目“死”；如药后脉“微续”而现，为阳气渐复之象，其预后多较好，故曰“生”。破阴回阳，佐以咸寒苦降。白通加猪胆汁汤方。白通加猪胆汁汤即由白通汤加人尿、猪胆汁组成。以白通汤破阴回阳，通达上下；加人尿、猪胆汁咸寒苦降以反佐，引阳药入阴，使热药不被寒邪所格拒，以利于发挥回阳救逆作用。关于本方所加人尿、猪胆汁，多数注家视为反佐，即《内经》所谓“逆者从之”之意；亦有认为不仅反佐，更能滋阴，刘渡舟认为：“吐逆下利，阴阳俱伤，不但阳虚，而且阴竭，下利不止，阴液走泄，已成涸竭之势。白通补阳有余，不能滋阴，阴涸阳衰，手足厥逆，至为危殆，惟有人尿、胆汁补阴液，滋涸竭，引阳补阴，此方独妙。”其“引阳补阴”即是对这两方面作用的概括。对方后“若无胆亦可用”，后世医家亦有争议：汪苓友说“方后云，若无胆亦可用，则知所重在人尿，方当名白通加人尿汤始妥。”刘渡舟则认为：“关于猪胆汁的取舍问题，张仲景说：‘无胆亦可用’，似乎胆汁为可用可不用的药物，据程老先生的治疗经验证明，方中猪胆汁绝非可有可无之事。程老曾用白通加猪胆汁汤救治两例因食河蟹中毒的患者，其一按方使用了猪胆汁，另一因未找到猪胆汁，治疗的结果是，加猪胆汁者获痊愈，而未用者，竟抢救无效。此足以说明对方中猪胆汁一药的治疗作用，是绝对不可忽视的。”刘氏之论颇有说服力。由此可见，若无胆亦可用，并不是说猪胆汁可有可无，不太重要，而是因为猪胆非常备之物，有时难以找到，但病情重急，难以久等，鉴此而取下策，恐久等而生变。

316条 少阴病，二三日不已，至四五日，腹痛，小便不利，四肢沉重疼痛，自下利者，此为有水气。其人或咳，或小便利，或下利，或呕者，真武汤主之。方十五。

真武汤
茯苓三两 芍药三两 白术二两 生姜三两（切）
附子一枚（炮，去皮，破八片）

右五味，以水八升，煮取三升，去滓。温服七合，日三服。

若咳者，加五味子半升、细辛一两、干姜一两；若小便利者，去茯苓；若下利者，去芍药，加干姜二两；若呕者，去附子，加生姜，足前为半斤。

　　本条辩少阴阳虚水泛的证治。本条病机，仲景已明确指出"此为有水气"，然其寒热属性，根据治用真武汤，当然应属少阴虚寒。肾阳虚衰水气不化，水寒之气泛溢为患，外攻于表，则四肢沉重疼痛；内渍于肠，则腹痛下利。水气为患，无处不到，变动不居，难以捉摸，故多或然之证，水气上逆于犯肺，则咳嗽；水气停滞于中，犯胃而胃气上逆则呕吐；下趋大肠，传导失司，则下利更甚；停滞于下焦，阳虚不能制水，膀胱气化不行，则小便不利。见证虽有不同，但总属肾阳虚而水气泛溢为患。其治疗以真武汤温肾阳以散水气。本条证候与82条"太阳病发汗，汗出不解，其人仍发热，心下悸，头眩，身瞤动，振振欲擗地者，真武汤主之"的起病过程虽有不同，但其病理机转则同是肾阳虚而水气为患，都用真武汤主治。本证与（67条）"伤寒若吐若下后，心下逆满，气上冲胸，起则头眩，脉沉紧，发汗则动经，身为振振摇者，茯苓桂枝白术甘草汤主之"的苓桂术甘汤证，虽均为阳虚水泛证，但本证重点在肾，彼则重点在脾，故治疗一则温肾利水，一则为温脾化饮。温肾阳，散水气。真武汤。真武汤由茯苓、芍药、生姜、白术、附子组成。方中附子辛热以壮肾阳，使水有所主；白术健脾燥湿，使水有所制；术、附同用，更可温煦经脉以除寒湿。生姜宣散，佐附子助阳，于主水中有散水之意；茯苓淡渗，佐白术健脾，于制水中有水之用；芍药活血脉，利小便，且有敛阴和营之用，可制姜、附刚燥之性，使之温经散寒而不伤阴。诸药相辅相成，相互为用，共成扶阳散水之剂。方后加减诸法，是为随证化裁举例示范：若咳者，是水寒犯肺，加干姜、细辛以散水气，加五味子以

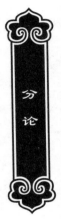

敛肺气，与小青龙汤中干姜、细辛、五味子同用作用一致；小便利则不须利水，故去茯苓；下利甚者，是阴盛阳衰，芍药苦泄；故去之，加干姜以温里；水寒犯胃而呕者，可加重生姜用量，以和胃降逆，至于去附子；附子为本方主药，似不宜去，汪苓友说："若去附子，恐不成真武汤矣。"很有见解。

317条　少阴病，下利清谷，里寒外热，手足厥逆，脉微欲绝，身反不恶寒，其人面色赤，或腹痛，或干呕，或咽痛，或利止脉不出者，通脉四逆汤主之。方十六。

通脉四逆汤
甘草二两（炙）　附子大者一枚（生用，去皮，破八片）
干姜三两（强人可四两）

右三味，以水三升，煮取一升二合，去滓。分温再服。其脉即出者愈。

面色赤者，加葱九茎；腹中痛者，去葱，加芍药二两；呕者，加生姜二两；咽痛者，去芍药，加桔梗一两；利止脉不出者，去桔梗，加人参二两。病皆与方相应者，乃服之。

本条辩阴盛格阳于外的证治。本条的辨证要点是"里寒外热"。"里寒外热"既是对下利清谷、手足厥逆、脉微欲绝、身反不恶寒等症状的概括，亦是对病机的概括。其"里寒"是肾阳虚衰而阴寒内盛，故见下利清谷、手足厥逆、脉微欲绝等证；其"外热"是虚阳被格于外的假热，阳虚阴盛，证当恶寒而不恶寒，故曰"身反不恶寒"，是虚阳浮越于外的表现。综言之，"里寒外热"实为里真寒而外假热。"里寒外热"正是本条病机和证候特点。"其人面色赤"一证，虽是阴盛格阳证的临床主要表现，从条文文字叙述来看，紧接"身反不恶寒"之后，属"外热"之象。色赤者，加葱九茎。"可见"加葱九茎"是属随证加减之列，故而"其人面色赤"亦当属或有之证，不得作为通脉四逆汤证的主证。阴寒内盛而见"面色赤"后世称之为"戴阳证"，即阴寒内盛而虚阳被格于上，与阴寒内盛而见身反不恶寒的阴寒内盛而虚阳被格于外，同为格阳证。其证治，格阳于外者，治以通脉四逆汤；格阳于上者，治以白通肠。由于本证属阴盛格阳之证，其证情较重，变化较多，或然之证亦较多。若阴寒内盛而虚阳被格于上，则见面色赤；脾肾阳虚，气血凝滞，可见腹痛；阴寒犯胃，胃失和降，则见干呕；虚阳上浮，郁于咽喉，则见咽痛；阳气大虚，阴液内竭，其利止非为阳回而为阴竭，故可见止脉不出之证。本证之身反不恶寒、面色赤、咽痛等证皆属虚阳浮越之象，与阳热实证不同，临床须善于鉴别。阳浮于外的身热或身反不恶寒，必有众阴寒内盛之证，病人虽觉热而热必不甚，并且久按之则不热；阳热实证之热，多为里热熏蒸，按之灼手，必有口舌干燥大渴引饮之证。虚阳浮越之面色赤必红而娇嫩，游移不定，且必伴有其他寒证；阳热实证的面赤，是面部通红而不游移，如阳明病的"面合赤色"，且必伴有其他热证。破阴回阳，通达内外。通脉四逆汤方。通脉四逆汤即四逆汤重用附子、倍用干姜而成。重用附子、倍用干姜，加强了破阴回阳之作用，使温阳驱寒的力量更强，能治脉微欲绝，故方名通脉四逆汤，亦以区别于四逆汤。其加减法是：若见面色赤者，是阴盛于下而格阳于上，当加葱白以通格上之阳；若见腹中痛，是寒凝气滞而血脉不和，加芍药以利血脉，缓急止痛，去葱白，即无须加葱白之意；若见干呕者，是中焦寒盛，胃气上逆，加生姜以和胃降逆；若见咽痛，是虚阳郁于咽喉，加桔梗以利咽开结，芍药酸敛，故去之；若见利止而脉不出者，是阴阳俱竭气血大衰，前所加之桔梗已不适宜，故去之，加人参以补益气阴而复脉，与四逆加人参汤相类。方后提出"病皆与方相应者，乃服之。"是示人处方用药，包括随证加减，都必须与病机相符，药随证变，随证化裁，才能收到预期疗效。

318条　少阴病，四逆，其人或咳，或悸，或小便不利，或腹中痛，或泄利下重者四逆散主之。方十七。

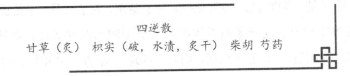

四逆散
甘草（炙）　枳实（破，水渍，炙干）　柴胡　芍药

右四味，各十分，捣筛。白饮和服方寸匕，日三服。

咳者，加五味子、干姜各五分，并主下利；悸者，加桂枝五分；小便不利者，加茯苓五分；腹中痛者，加附子一枚，炮令坼；泄利下重者，先以水五升，煮薤白三升，煮取三升，去滓，以散三方寸匕，内汤中，煮取一升半。分温再服。

　　本条辩肝胃气滞，阳郁致厥的证治。本条叙证亦过简，仅据"少阴病，四逆"是难以辨明其病机的，然从以药测证的原则来分析，方用四逆散，药用柴胡、枳实、芍药、甘草，而不用姜、附，可见本证四逆，和以上所述阳虚阴盛的四逆，其性质是根本不同的。从治疗方药来看，本证的四逆是由肝胃气滞，气机不畅，阳郁于里，不能通达四末所致。因此，此证四逆，其程度并不严重，且无其他虚寒见证，诚如刘渡舟亦说："本证之四逆比少阴阳衰寒盛之四逆，手足发凉的程度较轻，范围较小，病机也不相同。此因阳郁而致，彼因阳衰而致，故此用疏气解郁法治疗，彼用回阳救逆法治疗二者不可混淆。"在临床辨证上是不难区分的。本条所以冠以"少阴病"，列于少阴病篇，主要是为了鉴别辨证。根据本证的病机特点，还当有腹中痛、泄利下重等症状，故柯韵伯认为"泄利下重"四字当列于"四逆"句后，作为四逆汤证的主证之一，不应列入或有证中，并把"泄利下重"作为本证的辨证要点，谓"条中无主证，而皆是或然证，四逆下必有阙文，今以泄利下重四字，移至四逆下，则本方乃有纲目"。因为肝木有病，每易侮土，木邪乘土，肝气不舒，常可见腹痛、泄利下重等证，治用四逆散以疏肝理气，透达郁阳。由于肝胃气滞，气机失常，故有或然之证。咳是肺寒气逆；悸为饮邪凌心；小便不利乃水气不化；下重为气郁于下等。姜建国在《伤寒思辩》中亦指出："本条所冠称，是因四逆散证可见'四逆'之症(气机郁滞，阳气不达四末)，而'四逆'症又是少阴寒化证的常见症，为了鉴别，为了辨异，于是就从'四逆'症的角度列出了这一条冠以少阴而又非少阴的四逆散证。论述之语相同，均称'少阴'；主治之症相同，均有'四逆'；命方之名相同，均称'四逆'。但一为'汤'，一为'散'，这又从'同'中提示'异'的一面，仲景其用意不昭然若揭了吗！"疏肝解郁，透达郁阳。四逆散方。四逆散由甘草、枳实、柴胡、芍药组成。方中柴胡疏肝解郁，枳实行气散结，芍药和营而调肝脾，甘草缓急和中，全方有宣畅气机、透达郁阳的作用，能使肝气调达，郁阳得伸，肝脾调和则肢厥自愈，腹痛泻利下重遂止。其或然证的加减法是：若咳系肺寒气逆，则加五味子、干姜以温肺而收气逆；若悸为寒饮凌心，则加桂枝以通心阳而益心神；若小便不利为水气不化，则加茯苓以利水；若腹中痛系寒凝气滞，则加附子温阳散寒以止痛；若泄利下重为阳气郁于下，则加薤白通阳散寒、行气导滞，气行则后重自除。以上加减法仅为举例，不可视为成法，临床当据证而辨，随证加减，方为合汇。

319条 少阴病，下利六七日，咳而呕渴，心烦，不得眠，猪苓汤主之。方十八。

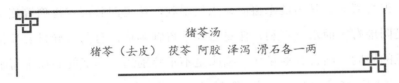

猪苓汤
猪苓（去皮） 茯苓 阿胶 泽泻 滑石各一两

右五味，以水四升，先煮四物，取二升，去滓，内阿胶烊尽。温服七合，日三服。

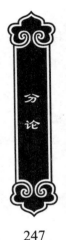
本条辩少阴阴虚有热，水气不利的证治。本条少阴下利，伴见咳而呕渴、心烦、不得眠，则当属少阴热化之证。而和猪苓汤清热滋阴利水，结合223条"若脉浮发热，渴欲饮水，小便不利者，猪苓汤主之。"是证当有"小便不利"之症，其病机为少阴阴虚有热，水气不利。水气不利，偏渗大肠，则下利；水气上逆，犯肺则咳，犯胃则呕；水热互结，津不上承，加之阴液虚少，故见口渴；阴虚则内热，虚热上扰，故见心烦不得眠；湿热内停，水气不化，故小便短赤而不利。猪苓汤证，一见于阳明病篇（即223条），一见于少阴篇（即本条），其叙证不同，其发病过程亦不同，阳明病的猪苓汤证，是阳明热证误下后的变证之一，阳明热证误下后，热不能除，而津液受伤，热与水结，蓄于下焦，因而出现阴津损伤水热互结之证。刘渡舟说："阳明热证误下之后，热邪深入下焦，肾与膀胱居于下焦而为水脏、水腑，热灼肾阴，伤其阴精，而使膀胱气化不利，水气内停，水热因而互结，故见'小便不利'和'渴欲饮水'之证。热邪盛于外则'脉浮发热'。此为阴虚水停，水热互结于下焦，治者用猪苓汤育阴清热利水。否则徒清热则不能救其津，独养阴又不能行其水。"少阴病之猪苓汤证是肾阴虚而有热，且亦水热互结于下焦，影响了水液代谢，以致水蓄不行，可见其总的病机是相同的，故都用猪苓汤清热滋阴利水。下利、心烦、口渴之症亦可见于阳虚阴盛之证，如282条中也有这些见症，但其证属阳虚寒盛，故虽有心烦而仍但欲寐，并且小便清长，是以论中指出："小便色白者，少阴病形悉具，小便白者，以下焦虚有寒，不能制水，故令色白也。"本证心烦却不得眠，且小便短赤不利，是以彼证属寒而此证属热。本证的咳呕下利与 316 条真武汤证相似，而且都是水气为患，但真武汤证是阳虚寒盛而兼水气不利，伴见四肢沉重疼痛等症，本证是阴虚有热而水气不利，伴见心烦不得眠等症，有同有异只要抓住其病机的异同，结合其他见症，临床是不难鉴别的。本证的心烦不得眠虽与黄连阿胶汤证相似，但黄连阿胶汤证阴虚有热而心肾不交，不兼水气，且邪热与阴虚均较重；本证以水气不利为主，热势较轻，阴虚亦不严重，若阴虚较甚，猪苓汤渗利之剂则有伤阴之弊，论中"汗出多而渴者，不可与猪苓汤"（224）的禁例就是由此而设，故其见症除心烦不得眠外，更兼咳而呕渴、小便不利等。

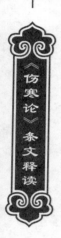

320 条　少阴病，得之二三日，口燥咽干者，急下之，宜大承气汤。方十九。

大承气汤
枳实五枚（炙）　厚朴半斤（去皮，炙）　大黄四两（酒洗）
芒消三合

右四味，以水一斗，先煮二味，取五升，去滓，内大黄，更煮取二升，去滓，内芒消，更上火，令一两沸。分温再服，一服得利，止后服。

本条论燥实伤津，真阴将竭，治当急下。本条之大承气汤急下证，是少阴病热化证因阴虚阳旺而导致肠府燥实，因肠府燥实伤津而致真阴将竭，以致土燥水竭，用大承气汤旨在急下燥结以救真阴，即急下阳明之实而救少阴之阴。是证乃少阴之变而非少阴之常。论中叙证简略，只提出"口燥咽干"一证作为辨证要点，口燥咽干虽然是燥热内结，蒸灼津液，肾阴损伤的表现，但作为急下的依据，似嫌不足，诚钱天来所谓"但口燥咽干，未必即是急下之证"，当兼有阳明府实燥结之证及其他阴分耗伤之证，不应理解为仅据口燥咽干即用急下。是证本属阴虚，又见阴伤邪结，病才二三日即见如此重证，所以必须急下，才能救被耗之阴。通腑泻热，急下存阴。大承气汤方。

321条 少阴病，自利清水，色纯青，心下必痛，口干燥者，可下之，宜大承气汤。二十。用前第十九方。一法用大柴胡汤。（本条论燥实阻结，迫液下泄，火炽津枯，治当急下。少阴病而下利，多为虚寒之证，但虚寒证之下利，必清稀如鸭溏，质薄而气腥，或下利清，且有脉微肢冷等阳虚阴盛之证。本证自利清水，不夹渣滓，与鸭溏或清谷不同，且兼色纯青、心下痛、口干燥之证，可见不属寒而属热，乃因燥屎阻结，不能自下，迫液下奔而旁流，故所下纯是稀水，即所谓热结旁流之证。是证少阴之阴本虚，又见阳明燥实，证势急迫，不仅土实水亏，更见肝胆火炽，疏泄太过，胆汁因而大量混入肠中，于是所下之水颜色纯青；木火上迫，是以心下必痛；火盛水竭，故而口干燥。所以必须急下邪实，遏燎原之火，才能救垂绝之阴。本证除论中所列诸证外，亦当有阳明里实之证，虽自利清水，但必有腹满拒按、绕脐痛、舌苔焦黄等症状。本证之治，已经下利，复用攻下，乃通因通用之法，只有腑实去，利始能止，欲竭之阴始能得救。热结旁流之证，以自利清水为特点，泻下纯为稀水，不夹渣滓，臭秽难闻，是燥实内结，不能自下，迫液下奔而旁流，故除自利清水外，必有阳明腑实之证可辨。）

322条 少阴病，六七日，腹胀，不大便者，急下之，宜大承气汤。二十一。用前第十九方。（本条论肠腑不通，土燥水竭，治当急下。本条

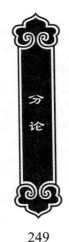

亦是土燥水竭之证，冠以少阴病，旨在提示是少阴阴虚，是少阴阴虚阳旺的热化证，病经六七日，又见腹部胀满、大便不通的阳明燥实证，肾阴势必进一步耗伤而频临竭绝的危险，因而必须急下阳明之实，方可救将竭之阴。可见"腹胀，不大便"是本证的审证要点，其腹胀不是一般的腹胀，而是腹大满不通，或腹满不减，减不足言，说明燥屎内结，壅滞很甚。另外，320 条有"口燥咽干"，321 条有"口干燥"，本证"腹胀，不大便"的同时亦当有口咽干燥的肾阴将竭之证。320 条、321 条、322 条统称少阴三急下症，因叙证简略，实各有侧重，故当联系互参，不可孤立看待。)

323 条 少阴病，脉沉者，急温之，宜四逆汤。方二十二。

250

四逆汤
甘草二两（炙） 干姜一两半 附子一枚（生用，去皮，破八片）

右三味，以水三升，煮取一升二合，去滓。分温再服。强人可大附子一枚、干姜三两。

本条辩少阴病脉沉，治当急温。本条叙证太简，仅言脉沉，即治以急温之而用四逆汤，可见其脉沉当是沉而微细，不是沉而实大。脉见沉而微细，是少阴虚寒本质的显露，若不急用温法，则下利、厥逆的亡阳之证就会很快接踵而至。因此，提出"急温之"，不但可以提高疗效，而且寓有见微知著，防止病势增剧的积极意义。这是仲景示人对虚寒之证，应该早期治疗，以免延误病机。回阳救逆。四逆汤方。本方由甘草、干姜、附子组成，方中附子温肾回阳，干姜温中散寒，甘草调中补虚，合为回阳救逆之要方，因其主治少阴阳虚阴盛而四肢厥逆，故方名四逆。关于本方何药为君，认识颇不一致，归纳起来，主要有两种意见，一是认为附子为君，一是认为甘草为君。各家之论述这里不多赘述。就驱寒回阳来说，附子自是首选药物，可以称王为君；但就配伍意义来说，炙甘草既能降低附子毒性，更能加强附子、干姜的温阳作用，可见甘草与附子同等重要.但干姜亦非可有可无，也是必用之药，俗谓"附子无姜不热"，如果不用干姜，就不能发挥其回阳救逆之作用。

324条　少阴病，饮食入口则吐，心中温温欲吐，复不能吐。始得之，手足寒，脉弦迟者，此胸中实，不可下也，当吐之。若膈上有寒饮，干呕者，不可吐也，当温之，宜四逆汤。二十三。方依上法。

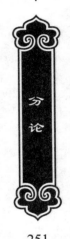

　　本条辩胸中实邪与膈上寒饮之证治。少阴病，饮食入口则吐，心中温温欲吐，复不能吐，既可见于少阴之阴寒上逆证，同时亦可见于痰实阻于胸膈证，临床须详于辨证。如果病初起，即见手足寒冷，脉象弦迟，而不是手足厥冷、脉微欲绝，是证则不是少阴虚寒证，而是邪阻胸中的实证。由于痰实之邪阻于胸膈，正气向上驱邪，故饮食入口则吐；不进食时，心中亦蕴结不适而上泛欲吐，但因实邪阻滞不行，故复不能吐；胸中阳气被痰实所阻，不得达于四末，故手足寒；邪结阳郁，故脉见弦迟。另外，痰实之邪阻于胸膈，每有上越之机，还可见到"胸中痞硬，气上冲咽喉不得息"（166）等证。总之，实邪在上，不可攻下，治当因势利导，"其高者，因而越之"，所以当吐之，可用瓜蒂散。如因少阴虚寒而致寒饮停于膈上，则不可误认为胸中邪实而用吐法。脾肾阳虚而不能化气布津，以致津液停聚而成寒饮，虚寒之气由下逆上，故见干呕。寒饮宜温，当用姜附剂温运脾肾之阳而化寒饮，乃阳复则饮去，而诸病自愈。故曰"不可吐也，当温之，宜四逆汤"。有谓"既云胸中有寒饮，何不用理中而用四逆?"因寒饮虽动于脾而归于肾，且脾肾之阳相关，是证既云四逆汤主之，必当有肾阳虚的见证，若确无肾阳虚之见证，纯系脾阳虚证，理中汤自当可以选用，另外如苓桂术甘汤、附子理中汤亦可据证而用。）

325条　少阴病，下利，脉微涩，呕而汗出，必数更衣反少者，当温其上，灸之。《脉经》云，灸厥阴可五十壮。（本条辩少阴阳虚血少下利的特征及治法。本条之"少阴病，下利"，是指虚寒之下利。利久不仅伤阳，亦会伤阴，而致阴血不足，"脉微涩"正是阳虚血少病理表现，微为阳气虚，涩为阴血少。阳虚而阴寒上逆则呕；卫外不固则汗出；阳虚气陷，摄纳无权，故大便频数而数更衣；然因阴血虚少，化源不足，无物可下，是以便量反少。这种大便次数虽多，而泻下之物甚少，即所谓"数更衣，反少者"，就是阳虚血少下利的特征。是证阳虚血少，既有阳虚气陷，又有阴盛气逆，若以汤药治疗，用温阳药则碍于血少，用降逆药则碍于下利，用升阳药又碍于呕逆，实难成剂。然毕竟以阳虚气陷为主，以灸法以温其上，益气升陷，以补汤药之不及。）

《伤寒论》条文释读

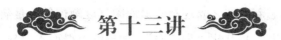

第十三讲

厥阴病脉证并治

厥阴病的特点是阖机不利，厥阴是潜阴也就是阖，能阖才能启阳。

326 条　厥阴之为病，消渴，气上撞心，心中疼热，饥而不欲食，食则吐蛔，下之利不止。（本条辩厥阴病提纲。本条揭示了厥阴病的实质，反映了厥阴病阴中有阳，寒热错杂的特点。厥阴属肝，禀风木而寄相火，寓阴尽阳生之机。病至厥阴，木郁化火，风火相煽，消灼津液，则见消渴。此处之"消渴"，乃渴而能饮、饮而又渴的一种症状，为求水欲自救的表现，与太阳蓄水、小便不利之消渴有别，也非多饮多尿的消渴病。厥阴之脉挟胃贯膈，今风木相火上冲，肝气横逆，故见气上撞心、心中疼热、嘈杂似饥等症状。此为上热证的表现。同时，肝困及脾，木郁土虚，脾失健运之职，所以虽饥却不欲食。由于脾虚肠寒，进食亦不能得到腐熟消化，反致胃气上逆而呕吐；若其人内有蛔虫寄生，因蛔虫喜温避寒，复闻食臭而上窜，故可见到"食则吐蛔"的情况。此为下寒证的表现。另一方面，厥阴本身即具阴尽阳生，极而复返的特性，病则阴阳不能协调而各趋其极，正如《诸病源候论》所说："阳并于上则上热，阴并于下则下寒。"这也是形成厥阴病上热下寒证的一个因素。证既属上热下寒、寒热错杂，治则当寒温并用，清上温下。若只见其热而忽视其寒，误用苦寒攻下之法，则脾阳更伤，中气下陷，势必造成下利不止的变证；同样，若只见其寒而忽视其热，误用辛热祛寒之剂，也会助火灼津，使消渴等上热证加重。）

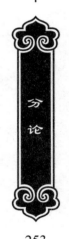

327 条　厥阴中风，脉微浮为欲愈，不浮为未愈。

328 条　厥阴病欲解时，从丑至卯上。

329 条　厥阴病，渴欲饮水者，少少与之愈。

本条辩厥阴病向愈的机转与欲解的时间。厥阴经为三阴之尽。病至厥阴，若原本沉微之脉逐渐浮起，呈轻缓柔和之象，或出现微渴欲饮

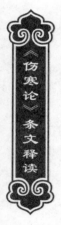

的情况，则标志着阴寒之邪逐渐衰退而阳气逐渐恢复，是病情由阴转阳、由里出表的佳兆，故其病"为欲愈"。如果脉沉微而不浮起，则表明阴寒之邪尚盛，阳气未复，故知"未愈"。正如《辨脉法》所云："凡脉大、浮、数、动、滑，此名阳也；脉沉、涩、弱、弦、微，此名阴也。凡阴病见阳脉者生，阳病见阴脉者死。这里有必要指出的是，判断厥阴病的"欲愈"与"未愈"，应该举一反三，全面分析病情，始能作出正确的诊断。不能仅以一症一脉为据，而草率地下结论。假如脉象不是浮而轻缓柔和，而是浮大无根，或久病暴出浮脉，脉证不符，则显然不是向愈之兆，而是虚阳欲脱的危候。再如"渴欲饮水"，当与上热下寒证的消渴，以及厥阴阳复太过，阳热亢盛，灼伤津液所致的口渴引饮、大烦渴不解区别开来。此为厥阴病邪退阳复的渴欲饮水，因阳气乍复，津液一时不及上承，因而口渴。故不需药物治疗，只要少量与水饮之，以滋助其津液，使阴阳自和，其病自愈。若饮水过多，反使阳气复伤而致停饮为患，故曰"少少与之"。至于厥阴病欲解时间，从丑至卯上（即在凌晨 1 时后至 6 时前的 6 个小时内）正当日出之时，阳气渐长，阴气渐消，符合厥阴阴尽阳生的机理，故为其病欲解的最有利时机。

330 条 诸四逆厥者，不可下之，虚家亦然。（本条论虚寒厥逆之证禁用下法。四肢厥逆有寒热虚实之分，"诸"字在此处为发语词，并非言及一切厥证。因此，"诸四逆厥"与"虚家亦然"可互为映证，说明这里是指虚寒性质的厥逆不可用攻下之法。既是阳气衰微、阴寒内盛的虚寒厥逆，治当回阳救逆，若反用攻下之法，则犯虚虚之戒，使阳气更衰，阴寒更甚，故曰："不可下之"。所谓"不可下之"，也不一定就是专指下法而言，举凡一切攻伐之剂，都应在禁例的范畴。推而广之，凡因虚（包括气虚、血虚、阴虚、阳虚）所致的证候，不论其有无厥逆，皆不可妄用攻伐之法，以免戕害正气。）

331 条 伤寒，先厥后发热而利者，必自止，见厥复利。（本条论先厥后热，阳气来复，病情向愈。厥热胜复，是厥阴病发展过程中阴阳消长、邪正进退的外在反映。其表现为四肢厥冷与发热交替出现，厥为阴盛，热为阳复。一般地说，邪进正退，阴盛阳衰则厥冷；正进邪退、阳长阴消则发热。本条所言证候，先有厥冷，则标志阴寒盛而阳气衰，可推知此证不仅见厥，且往往伴随虚寒下利。在此过程中，若出现发热，须与阴盛格阳、阳气欲脱的假热鉴别，病人发热而肢温脉回，并无烦躁不安，则标志阳气来复，阴寒之邪渐退，正气抗病力增强，故下利亦会随之停止。阳气如果能持续恢复，则病可向愈；如阳复不及，不能持久抗邪，则阴寒又卷土重来，则肢厥复见，下利亦随之复作，故曰"见厥复利"。）

332 条 伤寒，始发热六日，厥反九日而利。凡厥利者，当不能食，今反能食者，恐为除中（一云消中）。食以索饼，不发热者，知胃气尚在，必愈，恐暴热来出而复去也。后日脉之，其热续在者，期之旦日夜半愈。所以然者，本发热六日，厥反九日，复发热三日，并前六日，亦为九日，与厥相应，故期之旦日夜半愈。后三日脉之而脉数，其热不罢者，此为热气有余，必发痈脓也。（本条辩厥热胜复中，阳气来复与除中的鉴别。本条指出厥热胜复证出现能食的情况时，应当辨别是阳气来复的佳兆，还是胃气垂绝、回光返照的危候。本证开始是厥冷的时间长，发热的时间短，并伴有下利，此为阴盛阳虚，运化无力，当不能食。今反能食，则有两种可能：一是阳复阴退胃气来复的佳兆，所谓有胃气则生；一是胃气垂败，回光返照的除中，所谓无胃气则死。鉴别之法，可用"食以素饼"的方法进行试探。如食后安然而不发热，或仅有微热，在以后几天的诊察中未见异常，发热继续存在且与前面厥冷的天数相等，则可证明是阳气来复，脾胃转运，食欲已苏，正气抗邪力增，阴阳趋向平衡，因知病必向愈。如食后突然发热，旋即热去阳亡，则属胃气衰败，将绝的胃气完全发露于外，这就是除中证，预后不良。仲景这种观察方法，既有理论依据，又有临床参考价值，深为后世医家所重视。但是，在厥热胜复阶段，阳气回复亦不可太过，太过则变利为害。如食后发热经久不退，超过了与厥相应的时间，则为阳复太过，病从热化。邪热内炽，郁蒸经脉，壅滞气化，可发生痈脓的变证。）

333 条 伤寒脉迟六七日，而反与《黄芩汤》彻其热，脉迟为寒，今

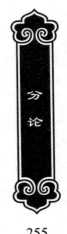

分论

255

与《黄芩汤》复除其热，腹中应冷，当不能食，今反能食，此名除中，必死。（本条辨除中的成因、特征及其预后。伤寒脉迟，病在足太阴脾，必有下利，当用理中之法。如延误治疗，至六七日，则可传厥阴。此时虽为阴寒之极，但可有阳复之机。医者不辨真伪，不查虚实，将阳复之热当作阳盛之热而误投黄芩汤以除之，以寒治寒，必致胃气大伤。既是阴盛阳微的虚寒之证，应有腹中冷痛下利，不能饮食的症状，今反能食，便是除中的特征。因为已虚的胃气经寒凉的攻伐更趋衰败，真脏之气外露，如回光返照，残灯复明，预后极为凶险，故曰"必死"。因此，本条给人以两点启示：一是治疗三阴寒证，不但要注意先天肾阳的强弱，同时也要顾及后天脾胃阳气的盛衰。因为胃乃三阴之屏障，为水谷之海，气血化生之源，属后天之本。胃气之存亡，关系到人体生命之安危，即有胃气则生，无胃气则死。所以保胃气，特别是保护脾胃的阳气，亦为治疗虚寒证的根本原则之一。二是三阴虚寒性下利，即使有发热的现象，若不是阴寒内盛，迫阳外越的真寒假热证，便是阳气乍回的佳象，千万不要滥投寒凉之药，以致出现"除中"的死证。本条除中证，虽是由黄芩汤误治而成，但临床上多有不经误治而出现除中者。如一些慢性消耗性疾病，其临床表现为久病而正气极度衰竭之人，一向进食很少或根本不能食，病情未见好转，却突然出现食欲亢奋，强求进食的反常现象，食后则病情恶化或突然衰竭而死亡。因而除中证是濒危之先兆，极难救治，不可不慎。）

334条 伤寒，先厥后发热，下利必自止，而反汗出，咽中痛者，其喉为痹。发热无汗，而利必自止，若不止，必便脓血，便脓血者，其喉不痹。（本条辨阳复欲愈候与阳复太过的变证。本条着重论述厥热胜复过程中，阳复太过所出现的两种变证。伤寒先有厥利而后见发热，是阳气恢复、阴寒退却的表现。若阳复正常，阴阳得以平衡，则厥回利止而病情向愈；若阳复太过，寒邪化热，则可产生新的变证。随着邪热所伤部位不同，变证的临床表现亦异。若热势盛于上，熏蒸气分，则迫津外泄而反见汗出，或上灼咽喉而为痹。若热势向下，郁于血分，则耗伤津液而无汗，或腐灼肠络而便脓血。一般地说，邪热内盛，不是向上向外薰灼，就是向内向下蒸迫，总向一处发泄而为患，故曰"便脓血者，其喉不痹。"但是，当火热鸱张之时，也会四处肆虐，充斥为患，此时则往往上下齐发，数症并见，故须活看。）

335条 伤寒，一二日至四五日，厥者必发热。前热者后必厥，厥深者热亦深，厥微者热亦微。厥应下之（，而反发汗者，必口伤烂赤。（本条论热厥的辨证要领与治则，以及误治后的变证。热厥的形成，主要是邪热深伏，阳气内郁，以致阴阳气不相顺接，出现四肢厥冷的证候。但在厥冷之前，必有发热的症状，且厥冷之时，亦有里热症状出现。四肢厥冷愈甚，则表明邪热郁伏愈深；四肢厥冷较轻，则表明邪热郁伏亦浅。厥冷的轻重与里热郁伏的浅深相应，这就是热厥证的辨证要点。热厥既由邪热内伏、阳郁不达所致，治疗原则应是清下里热。若为无形邪热亢盛所致，可用白虎汤清之；若为有形邪热内结所致，可用承气汤下之。若只见其厥冷，不辨其实热，误将热厥当作表寒而用辛温发汗，则更加助热灼津，使火热上炎清窍，发生口舌红肿溃烂等变证。本条叙证简略。对热厥的诊断，尚须根据肢厥与胸腹灼热、口燥、苔黄、脉有力等里热症状并见，方不致误。）

336条 伤寒病，厥五日，热亦五日，设六日当复厥，不厥者自愈。厥终不过五日，以热五日，故知自愈。（本条论先厥后热，厥热相等，其病好转。厥热胜复中，由于厥与热代表邪正消长、病势进退的基本病变机转，故可根据厥热多少来判断病势的进退。本证先厥五日，为阴寒盛，后热五日，为阳气复。倘若阴寒再盛，则第六日当复厥，今不厥，因此发热与厥逆的时间相等，表明阴阳已趋于相对平衡，故知病能自愈。但是，厥与热的日数，似不必拘于绝对相等，应以脉证为据。）

337条 凡厥者，阴阳气不相顺接，便为厥。厥者，手足逆冷者是也。（本条辩厥证的病理机制及临床特征。本条概括了厥证的病理机制和临床特点。这里所说的"凡厥"，是指论中所述及的许多厥证，如寒厥、热厥、蛔厥、脏厥、痰厥、气厥、血厥、水厥等等。它们并不是单独的疾病，而是在疾病的发生演变过程中所出现的证候。虽然其中有的厥证可

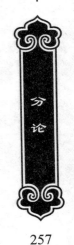

在内伤杂病中出现，但本论所述之厥证仍以外感病中所出现者为主。而且，这些厥证不仅见于厥阴病，也见于少阴病和阳明病（如寒厥和热厥）。厥证的形成，可由种种原因引起，但其机理则一，皆是由于"阴阳气不相顺接"所致。厥证的伴随症状，可形形色色，但都有共同的临床特征，即"手足逆冷"。所谓"阴阳气不相顺接"，历代注家见解不一，主要有四种：一说是阴经之气与阳经之气不相顺接，三阴三阳经脉循行各相接于手足十指，如阴阳经气不相贯通则手足逆冷；二说是厥阴肝经阴阳之气不相顺接，或阳为寒邪所郁，或阴为热邪所遏，二气不相交通而致厥；三说是脾胃阴阳之气不相顺接，胃逆脾陷，中气不运，四肢失养而致厥；四说乃根据《内经》"阳受气于四肢，阴受气于五脏"的理论，认为阴阳气不相顺接实际上是指人体内脏之气与体表四肢之气不相顺接，亦即表里之气不能互相贯通，所以手足厥冷。我们认为，以上解释当以第四说较全面、合理。所谓"阴气"，在这里是指人体内脏之气；"阳气"在这里是指敷布于肌表、充养四肢之气。在正常情况下，人体内脏之气源源不断地补充、接济敷布于体表四肢之气，从而保持肢体温和，这便是"阴阳气相顺接"；如果内脏之气或因虚衰而无力外达，或因邪阻而不能透出肌表，使体表四肢阳气来源阻断，出现手足甚至全身厥冷的症状，则为"阴阳气不相顺接"。进而言之，《伤寒论》所论厥证，与《内经》虽有渊源关系，但仍有其独特内涵，不可混淆。厥，作为一种病证，最早见于《内经》，而以《厥论篇》论述较详，且首揭寒厥、热厥之类，其它各篇又列举卒厥、暴厥、尸厥、大厥、煎厥、薄厥、痿厥、癃厥以及六经厥逆种种，可谓内容丰富，范围广泛。这些厥证虽然也有四肢厥冷，但并非主要症状，更非共同特点（如热厥便是手足发热）。其总的病机，多由七情内伤，房室不节，脏腑功能失调，阴阳气血失调、下虚上盛等因素所致，治法则重在扶正以安内，但仅有针刺补泻而无方药。仲景论厥，继承并发展了《内经》的学术思想，在《内经·厥论篇》阴阳失调、气机逆乱而成厥的理论基础上，结合临床实践经验，在外感病方面扩大了厥证的病因、病位范围，对各种厥证的辨证治疗，既有鉴别比较，又有综合概括，而理、法、方、药尽寓其中，弥补了《内经》之不足，对后世治疗厥证有着积极的指导意义。）

338条 伤寒脉微而厥，至七八日肤冷，其人躁无暂安时者，此为藏厥，非蛔厥也。蛔厥者，其人当吐蛔。令病者静，而复时烦者，此为藏寒，蛔上入其膈，故烦，须臾复止，得食而呕，又烦者，蛔闻食臭出，其人常自吐蛔。蛔厥者，《乌梅丸》主之。又主久利。方一。

乌梅丸

乌梅三百枚　细辛六两　干姜十两　黄连十六两　当归四两
附子六两（炮，去皮）　蜀椒四两（出汗）　桂枝六两（去皮）
人参六两　黄柏六两

右十味，异捣筛，合治之，以苦酒渍乌梅一宿，去核，蒸之五斗米下，饭熟捣成泥，和药令相得，内臼中，与蜜杵二千下，丸如梧桐子大。先食饮服十丸，日三服，稍加至二十丸。禁生冷、滑物、臭食等。

　本条辩蛔厥与脏厥的鉴别及其证治。本条用比较辨证的方法，通过蛔厥与脏厥的异同鉴别，突出了蛔厥证的证候与病机特点。同时，指出了蛔厥证的主方是乌梅丸。蛔厥与脏厥，都有脉微、肢厥、烦躁的症状，但其程度、病机和预后迥然不同。脏厥厥冷的程度严重，不仅四肢厥逆，而且全身肌肤俱冷。病人烦躁以躁扰不宁为主，故曰"躁无暂安时"。这是真阴极虚，脏气衰败，心神涣散的表现。由于阳气衰微，不能鼓动血脉，故脉微而欲绝，其病情十分险恶，预后不良。蛔厥的脉微、肢厥与烦躁乃阵发性发作，且程度较脏厥为轻，其病机是上热下寒，蛔虫内扰。由于病人上焦（膈上）有热，肠中虚寒，蛔虫避寒就温，不安其位而上窜，扰乱体内阳气的正常运行，故出现脉微、肢厥、烦躁以烦为主，时烦时静，严重时可有剧烈腹痛、呕吐或吐出蛔虫等症状。若蛔虫内伏不扰，则心烦、腹痛等症状随之消失，故曰"须臾复止"。若进食则诱发蛔虫窜动，而心烦、呕吐、腹痛发作，故称"又烦"。痛剧时体内阳气郁遏，气血流行不畅，则可出现肢厥、脉微。疼痛缓解后，则手足温和，脉亦转平。既然蛔厥证是由上热下寒，蛔虫内扰所致，所以治疗宜清上温下，扶正制蛔，方用乌梅丸。乌梅丸酸甘苦辛合剂，寒温并用，攻补兼施，它不仅能主治寒热错杂的蛔厥证，而且可治疗寒热不调，反复发作的下利。清上温下，扶正制蛔。乌梅丸方。本方以乌梅为君，重用乌梅、苦酒之酸，敛肝阴而制木火之横逆上亢；伍人参可培土以御木侮；伍细辛、蜀椒疏肝用而不使过亢；伍黄连、黄柏，酸苦涌泄以泄肝火；伍当归可养肝血而滋肝体，以固厥阴之本。从清上温下的功用看，黄连、黄柏苦寒，清泄上攻之木火；附子、干姜、细辛、蜀椒辛开厥阴气机，疏通阳气而温下寒。两队药寒温并行，清上温下，辛开苦降，相反相成。再从扶正制蛔的功用看，蛔虫得酸则静，乌梅、苦酒酸以制蛔；蛔虫得苦则下，黄连、黄柏苦以下蛔；蛔虫得辛则伏，蜀椒、细辛、干姜、附子辛以伏蛔。方中尚有人参、当归、米粉、白蜜益气养血，润燥生津，使祛邪而不伤正，扶正而有助祛邪，故被后世奉为治蛔祖方。但是，我们不能因此而将乌梅丸看成是治虫之专剂，这就大大局限了乌梅丸的治疗范围和作用。由于它既能清上温下，辛开苦降，又能调和阴阳，扶正制蛔，故不仅是治疗蛔厥证的主方，同时也是治疗厥阴病阴阳失调，木火内炽，寒热错杂证的主方。

339条 伤寒，热少微厥，指（一作稍）头寒，嘿嘿不欲食，烦躁，数日小便利，色白者，此热除也，欲得食，其病为愈。若厥而呕，胸胁烦满者，其后必便血。（本条辩热厥轻证的两种转归。伤寒热少厥微，如上条所述，属热厥之轻证。由于热少，阳郁不甚，故仅表现指头寒冷；郁阳阻滞胃气，扰乱心神，故见默默不欲食，烦躁。数日之后，若小便利而色白（即小便清长），说明邪热将去，胃气将和，患者转为神静欲食，病必向愈；若出现肢厥加重，甚至频频呕吐，胸胁烦满的症状，则为热邪不能透达，阳郁加重，厥阴经气不利，木邪犯胃的表现。此时，若因循失治，热邪必伤阴络，迫血下行，而发生便血的变证。）

340条 病者手足厥冷，言我不结胸，小腹满，按之痛者，此冷结在膀胱关元也。（本条论寒凝下焦，冷结膀胱关元致厥。《灵枢·经脉篇》

云："足厥阴之脉，起于足大指丛毛之际……过阴器，抵小腹"故小腹为厥阴经脉所属。今病人手足厥冷，"言我不结胸"，则提示病不在上、中二焦；又见小腹满、按之痛，可断为厥阴阳气衰微，寒冷之邪结于下焦所致，故曰"此冷结在膀胱关元也。"膀胱位于下焦，与肾为表里而主气化，关元为三阴经脉与任脉相会之处。冷结在此，气机受阻，故小腹胀满，按之疼痛；阳气不能通达四肢，故手足厥冷。既是下焦冷结，还应伴有小腹喜温怕寒，小便清长，苔白脉迟等症状。原文虽未出治法与方药，但根据病机，应当以温阳驱寒为法，可外灸关元、气海等穴，内服当归四逆加吴茱萸生姜汤之类。）

341条 伤寒，发热四日，厥反三日，复热四日，厥少热多者，其病当愈。四日至七日，热不除者，必便脓血。（本条论厥阴病阳复自愈证和阳复太过的变证。伤寒发热四日，厥反三日，又复发热四日，根据阴阳胜复之理，其热多于厥，是为阳复阴退，病情向好的方面发展，其证有向愈之机，故云"其病当愈"。但是，阳复之热应随阴阳平衡而自罢，否则，矫枉过正，阳盛化热，损伤肠络，可产生便脓血的变证。）

342条 伤寒，厥四日，热反三日，复厥五日，其病为进。寒多热少，阳气退，故为进也。（本条论先厥后热，厥多热少，其病为进。厥为阴盛，热为阳复，今厥四日，热反三日，厥多于热，已现阳复不及之象，继而又厥五日，则阴寒更甚，阳气更微，病情更加严重；所以为病进。同前341条一样，本条辨阳衰阴盛为病进，关键在于"寒多热少"，但不能拘于日数。）

343条 伤寒六七日，脉微，手足厥冷，烦躁，灸厥阴。厥不还者，死。（本条辨阳气衰竭，正不胜邪的危候。伤寒六七日，病传厥阴，出现脉微，手足厥冷，是阳气衰微，阴寒独盛的脏厥证。此时更见烦躁，则为虚阳欲脱、心神涣散的危候。救治之法，当急温之，艾灸厥阴经穴。灸后手足转温者，表明阳气得以回复，疾病尚有生机。若灸后手足厥冷不回，则阳气已经断绝，无法挽回，故曰"死"。至于艾灸之法，既可灸厥阴经穴，如太冲、行间、章门等，亦可灸关元、气海、神阙，同时配合回阳救逆之

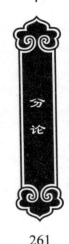

方药，可增强疗效。）

344条 伤寒，发热，下利，厥逆，躁不得卧者，死。（本条论阴寒内盛，虚阳欲脱的危候。厥阴虚寒证出现发热，如属阳气来复，下利当自止，手足当转温；今虽发热而厥利依然，更增躁不得卧，可见此发热非阳气来复，而是虚阳欲脱，阴盛格阳，所以为死候。本条之躁，与298条"少阴病不烦而躁"，338条"其人躁无暂安时"同义，皆为阳亡神散，无法挽救。）

345条 伤寒，发热，下利至甚，厥不止者，死。（本条论阴竭阳绝的危候。本证发热下利，手足厥冷，其病机与上条无异。所不同的是，本证虽未出现躁不得卧，但下利已达到最严重的程度，则阴液已耗竭；厥不止，是四肢厥冷的程度亦更为严重，则阳亡于外可知。病至阴竭阳脱、阴阳离决的境地，故曰"死"。）

346条 伤寒，六七日不利，便发热而利，其人汗出不止者，死。有阴无阳故也。（本条论大汗亡阳的危候。伤寒六七日，虽手足厥冷，但不下利，说明病变虽已入厥阴，但尚不严重。现在突然发热而利，且其人汗出不止，是病情起了新的变化，应当仔细辨析。病人发热，若为阳复，自当厥回利止，今发热与下利俱作，同时并见四肢厥冷，汗出不止，脉沉微，舌淡苔白等，是阴寒独盛于内，格阳于外的危候，所谓有阴无阳者他。本证与上条病机基本一致，均为阳亡阴竭，但辨证的关键则在汗出不止，汗出不止正是阳气暴脱，不能固摄阴液，阴阳即将耗竭而离决的表现，故曰"死"。）

347条 伤寒五六日，不结胸，腹濡，脉虚，复厥者，不可下，此亡血，下之死。（本条辩血虚致厥的脉证与治禁。此条以腹诊与脉诊合参，鉴别厥证的虚实。伤寒五六日，一般为邪传入里，若与痰水互结于胸膈而成结胸者，其人必心下硬满疼痛，甚则从心下至少腹硬满而痛不可近手，脉当沉紧；若邪热与宿食结于肠腑而成阳明实证者，其腹必胀满硬痛拒按，脉沉实有力。今病人并无结胸等实证，腹部按之柔软，脉象虚弱而四肢厥冷，可知其厥非实邪阻隔阳气，乃血虚失运，阳气不充所致。患者可能伴有大便秘结，是因血虚津少而大肠不润的缘故。既是血虚致厥，治当补气养血，而切忌攻伐，故曰"不可下"。若误用下法，则犯虚虚之戒，可使病情加重，甚至危及患者生命。）

348条 发热而厥，七日下利者，为难治。（本条论发热厥利难治证。本条言简而意广。发热，厥逆，下利并见者，亦可见于寒厥，亦可见于热厥。见于寒厥者，发热则为阳气浮越，厥利则为阴寒内盛，故病情危重而难治；见于热厥者，发热为邪热内炽，厥逆为阳盛于内，格阴于外。下利或为热结旁流或为湿热下迫。病情亦危重而难治。关于厥证危重证，综以上几条所述，其临床表现有厥逆，发热，下利，大汗出，脉微，烦躁等，或一二症为主，或数症并见，总的病机乃是寒盛于内，格阳于外，阳亡阴竭，阴阳离决，故见厥不还或厥不止，或下利至甚，或汗出不止，或躁不得卧等难以救治的死证。但须注意的是，上述危重证多为虚寒之厥，且发热与厥利同见，此发热乃阳气外脱之候，故知寒厥多死证。本条虽热、厥、利同见，却不拘寒厥热厥，故曰"难治"。若为寒厥则死，若为热厥或可挽救，可见仲景审证度势，用词非常严谨。）

349条 伤寒脉促，手足厥逆，可灸之。（促一作纵）。（本条论阴盛阳郁致厥，可用灸法。伤寒脉促，当辨寒热虚实。一般地说，阳盛则脉促，为促而有力，主热证。然而此处脉促，又与手足厥逆并见，若是真热假寒之热厥证，为何"可灸之"？于是，有的注家便认为此脉促，乃促而无力，为阳衰阴盛所致。然而，既是阳衰阴盛，脉当沉微，甚至脉微欲绝，何以脉促？且治法不用四逆辈回阳救逆，仅言灸之而已？我认为，本证阴寒内盛固不容置疑，但阳虚的程度尚不十分严重，虚阳被寒邪所郁，仍在与寒邪相争，极欲向外伸展，故现脉促。此脉之促，非数中一止，乃急促，短促之象。如 21 条："太阳病，下之后，脉促胸满者……"，34条："太阳病，桂枝证，医反下之，利遂不止，脉促者，表未解也……"140条："太阳病，下之，其脉促……"此三条皆因误下后阳气受挫，郁而不宣，但正气仍有拒邪之力，与本条脉促的机理可谓殊途同归。仲景用灸法，意在驱散外郁之寒邪，鼓舞内郁之阳气，诚如尤在泾所云，意在"引

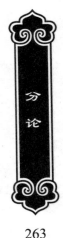

阳外出"耳。)

350 条 伤寒，脉滑而厥者，里有热，白虎汤主之。方二。

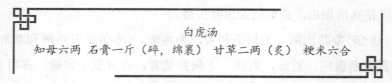

白虎汤
知母六两　石膏一斤（碎，绵裹）　甘草二两（炙）　粳米六合

右四味，以水一斗，煮米熟汤成，去滓。温服一升，日三服。

本条辩无形邪热亢盛致厥的证治。脉滑动数流利，与四肢厥冷同见，可以肯定此厥非寒非虚，乃属热属实。脉象流利而不涩滞，表明实热虽盛，但并未锢结，故治法当用白虎清解而不用承气攻下。里热清透，阳气宣通，则肢厥自愈。本条举脉略证，验之临床，除肢厥外，当有胸腹灼热，口渴心烦，小便短赤，舌苔黄燥等里热表现。

351 条 手足厥寒，脉细欲绝者，当归四逆汤主之。方三。

当归四逆汤
当归三两　桂枝三两（去皮）　芍药三两　细辛三两　甘草二两（炙）
通草二两　大枣二十五枚（擘。一法，十二枚）

右七味，以水八升，煮取三升，去滓。温服一升，日三服。

352 条 若其人内有久寒者，宜当归四逆加吴茱萸生姜汤主之。方四。

当归四逆加吴茱萸生姜汤
当归三两　芍药三两　甘草二两（炙）　通草二两　桂枝三两（去皮）
细辛三两　生姜半斤（切）　吴茱萸二升　大枣二十五枚（擘）

右九味，以水六升，清酒六升和，煮取五升，去滓。温分五服。一方，水酒各四升。

本条论血虚寒厥及兼内有久寒的证治。本条言手足厥寒，说明四肢厥冷的程度较轻，如 339 条"热少厥微指头寒"，虽彼为热厥，此属寒厥，但厥冷程度轻微则是一致的。本证的辨证要点是脉细欲绝。脉细为血虚，厥阴肝血不足，血虚寒郁，脉道失充，运行不利，故脉细欲绝；四肢失于温阳，故手足厥寒。同时，本证可伴见四肢关节疼痛，身痛腰痛等寒邪凝滞经络的症状。既是血虚寒凝，经脉不利，治疗当养血散寒，温通经脉，用当归四逆汤主之。若患者平素阳虚，寒邪久伏脏腑，或寒凝胞宫致月经不调，白带清稀，宫寒不孕；或寒滞胃肠而致腹痛，呕吐，下利；或寒积下焦而致少腹冷痛，疝气等，可在当归四逆汤的基础上，再加入吴茱萸、生姜，以温中散寒，涤饮降逆，并以清酒扶助药力，驱散久伏之沉寒痼冷。本证与四逆汤证同为寒厥，但四逆汤证是少阴肾阳衰微，阴寒内盛，故手足厥冷而脉微欲绝，本证是厥阴血虚寒凝，经脉失养，故手足厥寒而脉细欲绝。厥冷有轻重之别，而辨脉在微细之间，不可不知。养血散寒，温通经脉——当归四逆汤方。养血通脉，温散久寒——当归四逆加吴茱萸生姜汤方。当归四逆汤即桂枝汤去生姜，倍用大枣，加当归、细辛、通草而成。方中当归辛甘温，养血补血；桂枝辛甘温，散寒通脉，二药相须为主。配芍药益阴和营，助当归补血通痹；细辛直入三阴，助桂枝温经散寒。甘草、大枣补益中气，通草通利血脉。全方立足养血，以温为主，以通为要，有利血脉以散寒邪之功，调营卫以通阳气之效，因主治血虚寒凝之厥，故名当归四逆汤。若寒邪久伏于内者，则在本方基础上加吴茱萸温肝散寒，既无温燥伤血灼阴之虞，又无鼓动木火升腾上炎之弊，以其辛苦泄降且有助于心包阳热之下温；再加生姜散寒涤饮，鼓舞营卫以助血行。水酒合煎，更增温运血行之力。是方散寒而不助火，养血而不滞邪，实为厥阴血虚，内有久寒之良方。

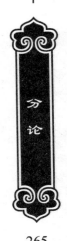

353条 大汗出，热不去，内拘急，四肢疼，又下利、厥逆而恶寒者，四逆汤主之。方五。

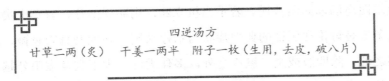

四逆汤方
甘草二两（炙） 干姜一两半 附子一枚（生用，去皮，破八片）

右三味，以水三升，煮取一升二合，去滓。分温再服。若强人，可用大附子一枚、干姜三两。

本条辩厥阴亡阳，寒盛致厥的证治。本条是论述厥阴寒盛于内，格阳于外的重证。所谓"大汗出"，是指汗出如水淋漓，乃阳气外脱、阴无所附的表现，其汗如油，且冷，当与白虎汤证热盛迫津外泄之大汗鉴别。彼为热汗如雨，此为冷汗如油；彼为大热迫津，汗出之后热随汗外越，此为阳亡阴泄，汗出之后热仍不去；彼为蒸蒸发热，面色缘缘正赤，此为残阳外越，虽热而不甚高，面色淡红如妆、时隐时现（戴阳），这是辨真热假热的关键。阳虚阴盛，筋脉失温；汗出津伤，筋脉失濡，故内则腹中挛急，外则四肢关节疼痛。里阳虚而阴寒盛，故下利；表阳虚而卫不固，故恶寒。此乃真寒假热，内外俱虚，故当用四逆汤急救回阳。但是，有的注家从表里同病的角度解释此条，认为本证既有恶寒发热，又有下利肢厥，乃表里同病，而以里证为急，治当先里后表，如92条:"病发热头痛，脉反沉，若不差，身体疼痛，当救其里，宜四逆汤。"尽管对病机的解释不同，但急温其里的治法则一，在指导千变万化的临床实践中，仍有一定的参考意义。

　　354条　大汗，若大下利而厥冷者，四逆汤主之。用前第五方。（本条辩阳衰阴盛致厥的证治。患者大汗淋漓，复下利不止而四肢厥逆，是真阳衰微、阴寒内盛的危候。阳气虚衰，不能固摄肌表，则阴无所附，故大汗出；阴寒内盛，清阳下陷，火不生土，故大下利；汗利交迫，阳脱阴竭，阴阳气不相顺接，故四肢厥冷。有人认为本条"大汗"非指症状，乃指误治。此说亦不无道理。但误用峻汗之后，患者亦可出现亡阳的大汗之症。总之，本证病情急剧，既可由寒邪骤中或阳气暴衰所致，亦可因误用汗下、损伤阳气而成。关键在于抓住其阳衰阴盛致厥的机理，及时投用四逆汤以回阳救逆。若不当机立断，则贻误治疗，害莫大矣。以上两条皆是讨论寒厥证的典型症状与治疗法则。寒厥乃真阳衰微、阴寒内盛之证，除四肢或全身厥冷之外，多伴大汗、大下利及虚阳外越之假热症状，虽有发热而胸腹并不灼热，虽有恶寒而脉反沉微欲绝，此为辨证要点。）

　　355条　病人手足厥冷，脉乍紧者，邪结在胸中，心下满而烦，饥不能食者，病在胸中，当须吐之，宜瓜蒂散。方七。

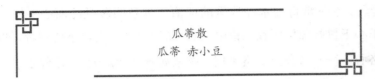

瓜蒂散

瓜蒂 赤小豆

右二味，各等分，异捣筛，合内臼中，更治之。别以香豉一合，用热汤七合，煮作稀糜，去滓取汁。和散一钱匕，温顿服之。不吐者，少少加，得快吐乃止。诸亡血虚家，不可与《瓜蒂散》。

本条辩胸中痰实致厥的证治。病人出现手足厥冷时，切其脉象乍然而紧，同时伴有脘腹与胸膈满闷、心烦、饥不能食的症状，这是由于痰涎或宿食等有形实邪阻塞于胸中所致。邪实于胸膈，胸阳被阻，不能外达于四肢，故手足厥冷；脉乍然而紧，不仅为寒邪收引之象，而且主痰涎、宿食等实邪阻滞于里，《金匮要略·腹满寒疝宿食病脉证治》云："脉乍紧如转索无常者，有宿食也。"又云："脉紧，头痛风寒，腹中有宿食不化也。"即是明证。实邪郁遏气机，脾胃升降失常，运化无权，故见心下满而烦，饥而不欲食。本证邪实胸中，病位偏高，本着"其高者，因而越之"的治疗原则，故用瓜蒂散因势利导，涌吐胸中之实邪。实邪得去，胸阳畅达，气机通利，则肢厥烦满诸证自解。《伤寒论》中痰食阻滞证共有三条，除本条外。166 条云："胸中痞硬，气上冲咽喉不得息者，此为胸有寒也，当吐之，宜瓜蒂散。"324 条云："少阴病，饮食入口则吐，心中温温欲吐，复不能吐，始得之，手足寒，脉弦迟者，此胸中实，不可下也，当吐之。"虽叙证有别，但病机则一，故均以瓜蒂散主治。宜彼此互参。

356 条 伤寒，厥而心下悸，宜先治水，当服茯苓甘草汤，却治其厥。不尔，水渍入胃，必作利也。茯苓甘草汤。方八。

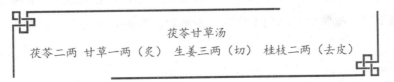

茯苓甘草汤

茯苓二两 甘草一两（炙） 生姜三两（切） 桂枝二两（去皮）

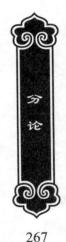

右四味，以水四升，煮取二升，去滓。分温三服。

☁—本条辩胃虚水停致厥的证治。本条四肢厥冷而心下悸，为水饮停于心下胃脘部位所致。论中 127 条曰"太阳病，小便利者，以饮水多，必心下悸"，《金匮要略·痰饮咳嗽病脉证治》云："水停心下，甚者则悸"可见"心下悸"为水饮内停的主证之一。厥与心下悸并提，示人以同中求异的辨证方法。水饮内停心下，阳气被遏，不能通达于四肢，故四肢厥冷；水停胃脘，上逆凌心，故心下悸动不宁。既然厥与悸皆水停于中所致，故仲景提出"宜先治水"的原则。水饮去，则胃阳布，悸动止而手足自温。用茯苓甘草汤温胃阳以散水饮，不治厥而厥自回，这是治病必求其本的又一范例。假若医者不明此理，不知先治其水，贻误时机，使停水泛滥，下趋肠道，必然发生下利之证而更伤脾胃阳气，彼时厥冷悸动之证亦将更加严重。上条论胸中痰实，阻遏胸阳，使阳气不能透达于四肢而致厥，当以瓜蒂散吐之，实邪去，阳气达，厥逆随之而解；本条论胃中停水，阻遏中阳，使阳气不达于四末而致厥，当以茯苓甘草汤温胃行水，俾水邪去，阳气通，其厥自去。此乃仲师示人审证求因，治病求本之法，我们当举一反三。温胃散饮，通阳行水。茯苓甘草汤方。本方重用生姜（一般以 12～15g为宜）温胃散饮，茯苓配桂枝通阳行水，炙甘草和中健脾，合为温胃行水之剂。由于胃脘停水不易速去，故可连续多服几剂，或与健脾的方药交替服用，以提高和巩固疗效。茯苓甘草汤，茯苓桂枝白术甘草汤，茯苓桂枝甘草大枣汤均用茯苓、桂枝温阳利水，炙甘草和中健脾。但苓桂术甘汤以白术为君，重在健脾利水，主治脾虚水停证；苓桂枣甘汤以茯苓为君，重在利水宁心，主治下焦水动证；本方以生姜为君，重在温胃散饮，主治水停悸厥证。药仅一味之差，而主治各异，可见仲师制方之妙，学者最宜深愿！

357 条 伤寒六七日，大下后，寸脉沉而迟，手足厥逆，下部脉不至，喉咽不利，唾脓血，泄利不止者，为难治，麻黄升麻汤主之。方九。

麻黄升麻汤

麻黄二两半（去节）　升麻一两一分　当归一两一分　知母十八铢
黄芩十八铢　葳蕤十八铢（一作菖蒲）　芍药六铢　茯苓六铢
天门冬六铢（去心）　桂枝六铢（去皮）　甘草六铢（炙）
石膏六铢（碎，绵裹）　白术六铢　干姜六铢

　　右十四味，以水一斗，先煮麻黄一两沸，去上沫，内诸药，煮取三升，去滓。分温三服，相去如炊三斗米顷，令尽，汗出愈。

　　本条论上热下寒，正虚阳郁致厥的证治。伤寒六七日，邪气传里，病至厥阴，当属上热下寒之证。医者若不细审证情，只见其上热而妄用寒凉攻伐之品，必致正气大伤，邪气内陷，阳郁不伸，上热下寒之证更趋严重。下后津伤，阳气内郁，故寸脉沉而迟；阳虚气抑，不达四末，故手足厥逆；下后阴阳两伤，阴伤则热愈炽而上灼，痹阻咽喉，灼伤络脉，故咽喉不利、唾脓血；阳伤则脾更寒而气下陷，故下部脉不至、下利不止。证既属正虚邪陷，肺热脾寒，阴阳错杂，治疗甚为棘手，欲治其热则碍寒，欲治其寒则碍热，攻邪则伤正，扶正则助邪，故曰"难治"。但是，尽管证情复杂，只要能够抓住主要矛盾，针对上热下寒、正虚阳郁的病机，采用复方大剂麻黄升麻汤发越郁阳，清上温下，则诸症可迎刃而解，厥逆自回。综以上观，《伤寒论》厥证辨治，内容十分丰富，有寒厥、热厥、蛔厥、脏厥、痰厥、水厥、气厥、血厥以及上热下寒之厥。其中，寒厥又包括阴盛阳衰之厥、寒凝下焦之厥、血虚寒凝之厥与阳郁不达之厥四种，热厥既有邪热深伏、热深厥深者，又有阳热内郁、热微厥微者。仲景还启示后人，辨厥须注意脉诊之鉴别，以及伴随症状、厥冷程度之比较。如热厥因邪热壅盛于内，故脉多滑数有力或实大，而寒厥因阴盛阳衰、运脉无力，故脉多微细或沉微。又如，同是寒厥，阴盛阳衰者可见脉微欲绝，而血虚寒凝者则为脉细欲绝，阴盛阳郁者则为脉急促或短促无力。再如脏厥与蛔厥，均见脉微、肢厥、烦躁，而脏厥为全身厥冷，脉微欲绝，烦躁以躁为主，躁无暂安时，此为阳衰阴盛、脏气将绝之候，蛔厥则表现手足厥冷与烦躁时发时止，烦躁以烦为主，有的病人会伴有呕吐

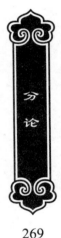

蛔虫的病状。另外，随着对厥证的深入研究，将为经方治疗危重急症开辟更广的途径。大家可以关注相关资料进一步了解。发越郁阳，清上温下。麻黄升麻汤方。本方以麻黄、升麻为君，二药用量最大，发越郁阳；石膏、知母、黄芩泄火解毒，清解肺热；桂枝、干姜温运脾阳，祛除下寒，两组药一清上热，一温下寒，清肺温脾为臣；天冬、玉竹、当归、芍药清金润肺，滋阴养血为佐；白术、茯苓、炙甘草健脾益气为使。本方药物虽多，但配伍严谨，组合有度，具有清上、温下、和中，发越郁阳，祛邪扶正的综合作用。本方的给药时间是"相去如炊三斗米顷，令尽"，与一般常规服药日二服或三服不同。在短时间内将三服药全部服完，主要使药力持续，则内郁热邪容易外达而从汗解，这对加强药效有很大帮助。可见，本方不仅组方严谨，而且服药亦有规矩。

358条 伤寒四五日，腹中痛，若转气下趋少腹者，此欲自利也。（本条辩自利的先兆症状。此条言外邪入里，将要出现下利的前驱表现。外感病四五日，当是外邪入里之时，症见腹中疼痛，是邪已入里，气机失调之象。如又见腹中漉漉转气，并自觉其气下趋少腹，这就是下利的先兆。其利在何经何脏、属寒属热，当参它症具体辨识。）

359条 伤寒本自寒下，医复吐下之，寒格，更逆吐下，若食入口即吐，干姜黄芩黄连人参汤主之。方十。

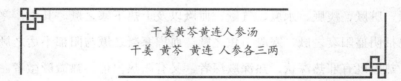

干姜黄芩黄连人参汤
干姜 黄芩 黄连 人参各三两

右四味，以水六升，煮取二升，去滓。分温再服。

本条辩寒邪阻格而致上热下寒吐利证治。伤寒原有寒性下利，医者反用吐下之法，使吐下更加严重，其下利属虚寒无疑。其呕吐若见朝食暮吐或暮食朝吐者，则为胃寒气逆，因寒性凝滞，故见隔时而吐。但今见食入口即吐，，则应属胃热气逆所致，因火性急迫，故见随吃随吐。此上热下寒之证，皆因寒邪阻格，使阴阳寒热不得交通所致。苦寒泄降，辛温通阳。干姜黄芩黄连人参汤方。本方芩、连苦寒清热，热清则胃气得降，呕吐自止；干姜辛温祛寒，寒去则脾气得升，下利可停。人参甘温，益气补中，以复中焦升降斡旋之职，更利于寒热诸药各行其道，以解阴阳寒热之阻格。寒热并用之中，以苦寒泄降为主；攻补兼施之中，以祛邪为首。辛开苦降甘调，制方颇类半夏泻心汤。

360 条 下利，有微热而渴，脉弱者，今自愈。

361 条 下利，脉数，有微热汗出，今自愈。设复紧，为未解。（一云，设脉浮复紧）。

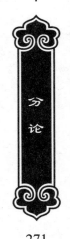辩寒利自愈与未解的脉证。此两节条文言寒利的转归。何以知属寒利呢？从"设复紧为未解"，知下利原伴紧脉。紧主寒邪盛、故属寒利，此与少阴篇第 283 条"病人脉阴阳俱紧，反汗出者，亡阳也，此属少阴，法当咽痛而复吐利"理同。寒邪下注之下利，必伴畏寒倦卧诸证，如见微热而渴，则提示阳气来复。脉由紧转弱，则提示邪气退，即《素问·离合真邪论》"大则邪至，小则平"之意。且其热亦非大热，知阳复尚未太过。故属即将自愈的脉证表现。而脉由紧变数，证由畏寒倦卧变为微热汗出，也提示阳复寒退，故也为自愈之兆，倘若脉又由数变紧，则提示阳退寒盛，故为未解。

362 条 下利，手足厥冷，无脉者，灸之不温；若脉不还，反微喘者，死。少阴负趺阳者，为顺也。（本条论寒利危证的预后判断。此条言寒盛伤阳下利的危证、治法及预后。寒盛伤阳，真阳被遏，四末失温，脉气不鼓，因此见手足厥冷、无脉。若用灸法祛寒助阳，而厥冷不回，脉搏不出，则提示寒极盛而阳已绝。假如又伴见微喘、则为肾气衰而不能纳气，肺气脱而不能吸气之危候，故主死。但若虽然寸口脉不至，而候少阴盛衰的太溪脉尚有微弱搏动，候阳明盛衰的趺阳脉搏动更为明显，则提示肾阳虽衰、胃阳尚在，有胃气则生，病虽危仍可救治，故为顺证。）

363 条 下利，寸脉反浮数，尺中自涩者，必清脓血。（本条辩寒利阳复自愈或阳复太过之脉证。厥阴虚寒下利，寒盛伤阳，脉当沉紧，今寸脉反见浮数，是阴证见阳脉。浮为在表，数为有热，标志着阳气来复，

分
论

其病向愈。但若寸脉浮数，而尺部脉涩滞不利，其乃阳复太过。阳有余便是火，火热下伤阴络，热迫血行，腐化为脓，故可见大便脓血。）

364条 下利清谷，不可攻表，汗出必胀满。（本条述虚寒下利兼表，误汗后的变证。下利清谷为阳虚寒盛之证，本不当汗，如兼表证，应据"虚人伤寒建其中"的原则，先温其里，后解其表。若先攻表，汗出易使里阳更虚，寒湿壅滞更重，而成胀满等变证。）

365条 下利，脉沉弦者，下重也；脉大者，为未止；脉微弱数者，为欲自止，虽发热，不死。（本条通过脉证的变化判断下利的转归和预后。下利者脉见沉弦，提示里气壅滞，气机不畅，故应伴见下重。下利见脉大，则邪气正盛，其利未止，正如《素问•脉要精微论》所说："大则病进"，《离合真邪论》所说："大则邪至"。下利脉见微弱而数，微弱是邪气已衰，正如《离合真邪论》所说："小则平"，而数则提示阳气犹存，故下利将止，虽有发热，也不会有大的危险。此举脉象以判断邪气的盛衰，临证仍当结合证候全面分析。）

366条 下利，脉沉而迟，其人面少赤，身有微热，下利清谷者，必郁冒汗出而解，病人必微厥。所以然者，其面戴阳，下虚故也。（本条论戴阳轻证，及其郁冒作解之机。下利清谷，脉微欲绝者，为真阳衰微，不温里回阳，绝无自解之机。今下利清谷，脉沉而迟或脉沉而紧，则为寒盛伤阳，从面少赤、身微热，仅见微厥来看，其阳气并未衰竭，而是被阴寒邪气所郁遏而已，郁阳上争，故可见面少赤之戴阳之象。此证当阳气蓄积到一定程度，奋力与阴寒之邪相争，则可见心胸郁闷、头晕目眩之证，如能正胜邪却，则可见汗出邪退而病解。此与伤寒衄解之前所见发烦目瞑之证类似。）

367条 下利，脉数而渴者，自愈；设不差，必清脓血，以有热故也。（本条论厥阴寒利阳复太过，转为热利便脓血之证。寒盛伤阳之下利，若脉不沉紧反见脉数且伴口渴，也提示阳气来复，已胜阴寒，故可自愈。若病证未能自愈，多属阳复太过，阳热下伤阴络，则可能出现大便脓血。究其病机，仲景明言，"以有热故也"。阳复太过之便脓血证，可酌用白头翁汤清热凉血以治之。）

368条 下利后，脉绝，手足厥冷，晬时脉还，手足温者生。（本条辩下利脉绝的预后。"下利后脉绝"，多为下利阳亡津伤，阳亡则无力鼓动气血；津伤则阴血不能充盈脉道，以致无脉而"手足厥冷"。此时如果经过治疗，在二十四小时内，其脉微续而手足转温者，反映阳气仍有来复之机，其人则不死；若经过二十四小时的观察，其人手足不温而脉不还者，说明阳气已经败绝，而无来复之机。故曰："脉不还者死"。）

369条 伤寒，下利日十余行，脉反实者，死。（本条论证虚脉实，预后不良。虚寒下利日十余行，阴阳两伤，正气虚衰可知，本当见微细、微弱之脉，今反见坚实之脉，不仅提示邪气仍盛，亦提示真脏脉外露。正衰邪实，真脏脉现，故主预后不良。）

370条 下利清谷，里寒外热，汗出而厥者，通脉四逆汤主之。方十一。

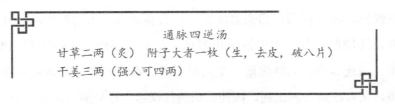

通脉四逆汤
甘草二两（炙） 附子大者一枚（生，去皮，破八片）
干姜三两（强人可四两）

右三味，以水三升，煮取一升二合，去滓。分温再服，其脉即出者愈。

本条辩虚寒下利，阴盛格阳证治。里寒外热，即里真寒外假热，为本条证候病机之所在。里寒乃指脾肾阳衰，阴寒内盛。真阳衰微，火不暖土，故见下利清谷；阳不摄阴，故见汗出；阳衰四末失温，故见肢厥。其外热乃因阴盛格阳所致，据少阴病篇 317 条通脉四逆汤证，其症当有身热反不恶寒，其人面色赤等。证为脾肾阳衰，阴盛格阳，故治用通脉四逆汤破阴回阳，交通内外。方义与临床应用等皆见少阴病篇。

371条 热利下重者，白头翁汤主之。

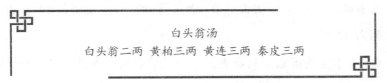

白头翁汤
白头翁二两 黄柏三两 黄连三两 秦皮三两

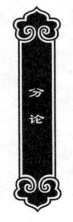

273

右四味，以水七升，煮取二升，去滓。温服一升，不愈，更服一升。

373条　下利，欲饮水者，以有热故也，白头翁汤主之。十四。用前第十二方。

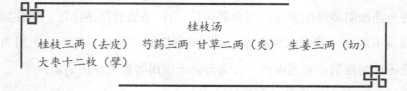此两条论述厥阴热利之证治。此两条所论厥阴热利，乃肝经湿热毒邪下迫，壅滞于肠道所致。热毒下迫，故见里急；湿邪粘滞，阻遏气机，故又见下重难通；湿热腐破血络，必见大便脓血；毒热伤津，且湿热蕴结，津液不化，故见渴欲饮水；湿热壅滞，气血壅遏，腹痛之证自在不言中。此外舌红，苔黄腻，脉滑数等湿热内盛之象也应见到。治用白头翁汤清热燥湿，凉肝解毒。本证与少阴病篇桃花汤证，皆见下利便脓血，但桃花汤证为肾气虚，关门不固，脾阳脾气虚，不能摄血，故证见下利滑脱不禁，绝无里急后重之征，所便脓血晦暗不泽，腥冷不臭，且应伴见口淡不渴，舌淡不红等，所用桃花汤，旨在温中祛寒，涩肠固脱。本证热利下重，脓血色泽鲜亮，臭浊腐秽，伴口渴欲饮等诸热象，临证不难鉴别。清热燥湿，凉肝解毒。白头翁汤方。白头翁汤以白头翁为主药，其味苦性寒，能凉肝舒肝，尤善清下焦湿热，是治疗湿热与毒热下利的要药。黄芩、黄连苦寒，清热燥湿，坚阴厚肠胃。秦皮苦寒，能清肝胆及大肠湿热，又可凉血坚阴止利。四药共成清热燥湿，凉肝解毒之剂，对湿热、毒热下注之下利有很高的疗效。口服或灌肠皆可。

372条　下利，腹胀满，身体疼痛者，先温其里，乃攻其表。温里宜四逆汤，攻表宜桂枝汤。十三。四逆汤，用前第五方。

桂枝汤
桂枝三两（去皮）　芍药三两　甘草二两（炙）　生姜三两（切）
大枣十二枚（擘）

右五味，以水七升，煮取三升，去滓。温服一升，须臾，啜热稀粥一升，以助药力。

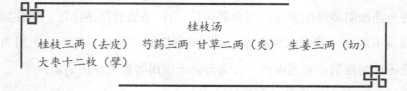本条论虚寒下利兼表证，当先里后表。本条所言下利腹胀满，

当是肾阳虚衰，火不暖土，腐熟无权，寒湿不运，气机壅滞，升降紊乱所致。其症当是下利清谷，完谷不化，而腹满则是喜温喜接，一派里虚寒之象。本条所言身疼痛，乃表邪未解之故。证为虚寒下利兼表，根据"虚人伤寒建其中"的原则，当以四逆汤先温其里。这是因为里气虚衰，抗邪无力，表邪极易内陷，即使先解表，也常因正气不支而无力表散的缘故。待里气充实，下利停止后，才可用桂枝汤解表。虽身疼痛，但因里气初复，故不用发汗力较强的麻黄汤。里虚兼表，有表里同治者，有先里后表者，主要依据里虚程度而定。桂枝人参汤的温中解表法，麻黄细辛附子汤、麻黄附子甘草汤的温经发汗法，皆用于里虚兼表而里虚不甚者。本条所述里虚兼表，里证见下利腹胀满，是肾阳大衰，根阳已动之里虚重证，故当先温其里，后攻其表。

374条　下利，谵语者，有燥屎也，宜小承气汤。方十五。

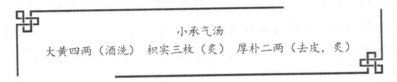

小承气汤

大黄四两（酒洗）　枳实三枚（炙）　厚朴二两（去皮，炙）

右三味，以水四升，煮取一升二合，去滓。分二服，初一服，谵语止，若更衣者，停后服，不尔，尽服之。

本条辩实热下利证治。下利伴见谵语，为阳明燥热内盛之征。燥热逼迫津液下泄，则见下利，其利以下利清水，秽浊难闻为特点，也即《温疫论》所说的热结旁流。燥热上扰心神则见谵语。故仲景言有"燥屎"也。所谓燥屎，也即燥热内结之意。其证轻者，用小承气汤通便泄热、导滞破结，燥热去则下利谵语止；其证重者，亦可选大承气汤。为通因通用法之范例。本证之下利，伴见阳明腑实诸证、无后重，无脓血，下利量少；热利则下利量多，伴见肛热、腹痛；湿热下注之下利，则见里急后重，便脓血，渴欲饮水，腹中痛。三者自是不同。

375条　下利后更烦，按之心下濡者，为虚烦也，宜栀子豉汤。方十六。

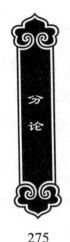

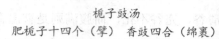

栀子豉汤

肥栀子十四个（擘）　香豉四合（绵裹）

右二味，以水四升，先煮栀子，取二升半，内豉，更煮取一升半，去滓。分再服，一服得吐，止后服。

　　本条论热利后余热留扰胸膈证治。利后更烦，言外之意下利时即有心烦，故其下利当为热利。热利经治，下利已止，而心烦不解，乃余热留扰胸膈之象。按之心下软，是邪热尚未和痰、水、宿食等有形之邪相结，故称其为"虚烦"，以和"实烦"相区别。证属无形邪热留扰胸膈，怡用栀子豉汤清宣郁热以除烦。方义及临床应用等见太阳病篇。

　　376条　呕家有痈脓者，不可治呕，脓尽自愈。（本条论内痈致呕的治疗禁忌。呕家有痈脓，是言呕因内有痈脓而发，其内痈则因毒热内蕴，气血腐败而成。若脓毒从呕而出，则是邪毒自寻出路，治当因势利导，排脓解毒，脓尽则呕证自愈。切不可见呕止呕，阻抑邪气出路，闭门留寇，必酿后患。）

　　377条　呕而脉弱，小便复利，身有微热，见厥者，难治，《四逆汤》主之。十七。用前第五方。（本条论阳虚阴盛而致呕吐的辨治。脉弱见厥，阳衰可知；小便利，阳不摄阴也；阳衰寒盛，阴寒上逆可见呕；虚阳外浮可致身微热。阳虚于下，寒逆于上，阴盛于内，阳浮于外，故为难治。用四逆汤回阳救逆，消阴祛寒，或可有转机。本方常用于下利肢厥，此处用于呕而厥，小便利，是扩大了其使用范围。）

　　378条　干呕，吐涎沫，头痛者，《吴茱萸汤》主之。方十八。

吴茱萸汤

吴茱萸一升（汤洗七遍）　人参三两　大枣十二枚（擘）
生姜六两（切）

右四味，以水七升，煮取二升，去滓。温服七合，日三服。

本条论肝寒犯胃，浊阴上逆的证治。肝寒犯胃，胃气上逆，故见干呕。肝胃皆寒，饮邪不化，故见口吐涎沫。厥阴寒邪循经上扰清窍，故见头痛，因肝经和督脉交于巅顶，其头痛多以巅顶痛为着，又因其病在阴经，邪属阴寒，头痛也多在夜间发作或加重。此处用吴茱萸汤，旨在暖肝胃，降浊阴。吴茱萸汤的适应证在《伤寒论》中有三见，一为阳明篇"食谷欲呕，属阳明也，吴茱萸汤主之"，乃胃阳虚衰，浊阴不化，受纳无权所致。二为少阴篇"少阴病，吐利，手足逆冷，烦躁欲死者，吴茱萸汤主之"，乃胃寒气逆，剧烈呕吐，并进而导致升降逆乱、阴阳气不相顺接，并使病人痛苦殊甚，冠以少阴病，实非少阴真阳衰微；而是其证类似少阴。三为本条肝寒犯胃，浊阴上逆。三条症状表现虽有不同，但其基本病机却相近，故皆用吴茱萸汤暖中散寒，消阴降浊。暖肝温胃，消阴降浊。吴茱萸汤主之。方中吴茱萸为主药，辛苦而温，暖肝胃，散阴寒，下逆气，降浊阴；又重用生姜之辛温，温胃化饮消水、和中降逆止呕；配以人参之甘温，大枣之甘平，补虚和中。共成暖肝胃、祛阴寒、降浊阴之良方。

379条 呕而发热者，《小柴胡汤》主之。方十九。

小柴胡汤

柴胡八两　黄芩三两　人参三两　甘草三两（炙）　生姜三两（切）
半夏半升（洗）　　　大枣十二枚（擘）

右七味，以水一斗二升，煮取六升，去滓，更煎取三升。温服一升，日三服。

本条论厥阴转出少阳的证治。太阳病篇 149 条"呕而发热者，柴胡汤证具"，证与此条相同，因小柴胡汤是和解少阳的主方，故可将"呕而发热"认作是少阳病的特征之一。呕为胆热犯胃，胃气上逆所致；发热为胆腑郁热内盛而成。但本条出厥阴病篇，故诸多注家将其认作是厥阴阳复之后，脏邪还腑，阴病出阳，厥阴之邪外出少阳之证。邪既在少阳，故用小柴胡汤和解少阳。小柴胡汤在《伤寒论》中，治"往来寒热"、"呕而发热"、"头痛发热"、"阳明病发潮热，大便溏，小便自可"，以及"差以后，更发热"，可见其解热功效甚佳。方义、方论选及临床应用诸项，见太阳病篇。

380条 伤寒，大吐大下之，极虚。复极汗者，其人外气怫郁，复与之水，以发其汗，因得哕。所以然者，胃中寒冷故也。（本条论胃气虚寒致哕。外感病误用大吐大下之法，又强力发汗，使中气极虚，阳气大伤，正气无力祛邪外出，因此表气怫郁不得宣通，病人仍有郁热在表的感觉。又用大量饮水的方法试图取汗，一则胃虚无力化水，二则水饮更遏胃阳，终使胃虚气逆而成哕逆之变。既是"胃中寒冷"所致呃逆，温中降逆当属正治之法。）

381条 伤寒，哕而腹满，视其前后，知何部不利，利之即愈。（本条论胃气虚寒致哕。外感病误用大吐大下之法，又强力发汗，使中气极虚，阳气大伤，正气无力祛邪外出，因此表气怫郁不得宣通，病人仍有郁热在表的感觉。又用大量饮水的方法试图取汗，一则胃虚无力化水，二则水饮更遏胃阳，终使胃虚气逆而成哕逆之变。既是"胃中寒冷"所致呃逆，温中降逆当属正治之法。）

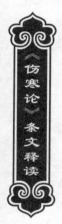
《伤寒论》条文释读

第十四讲

辨霍乱病脉证并治

382条　问曰：病有霍乱者何？答曰：呕吐而利，此名霍乱。（本条论述霍乱的主证。本条以问答形式，论述霍乱。霍者，急骤之意；乱者，撩乱也。霍乱以暴发吐泻为主证且吐泻无度，心腹胀痛，有挥霍撩乱之势，因而不同于一般的吐泻。《灵枢·五乱》篇曰："清气在阴，浊气在阳"，"清浊相干"，"乱于肠胃，则为霍乱"。说明霍乱具有清阳不升，浊阴不降，阴阳逆乱，升降反常，而病在胃肠的特点。《诸病源候论》说："霍乱者，由人温凉不调，阴阳清浊二气有相干之时，其乱在于肠胃之间者，因遇饮食而变发。发则心腹绞痛。其有先心痛者，则先吐；先腹痛者，则先利；心腹并痛者，则吐利俱发。"（《景岳全书》说："有外受风寒，寒气入脏而病者，……有水土之气令寒湿伤脾而病者。"有"误中疹气阴毒而病者"。《类证治裁》说："霍乱多发于夏秋之交。"综上所述，则霍乱的病因病机、证候特点、发病季节等，已可了然。霍乱有寒霍乱与热霍乱、湿霍乱和干霍乱之分，而本论所述的大体是寒霍乱和湿霍乱，特作说明。中医学所称霍乱，不同于西医学所云之由霍乱弧菌所引起的霍乱病。中医学所称霍乱，是指暴发性剧烈吐泻，其内容包括多种急性胃肠疾病，如食物中毒、急性胃肠炎、胃肠型感冒等。）

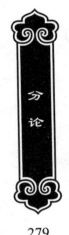

383条　问曰：病发热头痛，身疼恶寒，吐利者，此属何病？答曰：此名霍乱。霍乱自吐下，又利止，复更发热也。（本条辨霍乱兼表证。本条以问答形式，说明发热头痛，身疼恶寒，吐利者，此名霍乱。虽其发热、头痛、身疼、恶寒等属于表证，但吐利与表证俱来，而且严重，则称为霍乱，这就有别于伤寒吐利多见于传变之后，此其一。其二，"霍乱自吐下"，是说霍乱的吐下，不是由于误治或伤寒传变所引起，而是起病时最重要的症状，此时虽兼表证，但仍是病甚于内。其三，"又利止，复更发热也"，是里和而表未解，说明当霍乱病势缓解，吐利止后，随着正气来复，向外抗邪，发热等表证表现出来，是邪气向外之机。）

384条 伤寒，其脉微涩者，本是霍乱，今是伤寒。却四五日，至阴经上，转入阴必利，（规则转三阴正气不足就下利）本呕下利者，不可治也。欲似大便，而反失气，仍不利者，此属阳明也，便必硬，十三日愈，所以然者，经尽故也。下利后，当便硬，硬则能食者愈，今反不能食，到后经中，颇能食，复过一经能食，过之一日当愈。不愈者，不属阳明也。

（本条辨霍乱与伤寒吐泻的不同及其病理和转归。本条承上条言霍乱可以兼表证，继续论述伤寒吐泻与霍乱的不同脉证，以及二者的病理和转归的不同。由于本条原文较长，且行文错综，为便于理解，兹分三段讨论：自"伤寒，其脉微涩者"至"不可治也"为第一段，主要论述伤寒吐泻与霍乱的不同。所谓"伤寒"，是指证见头痛、发热、恶寒、身疼等症状，但"其脉微而涩"，微主阳气弱，涩主阴血少，这种脉象多见于霍乱吐泻之后，津液严重耗伤，阳气极度衰微，故言其"本是霍乱"。但为什么又以伤寒二字冠首呢？这是谨启下文"今是伤寒，却四五日，至阴经上，转入阴经必利"，意思是伤寒在四五日后，邪气转入阴经，同样可以发生下利与脉微涩之证，并不是仅有霍乱才有这种脉证，更不可误作霍乱。如果是霍乱，"本呕下利者"，其预后是"不可治也"。因为霍乱是一开始就是呕吐下利，亦即上条的"霍乱自吐下"，因此就不能作为伤寒施治，即使是兼表证，也是以霍乱为主，可见这是对上条的进一步补叙，意在强调对两种病证鉴别。此外，还应明确霍乱是初起即见吐利，其起病突然而剧烈；伤寒传入阴经的吐利，一般说来多有一个变过程，并非骤发。脉微涩。虽多见于霍乱吐利之后，但伤寒转入阴经的吐利后，也并非不可见，这又是辨证的难点，因此注意发病特点又是十分重要的了。自"欲似大便"至"经尽故也"为第二段，是承前文着重论述霍乱与伤寒的转归问题。即当正气来复，能够战胜邪气，同样可有从太阴转出阳明的良好机转。由于本论霍乱多因寒湿内盛，致使清气在阴，浊气在阳，清浊相干，乱于中焦而吐利；伤寒之邪入太阴，亦属寒湿内盛，致使脾之清阳不升，胃之浊阴不降，脾胃升降失常是其基本病机，这是霍乱与伤寒吐利在病机方面的相似处。故当脾阳恢复，正胜邪却之时，则有向愈之机；若阳复太过，则可由太阴转出阳明，即阴证转阳。究竟转变如何，须以证候为凭。今见"欲似大便，而反失气，仍不利者"，其非下利可知。乃阴寒吐利后，欲似大便，而仅见其矢气者，是正复阳通之象，以此提示，有阳复太过而转为阳明病之可能。若病转阳明，还须结合腹满便硬等加以判断，故曰"必便硬"，"此属阳明"。至于"十三日愈"，是因六日为经气运行的一个周期，病情或愈或变或传多在此时，今病既已由太阴转出阳明，故可再过六日，以期经气再周之时，正气恢复而愈，故曰："所以然者，经尽故也"。从"下利后"至"不属阳明也"为第三段，主要补述以上病证是否确实转为阳明。盖吐利之后，津液耗伤，若其人胃气尚存，随着正复邪退，其利虽止，而津液未复，故尔便硬。然而这种便硬与阳明燥结成实的便硬不同，其属胃气恢复过程中暂时便结的临床表现，曰"硬则能食者愈"。若是阳明腑实的大便硬，则其人不能食，这在阳明病篇 215 条已有明训；亦有因胃寒不能食者，则与阳明腑实证绝然不同，兹不详述。至于"今反不能食，到后经中，颇能食，复过一经能食，过之一日当愈"，是补述胃气恢复的过程。若"不愈者不属阳明"，是承上文，经过一段时间后，仍不能食，则非阳复太过病转阳明，而是胃气衰败所致。）

281

385 条　恶寒，脉微而复利，利止，亡血也，四逆加人参汤主之。方一。

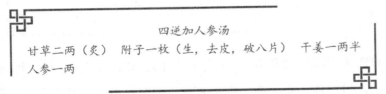

四逆加人参汤
甘草二两（炙）　附子一枚（生，去皮，破八片）　干姜一两半
人参一两

右四味，以水三升，煮取一升二合，去滓。分温再服。

本条辨霍乱吐下后阳虚液脱证治。霍乱吐下之后，津液大量耗伤，证见"恶寒脉微"，是阳随液泄，阳气虚弱之故。而又复利，则津液更伤，阳气更微。此时虽然利止，但这不是阳复津生，而是由于津血耗伤，无物可利而利止，故曰"利止亡血也"。由此可见，亡血并非直接失血，而是津液耗伤过重，因而损及血液，以津血同源故也。本条"利止亡血也"与上条"欲似大便，而反失气，仍不利者，此属阳明也"不同，宜加鉴别，盖以上条无恶寒脉微，且有转矢气和大便硬；本证则见恶寒脉微而无转矢气和大便硬，故区分不难。本条虽属病情危重，仍应积极救治，以回阳固脱、益气生阴为法。回阳固脱，生津养血。四逆加人参汤方。本方用四逆汤回阳救逆，加人参益气固脱，生津养血，治疗霍乱吐利之阳虚液脱证。方中人参与附子同用以回阳固脱，后世医家将其抽绎出来，名为参附汤，并广泛应用于临床各科多种原因所致的阴阳气血暴脱证之急救。

386条 霍乱，头痛发热，身疼痛，热多欲饮水者，五苓散主之；寒多不用水者，理中丸主之。二。

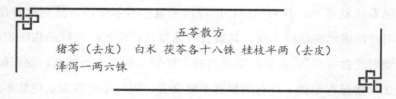

五苓散方
猪苓（去皮） 白术 茯苓各十八铢 桂枝半两（去皮）
泽泻一两六铢

右五味，为散，更治之。白饮和服方寸匕，日三服。多饮暖水，汗出愈。理中丸方下有作汤加减法。

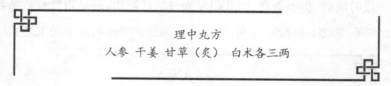

理中丸方
人参 干姜 甘草（炙） 白术各三两

右四味，捣筛，蜜和为丸，如鸡子黄许大。以沸汤数合，和一丸，研碎，温服之，日三四，夜二服；腹中未热，益至三四丸。然不及汤，汤法，以四物依两数切，用水八升，煮取三升，去滓，温服一升，日三服。若脐上筑者，肾气动也，去术加桂四两；吐多者，去术，加生姜三两；下多者，还用术；悸者，加茯苓二两；渴欲得水者，加术，足前成四两半；腹中痛者，加人参，足前成四两半；寒者，加干姜，足前成四两半；腹满者，去术，加附子一枚。服汤后如食顷，饮热粥一升许，微自温，勿发揭衣被。

本条辨霍乱表里寒热的不同证治。本条论述霍乱随感邪轻重和体质因素的不同，发病有表里寒热之分，治法也因之不同。"霍乱，头痛发热，身疼痛"，此与383条所说的霍乱兼表证，是一致的。霍乱虽然以急剧的吐利为主，且大多是里证急、重于表证，但也有例外，即有少数表甚于里的，如本条用"热多欲饮水"和"寒多不用水"作为辨别表里寒热的依据。所谓"热多"，并不是指里热甚，而是指表热（属阳）为多。乃其人平素正气较强，而感邪尚轻者，则抗邪有力，故表证甚于里证；"欲饮水"者，一则因于表热，再则因吐利使水液输布失常，而偏渗于肠道，故发热欲饮之中，必见小便不利。用五苓散通阳化气，兼以解表，是利小便以实大便之法。同时五苓散还有升清降浊、调和脾胃的功效，故有不治吐利而吐利自止之妙。所曰"寒多"，则是指表证不重而在里的寒湿较甚，故无口渴饮水。此与太阴篇277条"自利不渴者，属太阴，以其脏有寒故也"，机理相类。所不同者，本条尚有轻微表证，彼条纯属太阴里证。本条既以里证为主，则温中健脾燥湿乃正治之法，理中丸亦为代表方，以达里和而表自解之效，若里和而表未解者，先治其表，再议其余。温中健脾，燥湿祛寒。理中丸方（五苓散方见太阳篇）本方为治太阴虚寒证之主方。用人参、炙甘草益气补中；干姜温中散寒；白术健脾燥湿，共奏温中健脾、燥湿祛寒功效。前人认为本方能奠安中气，以恢复升清降浊之常，而疗吐利，正所谓"理中者，理中焦"（159条），故凡脾胃虚寒、中焦升降失调之证，无论外感内伤，均可用之。又，本方为一方两法，即既可作丸，亦可作汤。一般说来，凡病后需久服者，可用丸剂；若病急或服丸疗效不显著者，又当服用汤剂。由于霍乱病势急剧，故丸不及汤的疗效，而常用理中汤治疗。为了更加切中病情，方后还例举了八种加减方法：1. 脐上筑者，即自觉脐上筑筑跳动，此为肾虚水气动欲上冲，故云"肾气动也"。是病已由脾及肾，由太阴病及少阴，故去术之壅滞，加桂枝温阳化气，平冲降逆。2. 吐多者，因寒湿犯胃，胃气上逆，故去壅滞之术，加生姜以温胃降逆止呕。3. 下多者，是因寒湿偏胜，水湿下趋，故不应去术，而取之健脾燥湿。4. 悸者，为水气凌心，故加茯苓淡渗利水，

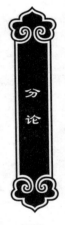

宁心以定悸。5. 渴欲得水者，是脾失健运，不能散精，水饮停留，故加重白术用量，以增强健脾运湿、输布津液的功能。6. 腹中痛者，是因里虚经脉失养，因而腹痛喜按，故加重人参用量以补益中气，以温经脉。7. 寒者，指太阴之里寒甚，故加重干姜用量，以增强温中散寒功效。8. 腹满者，是阳虚寒凝，故去术之壅滞，加附子辛热以温阳祛寒散凝。以上加减是举例而言，说明仲景用方并非一成不变，而是随证加减化裁，务在切合病机。在理中汤基础上发展成了不少新的方剂。比较常用的有：若中焦虚寒下利，又兼肠热大便不爽者，加黄连名连理汤；若胃寒吐逆不止，可加丁香、吴萸，名为丁萸理中汤；若中焦虚寒兼见吐蛔者，可加乌梅、川椒名为椒梅理中汤；若寒实结胸，胸膈高起，不可近手者，可加枳实、茯苓，名为枳实理中丸；若脾胃阳虚，食少便溏，呕吐清水，寒饮内停者，加法半夏、茯苓，名理中化痰丸等等。此外，方后尚有"服汤后，饮热粥一升许，微自温，勿发揭衣被"的护理法，也是极重要的。因热粥可以助胃气，增强温养中脏的作用。服药后覆被静卧，保暖以助温中之力。但这种服药后饮热粥，与服桂枝汤后啜热稀粥以助药力发汗是不相同的。"桂枝汤之饮热粥，欲其助药力以外散；此饮热粥，欲其助药力以内温。"

387 条　吐利止，而身痛不休者，当消息和解其外，宜桂枝汤小和之。方三。

桂枝汤

桂枝三两（去皮）　芍药三两　生姜三两　甘草二两（炙）

大枣十二枚（擘）

右五味，以水七升，煮取三升，去滓，温服一升。

　　本条论霍乱里和而表未解的证治。386 条已论述了霍乱兼表证的证治，其中既有"热多欲饮水者"用五苓散。通阳化气，兼以解表；又有"寒多不用水者"用理中丸，温中补虚，以止吐利。其有里和而表自解者，亦有里和而表未解者，本条即是对后者之补叙。"吐利止而身痛不休者"，属里和而表未解，此时吐利止是里气已和，然则病情初复之际，津气未复，而表邪尚在，故宜酌情解表，使邪去而正不伤，此即"消息和解其外"之意。桂枝汤功能调和营卫，解肌祛风，攘外安内，正合其用，此即"宜桂枝汤小和之"之意。盖以"桂、芍之相须，姜、枣之相得，甘草之调和，表里阴阳，气血营卫，并行而不悖，是刚柔相济以相和"（《医宗金鉴·订正仲景全书》）。又第12条服桂枝汤法，需啜热粥，温覆取汗等，而本条只曰"煮取三升，温服一升"，则微和其表之意明矣。

388条 吐利汗出，发热恶寒，四肢拘急，手足厥冷者，四逆汤主之。方四。

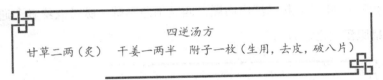

四逆汤方

甘草二两（炙）　干姜一两半　附子一枚（生用，去皮，破八片）

右三味，以水三升，煮取一升二合，去滓，分温再服。强人可大附子一枚、干姜三两。

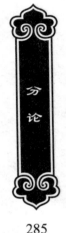

霍乱吐利汗出亡阳的证治。霍乱由于急剧的呕吐下利，严重损伤津液，中阳失守，肾阳随之外亡，阳越于外，故见发热。阳虚无统摄之权，故尔汗出。亡阳里虚，故见恶寒。四肢失于温煦，故见手足厥冷。津液骤然大量耗损，又阳气外亡，筋脉失于温煦和濡养，故四肢拘急而厥冷。由此可见，本证是缘于寒湿内盛，中焦升降失常，吐利交作而致亡阳脱液的危证，故用四逆汤回阳救逆，驱逐阴寒为治。既有液脱倾向，何以不用养阴生津之药？由于亡阳危在顷刻，而阴液不能速生，只有阳复而吐利停止，才能化气生津，故用四逆汤急救回阳，寓有阳生阴长之义。又，本条原文之"发热恶寒"，是吐利之后阳气大虚，弱阳被盛阴格拒而外浮，所以在肢厥恶寒的同时，又见发热。因此结合伴见诸症，本条之"发热恶寒"不是表证。在临证时，必须全面分析，脉证合参，才不会辨治错误。）

389条 既吐且利，小便复利，而大汗出，下利清谷，内寒外热，脉微欲绝者，四逆汤主之。五。用前第四方。（本条论霍乱吐利后里寒外热的证治。本条是霍乱急剧吐下之后，出现真寒假热的证治。"既吐且利"

是霍乱的主要见证。由于寒湿霍乱急剧地呕吐下利，津液大伤，阳气随之外亡，已如上条所述。本条则见"小便复利而大汗出"，是与上证不同之处。一般来说严重耗伤津液之后，当小便不利和不汗出，但此证反见小便利和汗出较甚（"复"者，反也），这是一种反常现象。揆其病机，乃是阳气大虚，固摄失权，既不能固密于外，又不能统摄于下，故汗、尿皆泄，当知耗液相继。下文，"下利清谷，内寒外热，脉微欲绝"，俱是脾肾阳微，阴寒内盛，虚阳外越，津液严重亏损，阳气将绝之候。由此可见，本条病证较上条更为严重，用四逆汤以回阳救逆，以摄护津液。

390条 吐已下断，汗出而厥，四肢拘急不解，脉微欲绝者，通脉四逆加猪胆汤主之。方六。

通脉四逆加猪胆汤
甘草二两（炙） 干姜三两（强人可四两）
附子大者一枚（生，去皮，破八片） 猪胆汁半合

右四味，以水三升，煮取一升二合，去滓，内猪胆汁。分温再服，其脉即来。无猪胆，以羊胆代之。

本条论霍乱吐利致阴竭阳亡的证治。本条因霍乱急剧吐利，使阴液耗竭，阳气外亡而证见吐利停止。其病情较上二条更加严重危急。一般说来，呕吐下利停止多属正胜邪却，同时伴见肢暖脉复，乃阳气来复的佳兆。但是本条下利停止，却出现"汗出而厥，四肢拘急不解，脉微欲绝"等候，这显然不是正胜邪却病欲解的表现，而是因急剧吐利，津液严重脱失，最后无物可吐下，乃至"吐已下断"。阴寒内盛，阳气外亡故见汗出、四肢厥逆；由于津液耗竭，阳气衰微，四肢筋脉失于温煦濡养，故四肢拘急不解；阴盛阳微，生阳欲绝，更兼液脱，故脉微欲绝。此时若用四逆汤回阳救逆，犹恐纯阳之品，躁动浮阳，更竭其阴，故用通脉四逆加猪胆汤，一方面回阳救逆，同时通脉散寒，益阴和阳，才能切中病机。回阳救逆，通达内外，益阴和阳。通脉四逆加猪胆汤方。本方以通脉四逆汤为主，回阳救逆驱寒通脉，加猪胆汁的作用有四：一是

益阴，由于吐下后阴液已竭，猪胆汁有益阴之功。二是猪胆汁性味苦寒，能抑制姜、附辛热劫阴之弊；三是猪胆汁不惟益阴，且有用阴和阳之妙。四是以其咸苦反佐，引热药入阴，以防止寒邪对辛热药物格拒不受。

391条 吐利发汗，脉平，小烦者，以新虚不胜谷气故也。（本条论霍乱病后的饮食调护。本条承 387 条论述霍乱吐利止和发汗表解后，脉象趋于平和，虽是向愈之征，但重病初愈，脾胃已伤，若饮食不慎，则腐熟运化不及，故见微烦，是"以新虚不胜谷气"所致。可见病后注意饮食的调理是十分重要的。）

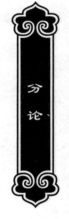

第十五讲

辨阴阳易差后劳复病脉证并治

392条 伤寒，阴易之为病，其人身体重，少气，少腹里急，或引阴中拘挛，热上冲胸，头重不欲举，眼中生花（花，一作眵）。膝胫拘急者，烧裈散主之。方一。

烧裈散

妇人中裈，近隐处，取烧作灰

右一味，水服方寸匕，日三服，小便即利，阴头微肿，此为愈矣。

本条论阴阳易病证治。"阴阳易"是指患伤寒之后，大病新愈，触犯房事而使病情发生染易，男病易于女，谓之阳易，女病易于男，谓之阴易，男女之病相互染易，谓之阴阳易。盖以新瘥之体，元气未复，余邪未尽，因房事染易而成，阴精暗耗，阳气易动，余邪复萌，从而出现"身体重，少气，少腹里急，或引阴中拘挛，热上冲胸，头重不欲举，眼中生花，膝胫拘急"等形气两虚、阴亏火炽、筋脉失养的症状。其治法，以笔者之意，当益其元气，滋补阴精，导火下行。但原文以烧裈散服之，前代医家认为裈裆为浊败之物，烧灰用者，取其洁净而又同气相求之义。其方义存疑。导邪外出。烧裈散。烧裈散即以内裤裆部之布，烧为散，《神农本草经》未载，《名医别录》始收。一般认为这是本着同气相求之义，可导邪外出。服后小便即利，阴头微肿，是邪火余毒从阴窍而出之征。后世对本方少用，故其功效待考。

393条 妇人病取男子裈烧服。大病差后，劳复者，枳实栀子汤主之。方二。

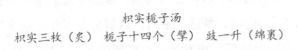

枳实栀子汤

枳实三枚（炙） 栀子十四个（擘） 豉一升（绵裹）

右三味，以清浆水七升，空煮取四升，内枳实、栀子，煮取二升，下豉，更煮五六沸，去滓。温分再服，覆令微似汗。若有宿食者，内大黄如博棋子五六枚，服之愈。

    本条论大病差后劳复的证治。大病，即伤寒之类。刘河间说："古以百病皆为杂病，惟伤寒为大病"。因其病变复杂，牵涉范围广泛，故称之为大病。差后，差同瘥，指临床症状消失，病情初愈而正气未复，每多余邪未尽。此时若过早劳作，以致病情复发者，名为劳复。本条过于简略，未明复发者何证，因而据方推测，当是余热复聚上越于胸中所致。其证多见胸脘烦热，闷痞不适，倦怠食少，口苦，小便黄等。还需说明，"劳"并不专指强力劳作，凡但活动太过，或坐立太久，或言谈过多而耗伤精神，均属此范围。因劳复之热踞于胸脘，故用枳实栀子豉汤轻清宣透，宽中下气。此外，大病新愈，脾胃亦虚，倘若饮食不慎，又易引起食滞不化，而致余邪复萌，这又称为食复。其证多见胸中烦热，胃脘痞闷，不思饮食，大便秘结等。此种病情又当在上方中加适量大黄和胃泻实，推陈出新。本来这一内容在宋本《伤寒论》是列于枳实栀子豉汤煎服法之后，但成无己的《注解伤寒论》则将之纳入正文之中，这只是版本差异而已，而内容并无不同。宽中行气，清宣膈热。枳实栀子豉汤方。本方是栀子豉汤豆豉增量，并加枳实组成。因劳复之热自内而发，浮越于胸膈，故用栀子清胸膈郁热，配小量枳实，微寒下气，使热随气降。本方重用香豉与栀子相配，相得益彰，能增强透邪散热之力。妙在清浆水煎药，以其性凉而善走，具有清热除烦，通关开胃，生津消食的作用，与药物相合，更为周到。另外，清浆水必须空煮(不加药物)一定时间，是防腐变伤人。后纳枳实、栀子，最后纳香豉入煎，意在取其宣透之力，犹恐不足者，曰："温分再服，覆令微似汗"。本方与栀子厚朴汤药仅一味之差，而主治与功效则有别，彼为伤寒下后，心烦腹满，起卧不安之证，重在清热除烦，宽中除满；此则为内清、外透、下气，以解劳复所致之烦热等证。

394条 伤寒差以后，更发热，小柴胡汤主之。脉浮者，以汗解之；脉沉实（一作紧）者，以下解之。方三。

小柴胡汤

柴胡八两 人参二两 黄芩二两 甘草二两（炙） 生姜二两
半夏半升（洗） 大枣十二枚（擘）

右七味，以水一斗二升，煮取六升，去滓，再煎取三升。温服一升，日三服。

本条论伤寒差后更发热的辨证施治。本条以举例方式，说明伤寒瘥后发热，证候不一，当据证而辨，如邪在少阳者，宜用小柴胡汤治疗；若病在表者，当以汗解；病属阳明之里实者，又当下解。总之，应切合病机，因势利导，随证施治。然本条举脉而略证，，示人举一反三之意，不必拘泥。盖以病后正气多虚，若有余邪者易复，若因外邪者易受，与98条"血弱气尽，腠理开，邪气因入"同义，无论复发之邪，或外受之邪，一入少阳，便是少阳病证，如前所述，往来寒热，或发热，胸胁苦满，嘿嘿不欲饮食，心烦喜呕，脉弦，耳聋，目赤等，但见一证便是，不必悉俱，与小柴胡汤和解枢机，扶正祛邪，确属良法。若脉浮者，属在表之脉，还当有在表之证，如头痛、发热、恶寒等。其病机多属营卫失和，余邪未尽，法宜汗解。若脉沉实者，多为阳明实邪留滞，其证如腹满便秘等，法当用下，至于峻下、缓下、和下、润下、导下，可因证制宜。

395条 大病差后，从腰以下有水气者，牡蛎泽泻散主之。

牡蛎泽泻散

牡蛎（熬） 泽泻 蜀漆（暖水洗，去腥） 葶苈子（熬）
商陆根（熬海藻洗，去咸） 栝楼根各等分

右七味，异捣，下筛为散，更于臼中治之。白饮和服方寸匕，日三服。小便利，止后服。

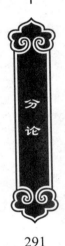

本条辨伤寒瘥后，腰以下有水气的证治。大病瘥后发生水肿，一般说来多属虚证。如脾肾阳虚，气血不足，致使水湿不化，而见浮肿者，治宜健脾温阳利水。本条则因余邪未尽，湿热留滞下焦，膀胱气化不行，发为腰以下水肿，此为邪实所致，决非补剂所宜。若只知病后当补，而不辨虚实，就会使病情加重。故仲景于病瘥后，列此一条，提醒医者注意虚中防实，因此具有重要的理论和实践意义。本证由于湿热壅滞下焦，膀胱气化不利，故"从腰以下有水气"，腰、膝、胫、足跗皆肿。此证多为小便不利，脉沉有力。若不及时清热逐水，水邪势必危害更广。《金匮要略·水气病》篇曰：治疗"腰以下肿，当利小便"，故用牡蛎泽泻散逐水泻热，软坚散结。逐水清热，软坚散结。牡蛎泽泻散方。本方用于下焦湿热壅滞，水气不利的水肿实证。方中主药牡蛎咸寒入肾，软坚散结以行水；泽泻甘寒，入肾与膀胱，利水渗湿泄热；葶苈子辛苦大寒，入肺与膀胱以下气行水；商陆根苦寒入肺、脾、肾三经，通便行水；蜀膝有劫痰破坚之功，以开痰水之结；海藻咸寒，《本草经》谓其能下"十二水肿"。如此可使三焦通利，腰以下水气荡然无存。但犹恐利水过猛，损伤津液，故加入栝蒌根甘寒生津，以滋水之源，使水去而津不伤，可谓配合得宜。本方服用注意事项有三：其一、用散而不作汤。这是因为商陆根水煮后毒性较大，而制为散剂，则毒性减小。同时服散剂，则剂量较汤剂小，商陆根用量必随之减少，以保证降低其毒副作用。其二、用白饮和服，以保护胃气。其三、"小便利，止后服"，体现了本方是利尿逐水之重剂，故中病即止。

396条 大病差后，喜唾，久不了了，胸上有寒，当以丸药温之，宜理中丸。方五。

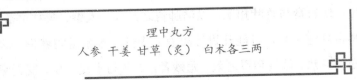

理中丸方

人参 干姜 甘草（炙） 白术各三两

右四味，捣筛，蜜和为丸，如鸡子黄许大。以沸汤数合，和一丸，研碎，温服之，日三服。

☁ 大病瘥后，脾肺虚寒喜唾的证治。大病瘥后，中焦虚寒，脾胃阳虚，不能运化和摄纳津液，寒饮上泛，故见喜唾，久久不愈。其病机归纳为"胸上有寒"者，是说中阳虚弱，土不生金，肺气亦寒，故停聚之寒饮乘肺气之寒，布散无力，而涌越于上，则有此证。是为手足太阴同病，故用理中丸，补益中阳，使运化复常，统摄有权，同时，补土生金，则肺气布散之职得以恢复，其病可愈。《金匮要略·肺痿肺痈咳嗽上气病脉证治》篇云："肺中冷，必眩，多涎唾，与甘草干姜汤以温之"，其病证与本条有异，而机理则较为近似。

397 条 伤寒解后，虚羸少气，气逆欲吐，竹叶石膏汤主之。方六。

竹叶石膏汤
竹叶二把 石膏一斤 半夏半升（洗） 麦门冬一升（去心）
人参二两 甘草二两（炙） 粳米半升

右七味，以水一斗，煮取六升，去滓，内粳米，煮米熟汤成，去米。温服一升，日三服。

☁ 本条辩伤寒解后，胃虚津伤，余热未尽的证治。伤寒病解后，证见"虚羸"，是因津液损伤，形骸失养，故虚弱而消瘦；"少气"，即气伤不足以息，此津气两伤之候。又因伤寒化热入里，故又兼中焦邪热。"气逆欲吐"，是胃虚余热未尽，虚热上逆，胃气失和所致。可见本条的病机是胃虚津伤，余热未尽，故用益气和胃、清热生津的竹叶石膏汤治疗。清热和胃，益气生津。竹叶石膏汤方。本方是白虎加人参汤去知母，加竹叶、麦冬、半夏而成。由于白虎加人参汤具有清热益气生津的功效，故以此方作基础方，加淡竹叶清热除烦；以其病后余热，热势不盛，故去知母，使石膏与竹叶相配，以清肺胃之热邪。人参、炙甘草益气生津；半夏和胃降逆止呕，且能开胃行津液；麦冬、粳米滋阴养胃。诸药合用，共收滋阴清热、益气和胃之效。尤妙者，麦冬与半夏为伍，既无滋腻之嫌，又无辛燥之弊，对后世遣方用药颇有启迪。本方与白虎加人参汤相比较，两方似同而实异，应当注意鉴别。本方为清补之剂，适用于病后虚多实少，而用于治疗"伤寒解后"胃虚津伤、余热未清、胃气不和之证。白虎加人参汤则为清热润燥、益气生津之重剂，为实多虚少而设，故适用于伤寒化热入里、阳明热炽津伤证。

398条 病人脉已解，而日暮微烦，以病新差，人强与谷，脾胃气尚弱，不能消谷，故令微烦，损谷则愈。（本条论大病新瘥应注意饮食调养。"病人脉已解"，是指脉象平和，脉解者其证解，然则"日暮微烦"（日暮，即黄昏）者，是因为大病新瘥，脾胃之气尚弱，而"人强与谷"（即饮食过量之意）致脾胃难以腐熟，胃气不和，郁而生热，故见微烦。此证烦而不甚，与宿食不同，因此不需用药，只要减少饮食则可，此即"损谷则愈"之义。）

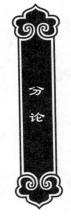

分 论